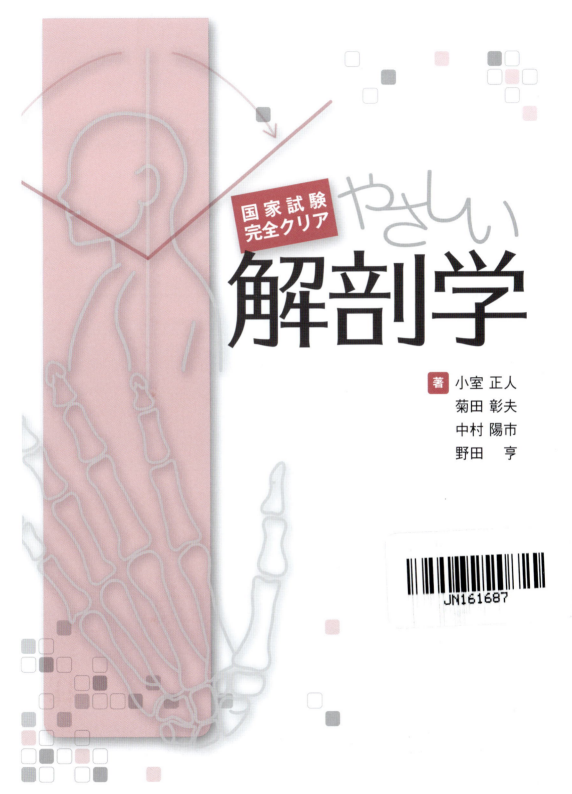

国家試験完全クリア

やさしい解剖学

著 小室 正人
菊田 彰夫
中村 陽市
野田 亨

医歯薬出版株式会社

This book is originally published in Japanese
under the title of :

Kokkashiken Kanzenkuria
Yasashii Kaibogaku

(Essential Anatomy)

Komuro, Masato et al.
　　Visiting scholar, International University of Health and Welfare

© 2016　1st ed.

ISHIYAKU PUBLISHERS, INC.
　7-10, Honkomagome 1 chome, Bunkyo-ku,
　Tokyo 113-8612, Japan

序

　本書は，初めて解剖学を学ぶ人に，解剖学では，何をどのように，どこまで学べばよいのかをわかりやすく書いています．

　「解剖学は暗記することが多くて大変だ」とよく聞きます．確かに，通常の解剖学教科書を見ると，およそ2,000～4,000もの用語が記載されています．人体の構造は複雑であり，医学の進歩とともに記載項目が増加するのは当然です．複雑な人体の構造を理解することが解剖学を学ぶ目標です．複雑な構造を理解していくには，重要な基本構造の理解から進めていくことが必要です．そして，私たちの体は骨や筋などさまざまな器官からできているので，まず，基本的な機能を担う器官ごとにまとめて学んでいくとわかりやすくなります．

　解剖学の用語には，それに対応する人体構造があります．本書では，複雑な人体の構造のうち特に重要な構造を取り上げて，簡潔に解説しているので，この簡潔な説明を読んだ後，解剖学の用語を使って自分で説明をしてみるとよいでしょう．説明を続けると，基本的で重要な構造ほど繰り返しその用語を使うことになり，覚えようとしなくても理解が進んでいきます．

　この本を手に取ってみている諸君は，解剖学の科目が課される何らかの試験を受けることになっていることが多いと思います．「楽しく」「わかりやすい」ことをうたう解剖学の参考書は他にも散見されますが，国家試験のレベルにまで対応したものはなかなか見当たりません．本書は学問的にしっかりとした解説を行い，理学療法士・作業療法士，看護師，柔道整復師，はり師・きゅう師など医療関係の国家試験にも十分に対応できるものになっています．可能なかぎりイラストをあわせて掲載していますので，知識の整理に活用してください．また，最終章として「運動からみた局所解剖学」を設け，それまでに学んだ解剖学の知識を実際の体の動きとして理解できるよう工夫しています．

　よりわかりやすい「やさしい解剖学」としていくために読者のご批判やご助言をいただければ幸いです．

2016年1月　著者一同

目次

序 ... iii

第1章 人体の構造 （野田　亨）1

1．人体を客観的に観察する視点 ... 1

1）**肉眼解剖学** ... 1
①系統解剖学　1／②局所解剖学　1／③体表解剖学　1

2）**肉眼解剖学で使われる基本的医学用語** ... 1
①姿勢を表す用語　1／②方向，座標軸，平面を表す用語　2／
③身体の部分を表す用語　2／④身体内部の空間を表す用語　2／
⑤体表から触れることのできる部分の名称　3

3）**顕微解剖学** ... 3
①組織学　3／②細胞学　3／③発生学　3

第2章 細胞と組織 （野田　亨）5

1．細胞の構成 ... 5

1）**細胞膜** ... 5
①膜の分化（細胞の極性）　5／②細胞間結合装置　6／③膜の動態　6

2）**細胞質と核** ... 7
①膜に包まれていない構造　7／②膜に包まれている細胞小器官　7

2．組織 ... 8

1）**上皮組織** ... 8
①単層上皮（扁平，立方，円柱）　8／
②多列上皮（多列円柱，重層扁平，重層円柱，移行）　8／③上皮細胞の特徴　8／
④腺の概念とその分類　9

2）**支持組織** ... 9

①結合組織　9／②軟骨組織　10／③骨組織　10／④血液　11
3）筋組織　11
①骨格筋　11／②平滑筋　11／③心筋　11
4）神経組織　12
①神経細胞（ニューロン）　12／②支持組織（グリア）　12

第3章　骨格系　（中村陽市）13

1．骨格系総論　13
1）骨　13
①骨の生理的作用　13／②骨の形状および性状による分類　13／③骨の構造　14／④骨の発生と成長　15／⑤骨のリモデリング　16／⑥骨折と治癒　17

2．骨格系各論　18
1）頭蓋骨　18
①脳頭蓋　18／②顔面頭蓋　19／③小児の頭蓋　20／④内頭蓋底　21／⑤外頭蓋底　22
2）脊柱　22
①椎骨　23
3）上肢骨　27
①上肢帯　27／②自由上肢骨　29
4）胸郭　34
5）下肢骨　36
①下肢帯　36／②骨盤　38／③自由下肢骨　39

3．関節　43
1）関節の分類　43
①不動性関節　43／②可動性関節（滑膜性関節）　43
2）可動性関節の構造と分類　43
①可動性関節の構造　43／②可動性関節の分類　44

第4章　筋　系　　（菊田彰夫）47

1．筋の形態，付着，機能　　47

- 1）骨格筋　　47
- 2）筋の付着と腱　　47
  - ①起始と停止　47
- 3）筋の形状　　48
  - ①筋の形状　48
- 4）腱の形状　　48
- 5）筋の機能　　49
- 6）筋の補助装置　　49
  - ①筋膜　49／②筋支帯　49／③筋滑車　49／④滑液包　50／⑤腱鞘　50／⑥種子骨　50
- 7）筋の運動の種類と筋の作用による分類　　50
  - ①屈曲と伸展　50／②内転と外転　51／③内旋と外旋　51／④前腕の運動　51／⑤足の運動　52

2．体幹体肢の筋　　52

3．背部の筋　　52

- 1）背部浅層の筋　　52
  - ①僧帽筋　52／②広背筋　55／③菱形筋　55／④肩甲挙筋　56
- 2）背部深層の筋　　56
  - ①深背筋第1層　56／②深背筋第2層　56

4．頭部の筋　　58

- 1）顔面筋　　58
  - ①主な顔面筋　59
- 2）咀嚼筋　　59
  - ①4対の咀嚼筋　59
- 3）下顎骨の運動　　60

5．頸部の筋　61

　1）広頸筋　62
　2）胸鎖乳突筋　62
　3）舌骨筋　62
　　　①舌骨上筋　62／②舌骨下筋　63
　4）後頸筋　63
　　　①斜角筋　63／②椎前筋　64
　5）頸部の筋膜　64

6．胸部の筋　65

　1）胸部浅層の筋　65
　　　①大胸筋　65／②小胸筋　65／③鎖骨下筋　65／④前鋸筋　66
　2）胸部深層の筋　66
　　　①肋間筋　67／②その他の胸部深層の筋　67
　3）横隔膜　67
　　　①横隔膜の孔および血管・神経の通路　68／②呼吸運動　68

7．腹部の筋　69

　1）前腹筋　69
　　　①腹直筋　69／②錐体筋　69
　2）側腹筋　70
　　　①外腹斜筋　70／②内腹斜筋　70／③腹横筋　71／④白線　71／
　　　⑤腹直筋鞘　71
　3）後腹筋　71
　　　①腰方形筋　71
　4）鼠径靱帯　72
　5）鼠径管　72
　　　①鼠径管の壁　72
　6）骨盤底の筋　73

8．上肢の筋　73

　1）上肢帯の筋　75
　　　①棘上筋　75／②棘下筋　75／③三角筋　75／④小円筋　75／⑤大円筋　75／

　　　　⑥肩甲下筋　76／⑦肩関節の運動と筋　76
　2）**上腕の筋**　76
　　　　①屈筋群　76／②伸筋群　77／③上腕の筋の作用　77
　3）**前腕の筋**　77
　　　　①屈筋群　77／②伸筋群　78
　4）**手の筋**　78

9．下肢の筋　78

　1）**下肢帯の筋**　80
　　　　①内寛骨筋　80／②外寛骨筋　80
　2）**大腿の筋**　81
　　　　①伸筋群　81／②内転筋群　81／③屈筋群　81／④下腿の運動　82
　3）**下腿の筋**　82
　　　　①伸筋群　82／②腓骨筋群　82／③屈筋群　82／④膝窩　83／⑤足の運動　83／
　　　　⑥筋支帯　83
　4）**足の筋**　83
　　　　①足背の筋　83／②足底の筋　84

第5章　血液と循環系：心臓・血管系・リンパ系　（菊田彰夫）　85

1．血液　85

　　　　①血液の構成成分　85／②造血　85／③血球　85

2．循環系　86

　1）**心臓**　86
　　　　①心臓の外形，位置，心膜　86
　2）**心臓の4室：心房，心室**　87
　3）**心臓の弁装置**　88
　　　　①房室弁：三尖弁，僧帽弁　88／②動脈弁：肺動脈弁，大動脈弁　89
　4）**心臓の血管と神経**　89
　5）**心臓の壁構造**　89

6）刺激伝導系　　　　　　　　　　　　　　　　　　　　　　　　　　89

3．血管系　　　　　　　　　　　　　　　　　　　　　　　　　　　　90

　　1）動脈　　　　　　　　　　　　　　　　　　　　　　　　　　　　90
　　2）毛細血管　　　　　　　　　　　　　　　　　　　　　　　　　　91
　　3）静脈　　　　　　　　　　　　　　　　　　　　　　　　　　　　91
　　4）循環路　　　　　　　　　　　　　　　　　　　　　　　　　　　91

4．肺循環　　　　　　　　　　　　　　　　　　　　　　　　　　　　92

　　1）肺循環の経路　　　　　　　　　　　　　　　　　　　　　　　　92
　　　　①肺までの経路　92／②肺胞と毛細血管　93／③肺からの経路　93

5．体循環の動脈　　　　　　　　　　　　　　　　　　　　　　　　　93

　　1）上行大動脈　　　　　　　　　　　　　　　　　　　　　　　　　94
　　2）大動脈弓と3本の枝　　　　　　　　　　　　　　　　　　　　　94
　　　　①総頸動脈　94／②外頸動脈　94／③内頸動脈　95／④脳の血管　95／
　　　　⑤鎖骨下動脈　96
　　3）上肢の動脈　　　　　　　　　　　　　　　　　　　　　　　　　97
　　　　①腋窩動脈　98／②上腕動脈　98／③橈骨動脈　98／④尺骨動脈　98／
　　　　⑤浅掌動脈弓　98／⑥深掌動脈弓　98
　　4）下行大動脈（胸大動脈，腹大動脈）　　　　　　　　　　　　　　 99
　　　　①胸大動脈とその枝　99／②腹大動脈とその枝　99／③総腸骨動脈とその枝　102
　　5）下肢の動脈　　　　　　　　　　　　　　　　　　　　　　　　　103
　　　　①大腿動脈　103／②膝窩動脈　104／③前脛骨動脈　104／④後脛骨動脈　104

6．体循環の静脈　　　　　　　　　　　　　　　　　　　　　　　　　104

　　1）上大静脈とその枝　　　　　　　　　　　　　　　　　　　　　　104
　　　　①腕頭静脈　105／②内頸静脈　105／③鎖骨下静脈　106／④腋窩静脈　106／
　　　　⑤上腕静脈　107／⑥橈骨静脈・尺骨静脈　107
　　2）奇静脈系：胸部の静脈　　　　　　　　　　　　　　　　　　　　107
　　　　①奇静脈　107
　　3）下大静脈とその枝　　　　　　　　　　　　　　　　　　　　　　108
　　　　①肝静脈　108／②腎静脈　108／
　　　　③副腎静脈・生殖腺静脈（精巣静脈・右卵巣静脈）　108／④総腸骨静脈　108／

⑤内腸骨静脈　109／⑥外腸骨静脈と下肢の静脈　109／⑦大腿静脈・膝窩静脈　109／⑧前脛骨静脈　109／⑨後脛骨静脈　109

- 4）肝門脈循環　110
  ①脾静脈　111／②上腸間膜静脈　111／③下腸間膜静脈　111
- 5）皮静脈　111
  ①外頸静脈　111／②上肢の皮静脈　111／③下肢の皮静脈　112
- 6）硬膜静脈洞　112

7．胎児循環　112

①胎盤　112／②胎児の血液の循環　113

8．リンパ系　114

- 1）リンパ系の機能　114
- 2）リンパ管　114
- 3）リンパ本幹と胸管　115
- 4）リンパ器官・組織　116

第6章　内臓　（野田　亨）117

1．消化器系　117

- 1）口腔　118
  ①口唇　118／②舌　118／③歯　119
- 2）唾液腺　119
- 3）咽頭　119
  ①嚥下の諸相　120
- 4）消化管の基本構造　120
  ①粘膜　120／②粘膜下組織　120／③筋層　121／④漿膜（腹膜）または外膜　121
- 5）食道　121
- 6）胃　122
- 7）小腸　123
  ①十二指腸　123／②空腸と回腸　123

- 8）大腸　124
  - ①盲腸　125／②結腸　125／③直腸　125
- 9）肝臓　125
  - ①肝小葉　126／②小葉間結合組織（グリソン鞘）の構成　126／③門脈　126
- 10）胆嚢　127
- 11）膵臓　127
  - ①外分泌腺　127／②内分泌腺　128

2．呼吸器系　128

- 1）鼻腔　128
- 2）副鼻腔　129
- 3）喉頭　129
- 4）気管・気管支　129
- 5）肺　130
  - ①肺の構造　130／②胸膜　130／③呼吸のメカニズム　130／
  - ④呼吸に関わる筋　131／⑤肺胞を構成する細胞　131／
  - ⑥呼吸器系の病態　131

3．泌尿器系　132

- 1）腎臓　132
  - ①左右の位置　132／②組織構造　132／③尿の流れ　134／
  - ④レニン・アンギオテンシン・アルドステロン（RAA）系　134
- 2）尿管　134
- 3）膀胱　134
- 4）尿道　135

4．生殖器系　136

- 1）男性生殖器　136
  - ①精巣　136／②精子の経路　136／③前立腺　137／
  - ④尿道球腺（カウパー腺）　137／⑤陰茎　137
- 2）女性生殖器　138
  - ①卵巣　138／②卵管　139／③子宮　139／④腟　139／⑤会陰と外陰　139／
  - ⑥胎盤　140／⑦乳腺　140

5．内分泌系 　　　　　　　　　　　　　　　　　　　141

1）松果体　　　　　　　　　　　　　　　　　　141
2）下垂体　　　　　　　　　　　　　　　　　　141
①後葉　142／②前葉　142／③中間葉　142
3）甲状腺　　　　　　　　　　　　　　　　　　142
①組織構造　143／②甲状腺ホルモンの分泌　143／③病理　143
4）上皮小体　　　　　　　　　　　　　　　　　143
5）副腎　　　　　　　　　　　　　　　　　　　144
①病理　144

第7章　神経系　（小室正人）145

1．神経系とは　　　　　　　　　　　　　　　　　145

1）中枢神経系と末梢神経系　　　　　　　　　　145
2）神経系の発生　　　　　　　　　　　　　　　145
3）脳の進化と発生　　　　　　　　　　　　　　145
①魚の脳　145／②ヒトの脳の発生　146

2．中枢神経系　　　　　　　　　　　　　　　　　146

1）灰白質と白質　　　　　　　　　　　　　　　146
2）髄膜とクモ膜下腔，髄液　　　　　　　　　　147
3）脳室　　　　　　　　　　　　　　　　　　　147
4）髄液（脳脊髄液）の経路　　　　　　　　　　148

3．脳　　　　　　　　　　　　　　　　　　　　　148

1）大脳（終脳）　　　　　　　　　　　　　　　149
①大脳の表面　149／②大脳の内部　151
2）間脳　　　　　　　　　　　　　　　　　　　152
①視床　153／②視床下部　153／③視床後部　153
3）中脳　　　　　　　　　　　　　　　　　　　154

①大脳脚　154／②赤核　155／③黒質　155／④四丘体　155

 4）延髄　　　　　　　　　　　　　　　　　　　　　　　　　　　　156
 5）小脳　　　　　　　　　　　　　　　　　　　　　　　　　　　　156
  ①小脳皮質の分類と機能　156
 6）脳と血管　　　　　　　　　　　　　　　　　　　　　　　　　　157
  ①大脳動脈輪（ウィリス動脈輪）　157／②硬膜とその血管　157

4．脊髄　　　　　　　　　　　　　　　　　　　　　　　　　　　　158

 1）脊髄の概念　　　　　　　　　　　　　　　　　　　　　　　　　158
  ①灰白質　158／②白質　158／③脊髄の動脈　159／④脊髄の硬膜　160

5．伝導路　　　　　　　　　　　　　　　　　　　　　　　　　　　160

 1）下行性伝導路　　　　　　　　　　　　　　　　　　　　　　　　160
  ①錐体路　160／②錐体外路系　161
 2）上行性伝導路　　　　　　　　　　　　　　　　　　　　　　　　161
  ①体性感覚の伝導路　162

6．末梢神経系　　　　　　　　　　　　　　　　　　　　　　　　　163

 1）脳神経　　　　　　　　　　　　　　　　　　　　　　　　　　　164
  ①嗅神経　164／②視神経　165／③動眼神経　165／④滑車神経　165／
  ⑤三叉神経　165／⑥外転神経　166／⑦顔面神経　166／⑧内耳神経　166／
  ⑨舌咽神経　166／⑩迷走神経　166／⑪副神経　167／⑫舌下神経　167
 2）脊髄神経　　　　　　　　　　　　　　　　　　　　　　　　　　167
  ①頸神経叢　169／②腕神経叢　169／③胸神経　174／④腰神経叢　174／
  ⑤仙骨神経叢　175

7．自律神経系（植物神経系）　　　　　　　　　　　　　　　　　　176

 1）交感神経系（胸腰系）　　　　　　　　　　　　　　　　　　　　177
  ①交感神経幹　177／②副交感神経系（頭仙系）　179

第8章 感覚器 （小室正人）181

1．視覚器 181

1）視覚器の形 181
①眼窩とその周辺　181／②眼瞼　182

2）眼球 183
①眼球壁　183／②眼球の内容　184

3）眼の動脈 184

4）眼と神経 185
①視覚反射　185／②視覚の伝導路　185／③眼筋と神経　185

2．平衡聴覚器 186

1）聴覚器 187
①外耳　187／②中耳　187／③内耳　188

2）前庭器 190

第9章 運動からみた局所解剖学 （中村陽市）191

1．頭頸部 191

1）顎（顎関節）の動き 191
①顎関節の構造　191／②顎関節の運動　191／
③顎関節の脱臼（下顎脱臼）　192／④顎関節症　193

2）嚥下運動 193

3）頸部の動き 194
①頸部の構造　194／②頸部の運動　194／③環軸椎亜脱臼　195

2．体幹 196

1）脊柱の動き 196
①脊柱の構造　196／②脊柱の運動　196／③脊柱の各部の運動　198／
④脊柱側弯症　198

2）胸郭の動き　　　　　　　　　　　　　　　　　　　　　　　　　　　　198
　　①胸郭の構造　199／②胸郭の運動　199
3）骨盤の動き　　　　　　　　　　　　　　　　　　　　　　　　　　　　200

3．上肢　　　　　　　　　　　　　　　　　　　　　　　　　　　　　　200

1）鎖骨の動き　　　　　　　　　　　　　　　　　　　　　　　　　　　　200
　　①胸鎖関節と肩鎖関節の構造　200／②胸鎖関節と肩鎖関節の運動　201
2）肩甲骨の動き　　　　　　　　　　　　　　　　　　　　　　　　　　　201
　　①肩甲骨の関節の構造　201／②肩甲骨の運動　201／③翼状肩甲骨　203
3）肩（肩関節）の動き　　　　　　　　　　　　　　　　　　　　　　　　203
　　①肩関節の構造　203／②肩関節の運動　203／③腕神経叢損傷　205／
　　④五十肩　205
4）肘（肘関節）の動き　　　　　　　　　　　　　　　　　　　　　　　　206
　　①肘関節の構造　206／②肘関節の運動　207
5）手首（手関節）の動き　　　　　　　　　　　　　　　　　　　　　　　208
　　①手関節の構造　208／②手関節の運動　209／③手根管　210／
　　④手根管症候群と猿手　210
6）指の動き（母指以外）　　　　　　　　　　　　　　　　　　　　　　　211
　　①指の構造　211／②指の運動（手根中手関節と中手指節関節）　212／
　　③指の運動（近位・遠位指節間関節）　213／④中手筋による指の運動　213
7）母指の動き　　　　　　　　　　　　　　　　　　　　　　　　　　　　213
　　①母指の構造　213／②母指の運動　214／③フロマン徴候　215／
　　④神経の損傷と手指　215

4．下肢　　　　　　　　　　　　　　　　　　　　　　　　　　　　　　216

1）大腿（股関節）の動き　　　　　　　　　　　　　　　　　　　　　　　216
　　①股関節の構造　216／②股関節の運動　217
2）膝（膝関節）の動き　　　　　　　　　　　　　　　　　　　　　　　　218
　　①膝関節の構造　218／②膝関節の運動　219／③前十字靱帯の断裂　220
3）足首（足関節）の動き　　　　　　　　　　　　　　　　　　　　　　　221
　　①足関節の構造　221／②足関節の運動　221

索引　　　　　　　　　　　　　　　　　　　　　　　　　　　　　　　223

第1章 人体の構造

　人体の構造を観察するためにはさまざまな視点からの観察方法がある．観察対象のサイズによって異なる観察方法を用いる．

1. 人体を客観的に観察する視点

1）肉眼解剖学（Gross Anatomy）

- **系統解剖学**は，複雑な**人体の構造を理解**するのに重要な視点．
- **体表解剖学**は，すべての医療従事者に必要な**実践的知識**．

　直接，肉眼で人体の構造を観察，理解する方法であり，解剖学の基本的な視点である．

①系統解剖学
　全身のなかで同じ系統の構造をまとめて理解する方法．骨学，筋学など．

②局所解剖学
　全身をいくつかの局所に分け，その領域にあるすべての構造を理解する方法．頭部，頸部，胸部など．

③体表解剖学
　人体を解剖せずに，皮膚の下にある構造を触れて理解する方法．

2）肉眼解剖学で使われる基本的医学用語

- 医療従事者間の正確な**コミュニケーション**には，正しい医学用語の使用が欠かせない．
- カルテなどへの正確な**所見の記載**にも重要．

①姿勢を表す用語
- **立位**：立っている状態．
  - **解剖学的肢位**：立位でやや足を開き，上肢は手のひらを前面に向けて下に垂らした状態．解剖学での基本姿勢．
- **座位**：坐っている状態．
- **仰臥位**：仰向けで横たわっている状態．

- 腹臥位：うつぶせで横たわっている状態．伏臥位ともいう．
- 側臥位：身体を横に向け，横たわっている状態．身体の右側が下の場合，右側臥位という．

②方向，座標軸，平面を表す用語（図1-1）

人体の各部を三次元の物体として捉えた時，方向，座標軸，平面を想定する．体の中心となる長軸を**体軸**という．

- 外側：体軸から左右外側に向かう方向．
- 内側：中心の体軸に向かう方向．
- 腹側（前部）：体軸から前に向かう方向．
- 背側（後部）：体軸から後に向かう方向．
- 上部
- 下部
- 頭側：側臥位などをとっていて，上下と表現しにくい場合，頭に近い方向をさす．
- 尾側：側臥位などをとっていて，上下と表現しにくい場合，下肢に近い方向をさす．

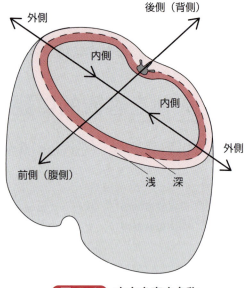

図1-1 方向を表す名称

a）平面の名称

- 前頭面（前額面）：解剖学的肢位をとった場合，身体の前後を分ける平面．
- 矢状面：解剖学的肢位をとった場合，身体の左右を分ける平面．特にその中心で分ける場合は正中矢状面と呼ぶ．
- 横断面（水平面）：解剖学的肢位をとった場合，身体の上下を分ける平面．

③身体の部分を表す用語

- 頭頸部：頭部，頸部．
- 胸部
- 腹部：上腹部（下肋部，心窩部），臍部，側腹部（左右），下腹部（鼠径部，腸骨部）．
- 背部
- 上肢＝**上肢帯**（鎖骨，肩甲骨）＋**自由上肢**（上腕骨＋尺骨＋橈骨＋手）
- 下肢＝**下肢帯**（寛骨＝腸骨＋恥骨＋坐骨）＋**自由下肢**（大腿骨＋脛骨＋腓骨＋足）
- 腋窩部：胸郭の外で自由上肢との間の空間．いわゆる腋（わき）を含むが，腋から上肢の付け根までを含むので，上肢帯を含む空間の概念と近い．
- 鼠径部：下肢の付け根付近の前面の領域．

④身体内部の空間を表す用語 頻出

人体には骨や組織で囲まれた空間がいくつか存在する．これらを腔（くう）と呼んでいる．

- 頭部：**頭蓋腔**（とうがいくう），**鼻腔**，**副鼻腔**，**口腔**
- 頸部：**咽頭腔**，**脊柱管**

- 胸部：**胸腔，胸膜腔，気管内腔，食道内腔**
- 腹部：**腹腔，腹膜腔，消化管内腔，骨盤腔，膀胱内腔，子宮体腔，直腸内腔**

⑤体表から触れることのできる部分の名称（多くは骨，軟骨の一部）頻出

- 頭部：外後頭隆起，乳様突起，頬骨弓，下顎角，オトガイ隆起
- 頸部：胸鎖乳突筋，甲状軟骨（喉ぼとけ）
- 胸部：頸切痕（胸骨の上面），胸骨（剣状突起を含む），鎖骨，肋骨，烏口突起
- 肩：肩峰（肩甲棘の外側端）
- 背部：肩甲棘
- 上肢：大結節，小結節，結節間溝，内側上顆，外側上顆，肘頭，尺骨茎状突起，橈骨茎状突起，豆状骨
- 腰部：腸骨稜，上前腸骨棘
- 下肢：大転子，膝蓋骨，内側上顆，外側上顆，内果，外果，踵骨結節（しょうこつけっせつ）

3）顕微解剖学（Microscopic Anatomy）

- 肉眼解剖学のみでは，人体の構造と機能についての十分な理解は得られない．
- 人体の細部の理解のためには，顕微鏡観察に基づく**組織学**や**細胞学**を，また人体各部の形成過程を理解するためには**発生学**を学ぶ必要がある．

①組織学（Histology）

肉眼では見えない微細な構造を光学顕微鏡を用いて観察し，理解する分野．

②細胞学（Cytology）

細胞レベルの構造を光学顕微鏡や電子顕微鏡を用いて観察し，理解する分野．

③発生学（Embryology）

人体全体，あるいは器官，組織の形成過程を時間の流れに沿って観察し，理解する分野．

第2章 細胞と組織

細胞は，細胞膜と内部の細胞質に含まれる核，および細胞小器官からなる（図2-1）．

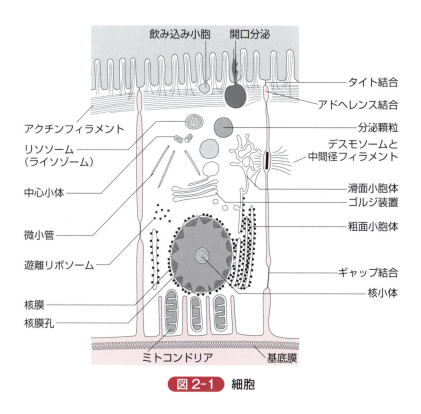

図2-1 細胞

1. 細胞の構成

1）細胞膜（Plasma Membrane）

- 上皮細胞の細胞膜の機能：隣同士の細胞の密着，隣り合う細胞機能の同期，細胞外からの物質の吸収など．

①膜の分化（細胞の極性）

上皮性細胞では頂上膜，側面膜，基底部膜の各面を区別できる．それぞれの膜に含まれる脂質や蛋白には違いがある．

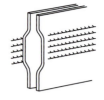 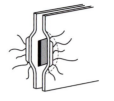 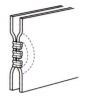

タイト結合　　　アドヘレンス結合　　　デスモソーム　　　ギャップ結合

図 2-2 細胞間結合装置

②細胞間結合装置（Intercellular Junction）（図 2-2）

上皮組織を形成する細胞間にはいくつかの細胞間結合装置が認められる．

a) **閉鎖結合（タイト結合）**：隣り合う細胞の形質膜同士が接着している部分．帯状に細胞全周を取り巻く．
- 異なる細胞外液間における役割：頂上膜側と側基底膜側の異なる細胞外液との間のバリアーとなる．
- 異なる形質膜間における役割：頂上膜と側基底膜との間のバリアーとなる．

b) **接着帯（アドヘレンス結合）**：閉鎖結合の直下で，帯状に細胞全周を取り巻く．接着帯の細胞質側にはアクチンフィラメントが結合．

c) **ギャップ結合**：コネクソンというチャンネルと隣り合う細胞間に斑状に集中して形成．このチャネルを通して隣接する細胞にカルシウムイオンや cAMP などが伝播し，隣接する細胞間で同期．

d) **デスモソーム（ヘミデスモソーム）**：細胞質側には中間径フィラメントが集中．皮膚では有棘細胞層の細胞間橋で観察できる．ヘミデスモソームはデスモソームの半分が基底膜と基底部形質膜との間で形成されたものをさす．

③ 膜の動態

a) **食作用（ファゴサイトーシス）**：マクロファージなど食作用のある細胞では細菌などの固形物を形質膜が取り囲み，内容物とともに細胞質内へと取り込む様式．

b) **飲作用（パイノサイトーシス）**：細胞外液を飲み込み小胞で取り込む様式．食作用も飲作用もエンドサイトーシス（取り込み）に含まれる．

c) **分泌**
- **アポクリン分泌**：細胞質の一部が形質膜に包まれた状態でちぎれて，細胞外に放出される分泌様式．
- **開口分泌（エキソサイトーシス）**：膜に包まれた分泌顆粒が頂上膜に近づき，頂上膜との間で膜融合が起こり，内容だけが細胞外に放出される分泌様式．

2）細胞質と核

- **細胞小器官**は，細胞のなかで特定の機能を受けもつ器官（**リボソーム**：蛋白合成，**核**：遺伝物質（DNA，mRNA），**ゴルジ装置**：蛋白濃縮と分泌顆粒の形成，**リソソーム**（ライソゾーム）：物質の分解，**ミトコンドリア**：ATPを合成）．
- **セントラルドグマ**：細胞が核から情報を受け取り，細胞質で蛋白合成をする流れ．

①膜に包まれていない構造

a) **リボソーム** 頻出：mRNAに含まれた塩基配列を読みながら，アミノ酸をつなぎ，蛋白を合成．これには粗面小胞体膜に結合するものと細胞質内に浮遊する遊離リボソームの2種類がある．
- 膜結合型リボソーム：合成された蛋白は粗面小胞体の内部に蓄えられる．
- 遊離リボソーム：細胞質内で利用される蛋白の合成を行う．

b) **封入体**：細胞質に含まれる種々の顆粒をさし，膜に包まれていないものが多い．グリコーゲン，分泌顆粒，脂肪滴など．

c) **細胞骨格**：棒状，あるいは線維状蛋白．3種類の骨格が知られている．
- マイクロフィラメント：アクチンとも呼ばれ，もっとも細い．接着帯に結合．
- 中間径フィラメント：アクチンよりも太く，約10 nmの径をもち，デスモソームに結合．
- 微小管：中心体周囲に集中している管状の構造．線毛，鞭毛などにも含まれる．細胞分裂の際には紡錘糸となる．
- 中心体：一対の中心小体からなり，微小管でできている．細胞分裂時に細胞の両極に移動し，紡錘糸が集中する．

②膜に包まれている細胞小器官 頻出

a) **核**：DNAやRNAという遺伝物質を含む構造．
- 核膜：細胞質との間は2枚の核膜で仕切られている．
- 核膜孔：核膜に存在する穴．核内部と細胞質との間を連絡．

b) **小胞体**
- 粗面小胞体：細胞質側にリボソームを結合した扁平な袋状構造．合成した分泌蛋白は内部に蓄えられ，次にゴルジ装置に輸送される．
- 滑面小胞体：粗面小胞体と連続する小管状構造でこの部分にはリボソームの結合はない．性ホルモンを含むステロイドホルモンを合成する細胞に多く認められ，脂質合成や毒物の解毒などに関係．
- 筋小胞体：筋細胞に存在する袋状構造．内部にカルシウムイオンを貯蔵．

c) **ゴルジ装置**：同じような扁平な袋が積み重なった構造をとる．凹面となったトランス側と凸面となったシス側を区別できる．小胞体から輸送されてくる蛋白を濃縮し，分泌顆粒を形成．糖蛋白質では糖鎖の修飾を行う．

d) **ペルオキシソーム**：ほぼ球形の構造で内部に特徴的な結晶構造をもつ．カタラーゼなどの酸化

還元酵素を含む．

e) **リソソーム（ライソゾーム）**：ほぼ球形の構造．蛋白分解酵素や核酸分解酵素などを含み，食作用で取り込んだ物質や細胞内の物質を分解．

f) **ミトコンドリア** 頻出 ：細胞内でヒモ状に延びた構造をとる．外膜と内膜をもつ．内膜はクリステを形成．酸素を取り込んでATPを合成．

　　＊**セントラルドグマに従った分泌蛋白の形成・分泌**：核（DNA → mRNA）→（核膜孔を通過）→粗面小胞体（リボソームによる蛋白合成）→ゴルジ装置→分泌顆粒→開口分泌．

2. 組織

人体を構成するさまざまな器官は一定の形態と機能をもつ細胞集団で構成されている．そのような細胞集団を組織と呼ぶ．

人体の組織は上皮組織，支持（結合）組織，筋組織，神経組織のいずれかに属する．

1）上皮組織（Epithelial Tissue） 頻出

- **上皮組織**：人体を構成する細胞集団のうち，液体や気体など**外界との接触面にある**もの．
- 上皮組織は，構成する**細胞の形**と，**単層**か**多層**かにより分類．

上皮細胞からなる．上皮組織は上皮細胞の形状と細胞間結合様式によりさまざまな形状を示し，役割も異なる．

①単層上皮（扁平，立方，円柱）

一層の細胞からなる上皮．

②多列上皮（多列円柱，重層扁平，重層円柱，移行）

二層以上の細胞からなる上皮．

　例：多くの上皮組織は，単層，または重層，そして扁平，立方，円柱などの名称を組み合わせて，さまざまな種類の上皮を表す．単層扁平上皮，重層扁平上皮など．

③上皮細胞の特徴

細胞膜が頂上膜，側面膜，基底部膜に分化し，基底部には基底膜（細胞外）が存在する．上皮細胞の機能は保護，分泌，呼吸，感覚，吸収など多様である．

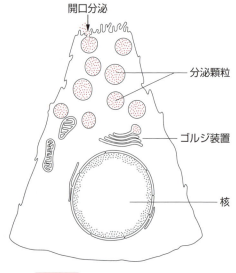

図2-3　外分泌細胞と開口分泌

④腺の概念とその分類

腺と呼ばれるものの例：汗腺，涙腺，唾液腺，膵臓など．

a) 細胞の分泌様式からの分類
- **開口分泌（エキソサイトーシス）（図2-3）**：唾液腺，膵外分泌腺，膵内分泌腺
- **離出（アポクリン）分泌**：乳腺
- **全分泌**：脂腺

b) 腺の形状からの分類：管状腺，胞状腺（腺房形成）．

c) 一般的な腺の構造（分泌物の流れ）：**腺房**→介在部→線条部→小葉内**導管**→小葉間**導管**．

d) 分泌方向からの分類：外分泌（体外へ），内分泌（毛細血管へ）．

2）支持組織（Supporting Tissue）

- **軟骨組織は硝子軟骨，線維軟骨，弾性軟骨に区分**．
  硝子軟骨：関節軟骨，肋軟骨，気管軟骨
  線維軟骨：椎間円板，関節円板，関節半月，関節唇，恥骨結合
  弾性軟骨：耳介軟骨，喉頭蓋軟骨

身体を支えている骨，軟骨，そして皮膚を含むさまざまな上皮を裏打ちする結合組織，さらに血液やリンパ液を含む場合がある．骨は第3章，血液は本項，および第5章に詳しい解説がある．

①結合組織（図2-4）

結合組織は他の組織間や器官の間に位置する組織で，いわゆる結合組織の細胞，線維，およびそれらを取り巻く細胞外基質から構成される．

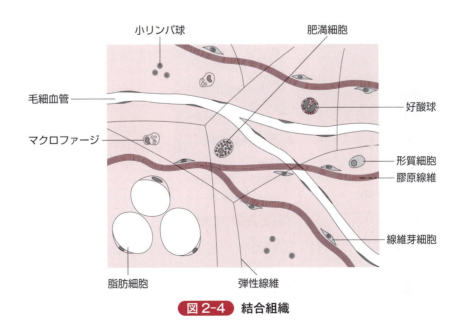

図2-4 結合組織

a) 細胞成分 頻出
- 線維芽細胞：細胞外基質や膠原線維（コラーゲン），弾性線維，細網線維などを分泌．
- 肥満細胞：刺激に反応して周囲にかゆみの原因となるヒスタミンを放出．
- 大食細胞（マクロファージ）：周囲の老廃物や病原菌などを貪食し，分解．また抗原提示細胞として免疫反応のきっかけとなる．
- 形質細胞：リンパ球からの刺激を受けて抗体産生を行う．
- 脂肪細胞：血液中の過剰な栄養分を脂肪のかたちで貯蔵．皮下組織に多い．
- 好酸球：血液から組織内に遊走してくることがある．アレルギー性疾患で増加する．

b) 線維成分：膠原線維（コラーゲン），弾性線維，細網線維．

c) 細胞外基質：ヒアルロン酸，コンドロイチン硫酸などの多糖類を含むプロテオグリカンで満たされている．
- **疎性結合組織**：皮下組織
- **密性結合組織**：真皮，腱，靭帯

②軟骨組織 頻出

軟骨基質の性状により，3種類に大別される（図2-5）．

a) 硝子軟骨：関節軟骨，肋軟骨，気管軟骨
b) 線維軟骨：椎間円板，関節円板，関節半月，関節唇，恥骨結合
c) 弾性軟骨：耳介軟骨，喉頭蓋軟骨

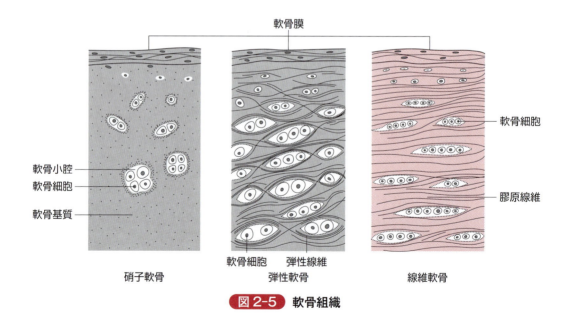

図2-5 軟骨組織

③骨組織

骨組織については第3章に詳しい解説がある．

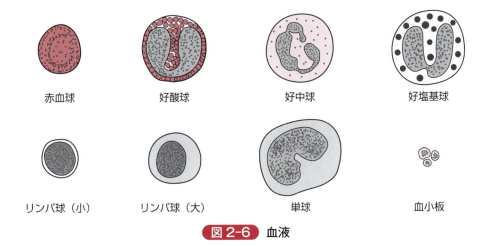

図 2-6 血液

④ 血液（図 2-6）

血液も細胞成分があり，結合組織に含める場合がある．血液の細胞成分には次のようなものがある（第 5 章参照）．

a) 赤血球
b) 白血球
- 好中球
- 好酸球
- 好塩基球
- リンパ球
- 単球

c) 血小板

3）筋組織（Muscular Tissue）

骨格筋は第 4 章に，心筋や血管の平滑筋は第 5 章に詳しい説明がある．

① 骨格筋
身体の運動に関係した筋（随意筋，横紋あり）．

② 平滑筋
消化管や血管の収縮に関係した筋（不随意筋，横紋なし）．

③ 心筋
心臓の収縮に関係した筋（不随意筋，横紋あり）．

4）神経組織（Nervous Tissue）

- ●神経組織：神経細胞（情報伝達）と支持組織（神経細胞の保護）よりなる．

神経組織については，第7章に詳しい説明がある．

①神経細胞（ニューロン）
電気的刺激を伝達する細胞．

②支持細胞（グリア）
ニューロンを支持し，刺激の伝達を促進する．
a）アストログリア（星状膠細胞）
b）オリゴデンドログリア（希突起膠細胞）
c）マイクログリア（小膠細胞）
d）シュワン細胞
e）上衣細胞

第3章 骨格系

1. 骨格系総論

　人体には約200個の骨があり，これらは互いに関節によって連結して骨格を作り，軟骨と靭帯が加わることで骨格系を構成する．骨格系は筋系とともに運動器系を形成する．

1）骨

- **造血機能**：**骨髄**で赤血球・白血球・リンパ球・血小板などの血液成分を産生．
- **緻密質**の長軸方向に**ハバース管**と横軸方向に**フォルクマン管**とが走行し，中に**血管**が通る．
- **骨膜**は，**知覚神経**と**血管**が豊富．
  * 「弁慶の泣き所」をぶつけると痛い：皮下直下に脛骨の骨膜がある．
- **リモデリング**とは，**破骨細胞**による**骨の吸収**と骨芽細胞による**骨の新生**．

①骨の生理的作用
- 身体の**支柱**でありヒトの形を規定し，体重を支える．
- 体腔を作り，中に臓器を入れて**保護**する〔頭蓋腔・脊柱管・胸腔・腹腔（骨盤腔）〕．
- **受動的運動**をする：骨格は筋の収縮により動かされるので筋を能動的運動器，骨格を受動的運動器という．
- **カルシウム**（リン酸カルシウム，炭酸カルシウム）の貯蔵：全カルシウム量の99％を含む．
- 造血機能：骨髄で赤血球・白血球・リンパ球・血小板などが作られる．

②骨の形状および性状による分類（図3-1）
a) **長骨（管状骨）**：髄腔をもち縦に長い骨（上腕骨，橈骨，尺骨，大腿骨，脛骨，腓骨，指骨など）．
b) **短骨**：立方体のように縦と横の区別ができない骨（手根骨，足根骨など）．
c) **扁平骨**：扁平でやや弯曲している骨（頭頂骨，前頭骨，胸骨，肩甲骨など）．
d) **不規則骨（不整骨）**：いずれの形状にも属さない骨（椎骨，寛骨，頬骨など）．
e) **含気骨** 頻出：頭蓋骨で骨内に外気が入り込む大きな腔所をもつ骨（**前頭骨，篩骨，蝶形骨，上顎骨**には副鼻腔があり，**側頭骨**には聴覚器が入る）．
f) **種子骨**：腱の中にあり，腱が骨の突出部を越えて走行する時，その部位の摩擦や圧による腱の損傷を防ぐためにある小骨（膝蓋骨，豆状骨など）．

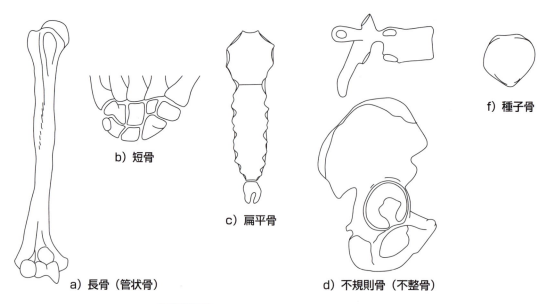

図 3-1 骨の形状および性状による分類

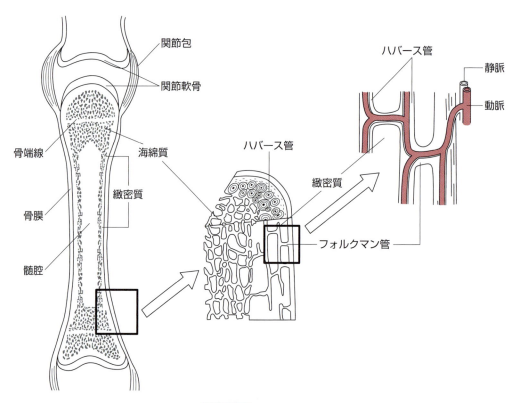

図 3-2 骨の構造

③骨の構造（図 3-2）

a) **骨質** 頻出：表層の**緻密質**と内部の**海綿質**でできていて，それぞれ骨細胞と基質で作られている．緻密質には2種類の管があり，一つは骨の長軸に平行に走行する**ハバース管**，もう一つは

骨の表面から垂直に入る**フォルクマン管**．両者の管内には血管が走行し骨膜側に出入する．

b) 栄養孔：それぞれの骨により，骨表面にほぼ決まった位置にある肉眼でも見える血管が通るための数個の孔で，**栄養管**により髄腔とつながる．

c) 骨髄　頻出：骨内部の腔所である髄腔内にあり，**血液成分を産生**．
- **赤色骨髄**：赤血球・白血球・リンパ球・血小板などを作り，成人では主に椎骨，胸骨，肋骨，腸骨などの扁平骨に存在．幼児期の骨髄はすべて赤色骨髄．
- **黄色骨髄**：造血機能はない．成長とともに四肢骨の末端から脂肪化が始まり，成人までに扁平骨以外は赤色骨髄から置き換わる．

d) 骨膜の形態と作用
- 関節軟骨および筋の付着部を除く骨の表面を被う結合組織．
- **知覚神経**と**血管**が豊富．　頻出
- 骨端では関節包に移行．
- 骨とはシャーピー線維により結合．
- 骨を保護．
- 骨細胞を新生し，骨の太さの成長や再生に関与．

e) 関節軟骨：骨の関節側の表面を被う**軟骨**（**硝子軟骨**）で，骨同士の直接の接触を防ぎ，骨を保護．

④骨の発生と成長（図3-3）

a) 発生　頻出

骨組織は**中胚葉由来**の間葉細胞から発生し，**骨芽細胞**が骨質の新生に，**破骨細胞**が骨質の破壊と吸収に関与する．また骨の形成様式には**軟骨性骨**と**結合組織性骨**とがある．

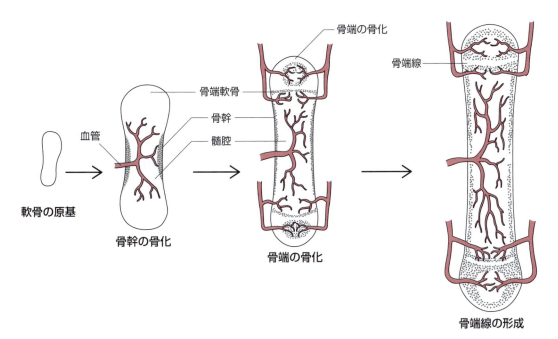

図 3-3　骨の発生を示す模型図

- **軟骨性骨（置換骨）**：骨の原型が硝子軟骨で作られ，その後，軟骨が破壊され，骨芽細胞から骨組織へと置き換わることで骨が形成．ほとんどの骨は軟骨性骨．
- **結合組織性骨（膜性骨・付加骨）**：結合組織の細胞が軟骨を経ないで直接骨芽細胞に分化し骨組織が形成．例）頭蓋冠，顔面骨，鎖骨の一部．

b) 成長　頻出
- **伸長**：長骨の場合，軟骨によって作られた骨の原基は，**骨幹**と上下の**骨端**から骨化していくが，骨幹と骨端との境界に**骨端軟骨**が残される（骨端板）．骨端軟骨は生後も長く柱状の軟骨細胞を作りつづけ，これらが順次骨化することで骨が伸長．骨端軟骨の増殖は成長ホルモンの支配を受けることから，思春期に分泌が低下すると骨の伸長は止まる．この時，骨端軟骨は緻密な骨組織で埋まり，生涯残る**骨端線**となる．
- **増厚**：骨膜が骨細胞を生産し，その内面に新しい骨組織を作ることで増厚するが，骨端軟骨とは異なり成長停止後も骨膜の能力は保たれるため，骨折時には骨の修復を行うことができる．

⑤骨のリモデリング（図3-4）

成人になると骨の形態は変化していないように見えるが，実際には**破骨細胞**による**骨の吸収**と**骨**

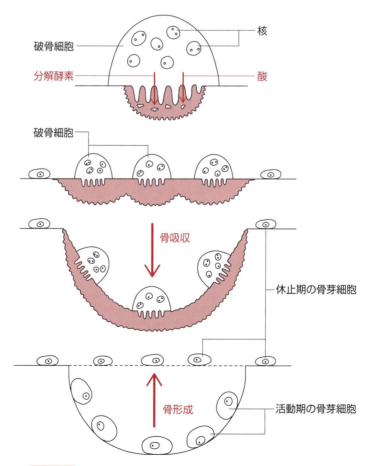

図3-4 破骨細胞による骨吸収と骨芽細胞による骨形成

芽細胞による骨の形成とが行われている．これを骨のリモデリングという．リモデリングを繰り返すことで，1年間で20〜30％の骨が入れ替わっている．
- 破骨細胞 頻出：酸や蛋白質分解酵素を分泌して古い骨を破壊．
- 骨芽細胞 頻出：破壊された部分に骨基質（コラーゲンなど）を産生し，それらが石灰化することで埋める．

通常は破骨細胞と骨芽細胞の働きは拮抗しているため，リモデリングで骨の形態が変化することはないが，抗重量運動では骨芽細胞が優位になり骨量が増加し，宇宙空間の重力低下や寝たきりなどで骨量が減少することはよく知られている．

⑥ 骨折と治癒 頻出

a) **骨折の分類**
（1）原因による分類
- **外傷性骨折**：骨のもつ抵抗力以上の外力が加わることで生じた骨折．
- **病的骨折**：骨に何らかの病的状態が生じて抵抗力が低下することで生じた骨折．
- **疲労骨折**：比較的軽度の外力が同一の部位に繰り返しかかることで生じた骨折．

（2）程度による分類
- **完全骨折**：骨の連続性が完全に断たれたもの．
- **不完全骨折**：ひびや屈折のように骨の連続性はあるもの．

（3）傷口との関係による分類
- **開放性（複雑）骨折**：皮膚の傷と骨折部につながりのあるもの．
- **閉鎖性（単純・皮下）骨折**：皮膚の傷と骨折部につながりのないもの．

b) **骨折の治癒**：治癒過程は，結合組織性骨化と軟骨性骨化の両方によって行われる．①骨折部周辺に血腫が形成，②数日中に凝固血や骨片を貪食するマクロファージが出現，血管が新生し，結合組織を形成，③結合組織中に多くの骨芽細胞が出現，類骨組織の形成が開始，④類骨組織にカルシウムなどの無機物が沈着することで仮骨が作られ，仮骨は非層板性から層板性に変化しながら骨が形成，⑤骨折部の一部では軟骨細胞が出現し軟骨組織を作り，ここで骨化が起こる，ことで骨ができる．

c) **骨折の治療**：骨折の治療は多くの場合は徒手整復を行った後，ギブスなどで固定する保存治療が原則として行われるが，神経や血管損傷の合併，開放性骨折，整復位が保持できないなどの場合は手術が行われる．

2. 骨格系各論

1）頭蓋骨（Skull）

- 脳頭蓋は **6種8個の骨**，顔面頭蓋は **9種15個**（上顎骨は2個，下顎骨は1個）の骨．
- **蝶形骨**は，脳頭蓋の中心ですべての脳頭蓋骨と接する．
- **副鼻腔**：**前頭洞**，**蝶形骨洞**，**篩骨洞**（**篩骨蜂巣**），**上顎洞**（もっとも大きい）．
- **顔面の孔**：**眼窩上孔**からは**眼窩上神経**，**眼窩下孔**からは**眼窩下神経**，**オトガイ孔**からは**オトガイ神経**が出る．これらは三叉神経の3つの枝の分枝で**顔面の知覚**に関与する．
- **覚え方** 眼窩骨：前兆を 知る状況だが 口外しない（杏林大・高篠 智 作）
  （前頭骨，蝶形骨，篩骨，涙骨，上顎骨，頬骨，口蓋骨）
- 小児の頭蓋には，**大・小泉門**，**前・後側頭泉門**がある．
- **内頭蓋底の孔**を通過する**神経**や**血管**は重要（表3-2，図3-8）．

脳頭蓋は6種8個の骨で，顔面頭蓋は9種15個の骨でできている（表3-1，図3-5）．

表3-1 頭蓋骨の構成

頭蓋	骨名	数（個）	頭蓋	骨名	数（個）
脳頭蓋	前頭骨	1	顔面頭蓋	鼻骨	2
	頭頂骨	2		涙骨	2
	側頭骨	2		下鼻甲介	2
	後頭骨	1		上顎骨	2
	蝶形骨	1		頬骨	2
	篩骨	1		口蓋骨	2
				下顎骨	1
				鋤骨	1
				舌骨	1

①脳頭蓋（Neurocranium）

脳頭蓋は，脳を包む頭蓋腔を作り，感覚器の主要部を入れる骨格である．

a) **前頭骨**：胎児から小児期では分離している前頭部を作る扁平弯曲した骨．外面には**眼窩上孔**が眼窩上縁の内側に見られ，骨内には**前頭洞**（副鼻腔）がある．

b) **頭頂骨**：頭蓋の上壁を作る1対の扁平な骨．内面には上矢状洞溝が矢状縫合に沿ってあり，脳硬膜を走行する血管（中硬膜動脈）の溝もある．

c) **側頭骨** 頻出：側頭部と頭蓋底を作る1対の骨．外面には外耳道の入口である**外耳孔**と3つの**突起**（頬骨突起・茎状突起・乳様突起），**中耳**および**内耳**を収める**錐体**がある．また**下顎窩**は顎関節を作る．

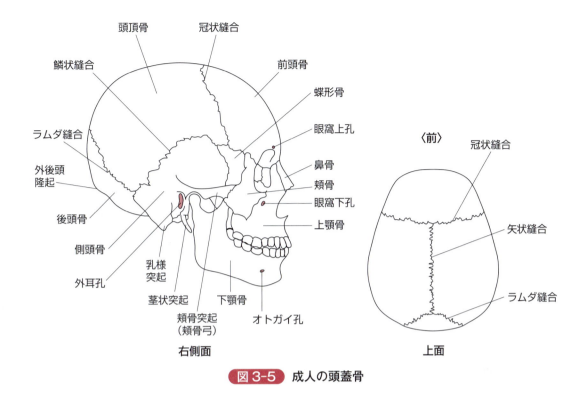

図 3-5 成人の頭蓋骨

d) **後頭骨** 頻出：後頭から頭蓋底の後部を作る骨．外面の中央部に**外後頭隆起**とそこから左右に連なる**上項線**が走り，外側部には**舌下神経管**が，前下部には**大（後頭）孔**がある．
e) **蝶形骨** 頻出：頭蓋底の中央部にある骨．**体・大翼・小翼・翼状突起**からなる．体の内部には**蝶形骨洞（副鼻腔）**があり，上面にはトルコ鞍があり，中央の**下垂体窩**に下垂体が入る．また，大翼には**正円孔，卵円孔，棘孔**が，大翼と小翼の間には**上眼窩裂**が，小翼には**視神経管**がある．
f) **篩骨**：蝶形骨の前で鼻腔の天井を作る骨．中央部の**篩板**には嗅神経などが通る多くの小孔がある．外側部は篩骨迷路という骨塊で内部には**篩骨洞（篩骨蜂巣）（副鼻腔）**があり，この篩骨迷路の内側面が鼻腔の外側壁となり，ここから上・中鼻甲介が鼻腔側に出ている．

②顔面頭蓋（Viscerocranium）

顔面頭蓋は，顔面の骨格を作り呼吸器系の鼻腔・咽頭や消化器系の口腔・咽頭などの部分を包む．

a) **鼻骨**：鼻根と鼻背上部を作る1対の骨で，鼻中隔軟骨に続く．
b) **涙骨**：両眼窩の前内側部にある骨で，涙嚢を入れる涙嚢窩がある．
c) **下鼻甲介**：鼻腔の側壁に付着する骨で，中鼻道と下鼻道の境となる．
d) **上顎骨** 頻出：顔面中央にある大きな骨で，上顎体と4つの**突起（前頭突起・頬骨突起・口蓋突起・歯槽突起）**からなる．上顎体の内部には加齢とともに広がる**上顎洞（副鼻腔）**があり，体の下部の馬蹄形の**歯槽突起**には歯を入れるくぼみである歯槽があり，頬骨突起は頬骨と連結し，口蓋突起は鼻腔と口腔の境界となる．
e) **頬骨**：頬の突起を作る骨で，頬骨の側頭突起は側頭骨の頬骨突起と一体となって**頬骨弓**を作る．
f) **口蓋骨**：硬口蓋の後ろ1/3と鼻腔側壁の後部を作る．

g) **下顎骨** 頻出：顔面の前下部にある馬蹄形の骨で，**下顎頭**が側頭骨の**下顎窩**と**顎関節**を作り，中央部に歯根の入る歯槽部がある下顎体と両後端の下顎枝とがある．骨内にはオトガイ孔に続く下歯槽動・静脈・神経の通る**下顎管**がある．
h) **鋤骨**：鼻中隔の後下部を作る板状の骨で，篩骨と鼻中隔軟骨と連続．
i) **舌骨**：舌根と喉頭の間にある骨で，他の骨とは唯一直接関節を作らない．
j) **顔面の孔** 頻出
　・**眼窩上孔**：前頭骨にある孔．**眼窩上神経**（眼神経V_1の枝）が出る．
　・**眼窩下孔**：上顎骨にある孔．**眼窩下神経**（上顎神経V_2の枝）が出る．
　・**オトガイ孔**：下顎骨にある孔．**オトガイ神経**（下顎神経V_3の枝）が出る．
k) **眼窩**（図3-6）頻出：眼球および眼球を動かすための筋などが収まっている腔所で，4壁を7個の骨が囲う．上壁は**前頭骨・蝶形骨**，下壁は**上顎骨・頬骨・口蓋骨**，内側壁は**篩骨・涙骨・上顎骨・蝶形骨**，外側壁は**頬骨・蝶形骨**でできている．

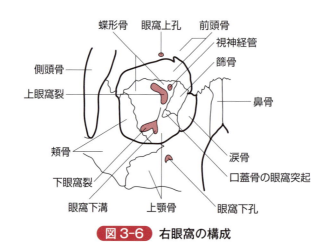

図3-6 右眼窩の構成

l) **鼻腔**：顔面のほぼ中央部にあり，前は梨状口で顔面に，後は後鼻孔で咽頭に続き鼻中隔で左右に分かれる．**篩骨，蝶形骨，鼻骨，前頭骨，鋤骨，上顎骨，涙骨，上・中・下鼻甲介**で囲まれる．
m) **口腔**：上顎と下顎の間の腔所で舌が入る．
n) **縫合**：頭蓋を構成する骨の連結は，側頭骨と下顎骨との**顎関節**および舌骨の靭帯によるもの以外は，縫合という結合組織による不動の連結．
　・**冠状縫合**：前頭骨と両側の頭頂骨との間の縫合．
　・**矢状縫合**：左右の頭頂骨の間の縫合．
　・**ラムダ縫合**：両側の頭頂骨と後頭骨との間の縫合．
　・**鱗状縫合**：側頭骨と頭頂骨との間の縫合．

③小児の頭蓋（図3-7）

　新生児は頭蓋骨の骨化が完成していないため骨間に広い間隙があり，結合組織性膜でふさがれている．

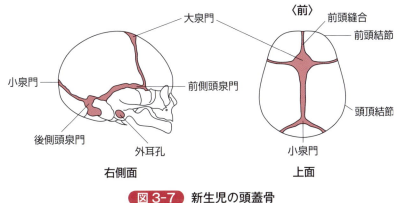

図 3-7 新生児の頭蓋骨

a) **大泉門**：冠状縫合と矢状縫合とが合わさるところの菱形をした間隙．生後約2年で閉じる．
b) **小泉門**：矢状縫合とラムダ縫合とが合わさるところの三角形をした間隙．生後約3か月で閉じる．
c) **前側頭泉門**：頭頂骨と蝶形骨大翼との間にある前後に長い裂け目．生後6か月～1年で閉じる．
d) **後側頭泉門**：側頭骨と頭頂骨と後頭骨との間にある不規則な形をした間隙．生後1年～1年半で閉じる．

④ **内頭蓋底** 頻出

頭蓋底の内面は，脳の下半分が収まるようなくぼみを前頭骨，篩骨，蝶形骨，側頭骨，後頭骨の5つの骨が作る．内頭蓋底には表3-2，図3-8に示すような脳神経や血管が通るための孔がある．

表 3-2 内頭蓋底と孔

骨名	内頭蓋底の孔	孔を通る神経・血管	交通する箇所
篩骨	篩板	嗅神経（Ⅰ）	鼻腔
蝶形骨	視神経管	視神経（Ⅱ），眼動脈	眼窩
	上眼窩裂	動眼神経（Ⅲ），滑車神経（Ⅳ），外転神経（Ⅵ），眼神経（三叉神経（Ⅴ）の第1枝：V_1）	
	正円孔	上顎神経（三叉神経の第2枝：V_2）	翼口蓋窩
	卵円孔	下顎神経（三叉神経の第3枝：V_3）	側頭下窩
	棘孔	中硬膜動脈	
蝶形骨と側頭骨	破裂孔		
側頭骨	頸動脈管 内耳孔	内頸動脈 顔面神経（Ⅶ），内耳神経（Ⅷ）	外頭蓋底 内耳神経：内耳 顔面神経：茎乳突孔から外頭蓋底
側頭骨と後頭骨	頸静脈孔	舌咽神経（Ⅸ），迷走神経（Ⅹ），副神経（Ⅺ），内頸静脈	外頭蓋底
後頭骨	舌下神経管 大（後頭）孔	舌下神経（Ⅻ） 延髄，椎骨動脈，副神経（Ⅺ）	脊柱管

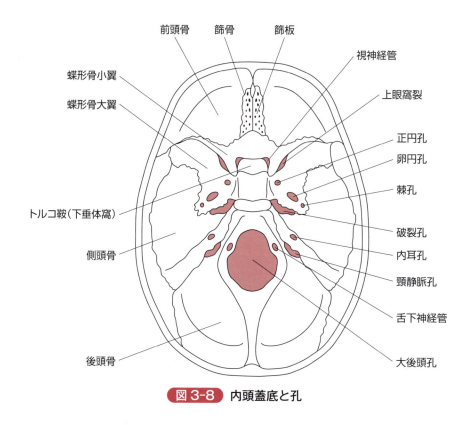

図 3-8 内頭蓋底と孔

⑤外頭蓋底

外頭蓋底は，下顎骨を外した状態で下面を見た時の頭蓋底であり，**上顎骨，鋤骨，口蓋骨，側頭骨，蝶形骨，後頭骨**の6つの骨でできている．

2）脊柱（Vertebral Column）

- **頸椎7個**（頸神経は8対），**胸椎12個**（胸神経は12対），**腰椎5個**（腰神経は5対），**仙骨1個**ただし仙椎5個（仙骨神経は5対），**尾骨1個**だが尾椎は3〜5個（尾骨神経1対）．
- **頸椎**と**腰椎**が**前弯**．頸部の固定と直立歩行に関与．
- **頸椎**の**横突孔**には，脳の栄養血管の1つである**椎骨動脈**が通る．
- **腰椎椎間板ヘルニア**は，椎体前後に強靭な縦靭帯があるため後外方の**椎間孔側**に起こりやすい．

　脊柱は32〜34個の椎骨が**関節円板**を介して結合し（表3-3，図3-9），上方は**頭蓋**と連結し，下方は**寛骨**とつながって**骨盤**を作る．

　新生児ではすべての椎骨は分離しているが，成人では**癒合**して**仙椎**は**仙骨**に，**尾椎**は**尾骨**となる．また，生後約3〜4か月で**頸椎**が**前弯**（首がすわる）し，生後約1年で**腰椎**が前弯することで歩行が可能になる．脊柱の形態の変化に伴い首が固定され，座ることができ，さらに四肢を使って這い，

表 3-3 脊柱の構成

骨　名	数（個）		数（個）
脊柱	頸椎	7		
	胸椎	12		
	腰椎	5		
	仙椎	5	仙骨	1
	尾椎	3から5	尾骨	1

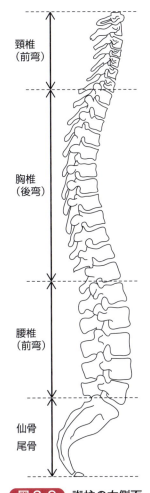

図 3-9　脊柱の右側面

最終的には直立歩行をすることができる．これら運動能力が上半身から下半身へと発達する変化は，脳の発達と関連し重要である．

① **椎骨（Vertebra）**（図 3-10）

椎骨は，基本的には**椎体**，**椎弓**および**3種7個の突起**からできている．

(1) **椎体**：椎骨の前部にある短円柱状の部分．
(2) **椎弓**：椎体から後方に向かう輪状の部分．椎弓根により椎体につく．
　・**椎孔** 頻出：椎体と椎弓とによってできる孔．連なって**脊柱管**を作り，そのなかを**脊髄**が通る．
　・**上・下椎切痕** 頻出：椎弓根部の上・下方にある切痕．これらによって椎骨間に**椎間孔**という孔ができ，**脊髄神経**が通る．
(3) **突起**：椎弓から**3種7個**の**突起**が出る．
　・**上・下関節突起**：上・下椎切痕の後方から上・下方に向かって突出する突起．上・下位の椎骨の**下**・**上関節面**と関節を作る．
　・**横突起**：椎弓から外側に向かって突出する1対の突起．

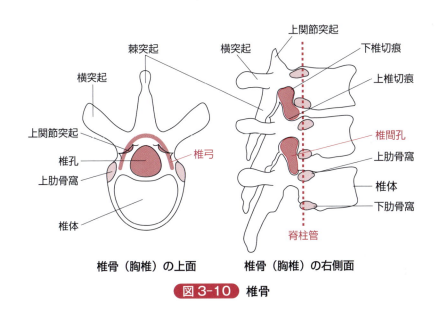

図 3-10　椎骨

- 棘突起 頻出：椎弓の後面正中から後方に突出する1つの突起．背側の体表から触知でき，一般的に「背骨」と呼ばれる．

a) 頸椎〔cervical vertebrae（C1〜C7）〕：生理的に前に向かって弯曲，つまり前弯する．この現象は生後約3〜4か月に起こり頸部の筋の発達を伴って「首がすわる」となる．

(1) 頸椎の特徴
- 横突孔：第1頸椎〜第7頸椎の横突起に空いている孔．椎骨動・静脈が通るが，椎骨動脈は第6頸椎から入り第7頸椎では椎骨静脈のみが通過する．
- 棘突起 頻出：先端が2分し，そこを項靱帯が通る．第7頸椎棘突起は2分しない．
- 前・後結節：第2頸椎〜第7頸椎の横突起の先端が肥厚して前結節と後結節を作る．特に第6頸椎の前結節は体表から触知できる．

(2) 環椎（第1頸椎）（図3-11）頻出：環状で椎体がない椎骨．歯突起窩が軸椎の歯突起と正中環軸関節を，上関節面が後頭骨の下関節面と環椎後頭関節を作り，椎骨動脈と後頭下神経の通る椎骨動脈溝が両側にある．

(3) 軸椎（第2頸椎）（図3-12）頻出：歯突起が環椎と正中環軸関節を作り，頭蓋と環椎の回旋運動の軸になる．

(4) 隆椎（第7頸椎）：棘突起の先端が分かれず，頸椎中もっとも長く突出しているため体表から触知でき，椎骨を数える目安となる．

b) 胸椎〔thoracic vertebrae（T1〜T12）〕（図3-13）：生理的に後ろに弯曲，つまり後弯する．また肋骨と関節を作る．

(1) 胸椎の特徴
- 上・下肋骨窩：すべての胸椎に肋骨の肋骨頭と肋骨頭関節を作るくぼみがあるが，第10胸椎は上肋骨窩のみ．第11，12胸椎は両側面中央部に1つだけ肋骨窩がある．
- 横突肋骨窩：第1胸椎〜第10胸椎の横突起にある肋骨の肋骨結節と肋横突関節を作るくぼみ．

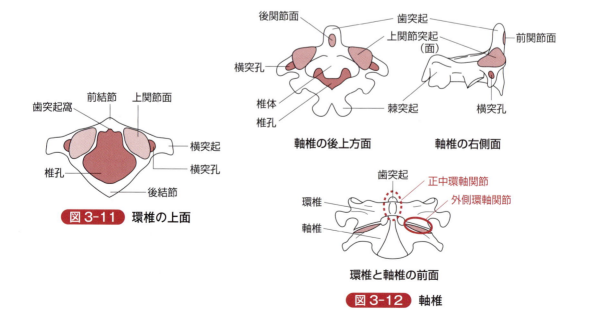

図3-11 環椎の上面

図3-12 軸椎

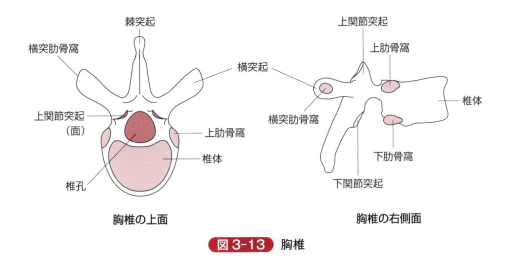

図3-13 胸椎

- **棘突起**：長く下方に傾斜することで胸椎の屈曲と伸展を制限し，胸部内臓を保護．
- **上・下関節突起**：上方および下方に垂直に突出することで，胸椎の運動を制限．

c) **腰椎**〔lumbar vertebrae（L1～L5）〕（図3-14）：生理的に前に弯曲，つまり**前弯**することで直立歩行を可能にする．弯曲は女性に顕著で，若年者で弯曲度が強い．

(1) **腰椎の特徴**：椎骨のなかでもっとも**椎体**が大きく，それに伴い**椎間円板**も厚いため，丈夫で可動性も高い．
- **肋骨突起** 頻出：椎弓根から外側に向かって出る突起で，肋骨に相当．
- **乳頭突起**：上関節突起の外側上部より後方に出る突起．
- **副突起**：乳頭突起の下から出る小突起．
- **棘突起**：胸椎の棘突起は真直ぐ後方に突出するため，腰椎の運動をあまり制限しない．

  ＊**腰椎椎間板ヘルニア** 頻出：椎間円板の線維輪に変形や損傷があって線維輪や内部の髄核が一部後外方の椎間孔側へ突出することで，椎間孔を走行する脊髄神経が圧迫され，下肢の痺れや運動障害などが生じる．L4～L5間にもっとも多く起こる．

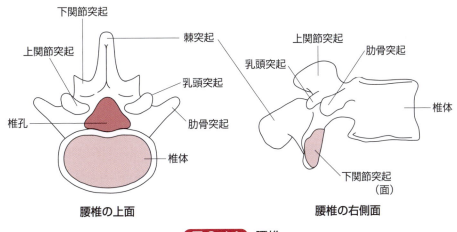

図3-14 腰椎

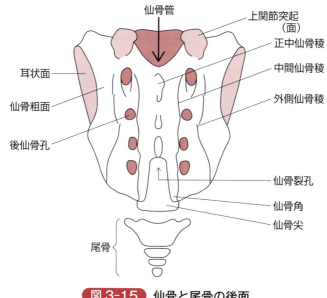

図 3-15 仙骨と尾骨の後面

d) **仙骨**（sacrum）〔**仙椎**（sacral vertebrae）〕（図 3-15）：成人では **5 個の仙椎**とこれに属する肋骨片と靱帯が癒合し，逆三角形状の仙骨を作る．

(1) 仙骨の特徴
- **仙骨底**：仙骨の上端部．側方に張り出した部分が仙骨翼であり，中央部には脊柱管の続きの**仙骨管**の入り口があり，その両側の突出は第 1 仙椎の上関節突起となる．
- **岬角** 頻出 ：仙骨底前縁で前部に張り出しているところ．

(2) 前面
- **前仙骨孔** 頻出 ：椎間孔の前方の出口で**仙骨神経前枝**が通る．
- **横線**：仙椎の癒合した跡．しばしば癒合していないところが見られる．

(3) 後面
- **仙骨稜**：正中の棘突起とその間の靱帯が骨化し隆起した**正中仙骨稜**と，両側の関節突起と靱帯が骨化した**中間仙骨稜**と横突起と靱帯が骨化した**外側仙骨稜**とがある．
- **後仙骨孔**：椎間孔の後方の出口で，**仙骨神経後枝**が通る．
- **仙骨裂孔**：仙骨管の下口にあたる裂孔．
- **仙骨角**：仙骨裂孔の左右にある下方に向いた突起．
- **仙骨尖**：仙骨の下端で尾骨と接する部分．

(4) 外側部
- **耳状面** 頻出 ：外側面にあり腸骨の耳状面と**仙腸関節**を作る．この面の後方には腸骨と仙骨を結ぶ**骨間仙腸靱帯**の付着面である**仙骨粗面**がある．

e) **尾骨**（coccyx）：3〜5 個の**尾椎**が癒合してできた骨で，ヒトでは退化した椎骨．

3）上肢骨（Bones of the Upper Limb）

- **上肢骨**：**上肢帯**（鎖骨・肩甲骨）と**自由上肢骨**．
- **鎖骨**は，**肩甲骨**と**肩鎖関節**，**胸骨**と**胸鎖関節**で連結．
- **上肢骨**の各部の**名称**と，そこに**起始**または**停止**する**筋**や**靱帯**が重要．
- **覚え方** **手根骨**：**父**さんの**月収**を**有効**に使う**優**等生は**将**来**三菱**の**大**物

（高篠 智作）

（**豆**状骨，**三**角骨，**月**状骨，**舟**状骨，**有鉤**骨，**有頭**骨，**小**菱形骨，**大**菱形骨）

ヒトの**上肢**は，脊柱の弯曲と下肢の形態により**直立二足歩行**ができるようになり，体重の支持や移動に使用することがなくなったため，大きな可動域を得ることができた．特に手の動きを多彩にするように骨は連結している．上肢骨は，体幹と自由上肢骨を連結させる**上肢帯**として**鎖骨**と**肩甲骨**があり，肩関節から末梢までの**自由上肢骨**として**上腕骨**，**橈骨**，**尺骨**，**手根骨**，**中手骨**，**指骨**がある（表3-4）．

表3-4 上肢骨の構成

	骨 名	左 右	数（個）
上肢帯	鎖骨	1×2	2
	肩甲骨	1×2	2
自由上肢骨	上腕骨	1×2	2
	橈骨	1×2	2
	尺骨	1×2	2
	手根骨	8×2	16
	中手骨	5×2	10
	指骨	14×2	28
	合 計		64

（表の左端に「上肢骨」）

①上肢帯（Shoulder Girdle）

a) **鎖骨**（clavicle）（図3-16）：全長が体表で触知できるややS字状に弯曲した骨．
- **胸骨端** **頻出**：内側面には胸骨柄の鎖骨切痕と**胸鎖関節**を作る**胸骨関節面**があり，上面の正中側は**胸鎖乳突筋**の起始となる．
- **鎖骨体**：肋鎖靱帯圧痕は下面にある**肋鎖靱帯**が接することでできる浅いくぼみで，**鎖骨下筋溝**は**鎖骨下筋**が停止する溝．また，肩峰端側の曲がり角下面には**円錐靱帯**のつく隆起である**円錐靱帯結節**がある．
- **肩峰端**：肩峰関節面は肩甲骨の肩峰と**肩鎖関節**を作る．

b) **肩甲骨**（scapula）（図3-17）：背側にあるほぼ逆三角形をした扁平な骨．
- **上角** **頻出**：上縁と内側縁の作る角で**肩甲挙筋**が停止．
- **肩甲切痕** **頻出**：上縁にある切れ込み（切痕）．**上肩甲横靱帯**が張り，上を肩甲上動・静脈が，

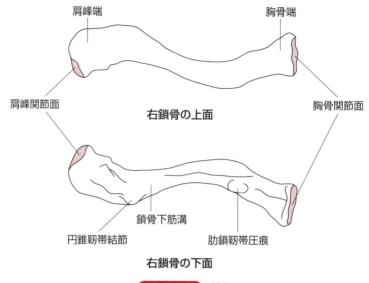

図 3-16 鎖骨

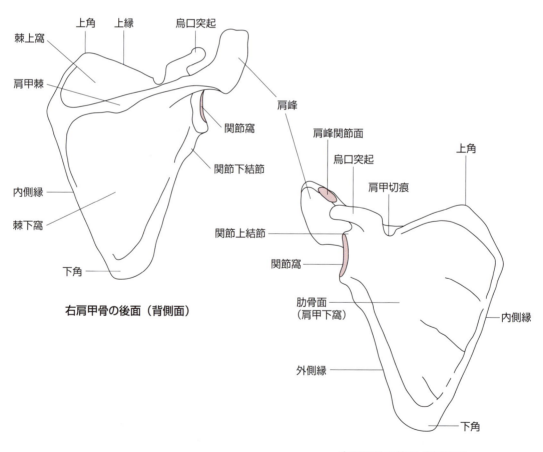

図 3-17 肩甲骨

下の孔を**肩甲上神経**が通る.
- **烏口突起** 頻出：関節窩の上端と肩甲切痕との間から起こる上前方への突出.**烏口腕筋・上腕二頭筋短頭**の起始で，**小胸筋**が停止.この突起は腹側（前面）の鎖骨下窩で体表から触知できる.
- **肩甲棘** 頻出：背側面の上から約 1/3 で横に走る尖った突起.背側の体表から触知できる.これによってできる上方のくぼみは**棘上窩**で**棘上筋**の起始となり，下方のくぼみは**棘下窩**で**棘下筋**の起始となる.
- **肩峰**：肩甲棘の外側上部の先端部分.体表から触知でき，内側面には鎖骨と**肩鎖関節**を作る**肩峰関節面**がある.
- **外側縁**：**小円筋**の起始となり，体表から触知できる.
- **関節窩** 頻出：外側にある上腕骨頭と**肩関節**を作るくぼみ.関節窩の上にある隆起は**上腕二頭筋長頭**の起始となる**関節上結節**，下にある隆起は**上腕三頭筋長頭**の起始となる**関節下結節**.
- **下角** 頻出：外側縁と内側縁の作る角.背側の体表から触知でき，**大円筋**の起始.
- **内側縁**：脊柱とほぼ平行に走り**前鋸筋・大菱形筋・小菱形筋**が停止する縁で，体表から触知できる.
- **肋骨面**：肋骨側つまり腹側の面.浅いくぼみの部分は**肩甲下筋**が起始する**肩甲下窩**.

②**自由上肢骨**

a) **上腕骨**（humerus）（図 3-18）：肩関節から肘関節までの上腕にある長骨.
(1) 近位骨端（上端）
- **上腕骨頭** 頻出：上内側にある半球状の部分.肩甲骨の関節窩と**肩関節**を作る.
- **解剖頸**：上腕骨頭の根もとのやや細い輪状の部分.
- **大結節** 頻出：上腕骨頭の外側にある大きな隆起で，体表から触知できる.**棘上筋・棘下筋・小円筋**が停止.またここより下方に延びる**大結節稜**には**大胸筋**が停止.
- **小結節** 頻出：大結節の内側前方にある小さな隆起で，体表の腹側から触知できる.**肩甲下筋**が停止し，下方に延びる**小結節稜**には**大円筋・広背筋**が停止.
- **結節間溝**：大・小結節間および大・小結節稜間の溝.**上腕二頭筋長頭**の起始腱が通る.
- **外科頸**：大・小結節稜の下方.やや細くなり骨折が起こりやすいところ.
- **上腕骨体**：上半分は円柱状，下半分は三角柱状，下端は前後にやや扁平な形であり，内・外側縁はそれぞれ内・外側顆上稜から遠位骨端の内・外側上顆につながる縁.内側前面には**烏口腕筋**が停止し，外側前面には**上腕筋**の起始があり，後面は**上腕三頭筋**の外側頭と内側頭の起始となる.
- **三角筋粗面**：上腕骨体前部外側にある粗面.**三角筋**が停止.
- **橈骨神経溝**：上腕骨体の後面で上内側方から下外側方に向かって走る浅い溝.**橈骨神経**が通る.
(2) 遠位骨端（下端）
- **内側上顆** 頻出：遠位端にある内側に大きく突出している部分.体表から触知でき，**前腕浅層の屈筋群**の起始となる.
- **尺骨神経溝** 頻出：内側上顆後面にある**尺骨神経**の通る溝.ここを打つと尺側の指の先まで

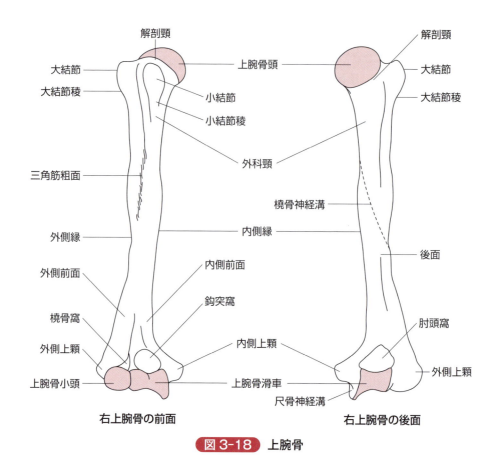

図 3-18 上腕骨

しびれる〔ファニーボーン（funny bone）〕．
- **外側上顆** 頻出：遠位端で外側に大きく突出している部分．体表から触知でき，**前腕浅層の伸筋群**の起始となる．
- **上腕骨滑車** 頻出：尺骨の**滑車切痕**と肘関節の**腕尺関節**を作る．
- **上腕骨小頭**：遠位端外側前面にある丸みのある突出．橈骨頭関節窩と肘関節の**腕橈関節**を作る．
- **肘頭窩**：滑車の後面上方にあるくぼみ．肘関節の伸展時に尺骨の肘頭と接する．
- **鈎突窩**：前面で滑車の上にあるくぼみ．肘関節の屈曲時に尺骨の鈎状突起に接する．
- **橈骨窩**：前面で小頭の上にあるくぼみ．肘関節を強く屈曲した時に橈骨頭と接する．

b) **橈骨**（radius）（図 3-19）：前腕の 2 本の骨のうち，母指側に位置する長骨．
(1) 近位骨端（上端）
- **橈骨頭** 頻出：近位端全体で，上面の**関節窩**は上腕骨小頭と肘関節の**腕橈関節**を作り，側面の**関節環状面**は尺骨の橈骨切痕と肘関節の**上橈尺関節**を作り，**橈骨輪状靱帯**に囲まれ，回内・回外運動時に体表からその動きが触知できる．
- **橈骨頸**：橈骨頭直下の細くなった輪状の部分．
(2) **橈骨体**：ほぼ三角柱で，前縁から内側へ向かうと前面には**長母指屈筋・浅指屈筋**の起始があり，骨間縁では尺骨の骨間縁との間に**前腕骨間膜**が張り，後面は**長母指外転筋・短母指伸筋**の起始となる．さらに，後縁と外側面がある．

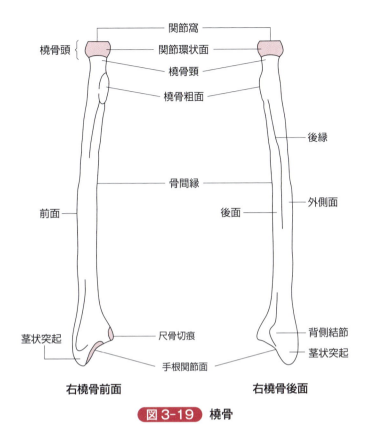

図 3-19 橈骨

- **橈骨粗面**：橈骨頭の直下の前内側にある粗面．**上腕二頭筋**が停止．
(3) 遠位骨端（下端）
- **茎状突起**：外側にある突起．体表から触知できる．
- **尺骨切痕**：内側にあって尺骨頭の関節環状面と**下橈尺関節**を作る．
- **手根関節面** 頻出 ：手根骨の**舟状骨・月状骨・三角骨**と**橈骨手根関節**を作る．
- **背側結節**：遠位端の背側中央にある隆起．**長母指伸筋**の停止腱の滑車になり，体表から触知できる．

c) **尺骨**（ulna）（図 3-20）：前腕の 2 本の骨のうち，小指側に位置する長骨．
(1) 近位骨端（上端）
- **肘頭** 頻出 ：体表から触知できる「肘」と呼ばれる部位．**上腕三頭筋**が停止．
- **滑車切痕** 頻出 ：腹側（前側）にある上腕骨滑車を入れる大きなくぼみ．肘関節の**腕尺関節**を作る．
- **鉤状突起**：滑車切痕の下方で，前上方への突出．
- **橈骨切痕**：橈骨頭の関節環状面と接する切れ込み．肘関節の**上橈尺関節**を作る．
- **尺骨粗面**：鉤状突起前内側にある粗面．**上腕筋**が停止．
- **回外筋稜**：橈骨切痕から遠位へ走る稜線．**回外筋**の起始．
(2) **尺骨体**：三角柱状で，前縁から外側へ向かうと前面は**浅指屈筋**の一部の起始となり，骨間縁は**前腕骨間膜**が付着し，後面は**尺側手根伸筋・長母指外転筋・長母指伸筋・示指伸筋**の起始

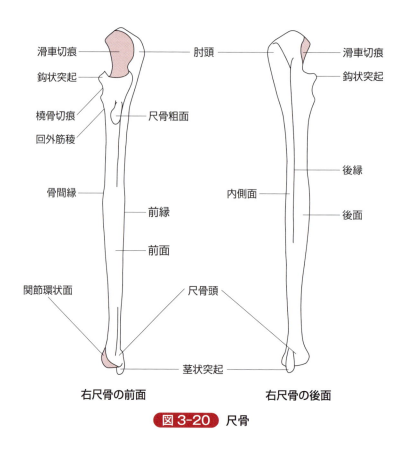

図 3-20 尺骨

となる．さらに後縁には**肘筋**が停止し，内側面は**深指屈筋**の一部の起始となる．

(3) 遠位骨端（下端）
- 尺骨頭：下端の部分．**関節環状面**は橈骨の尺骨切痕と**下橈尺関節**を作る．
- 茎状突起：内側にある小さな突出．体表から触知できる．

d) **手根骨**（carpal bones）（図 3-21）**頻出**：手根を構成する **8 個の短骨**．4 個ずつ近位側と遠位側に列を作る．手掌面では豆状骨と有鈎骨鈎により**内側手根隆起**，舟状骨結節と大菱形骨結節から**外側手根隆起**が作られ，両隆起の間はくぼみとなり**手根溝**を形成し，隆起の間を**屈筋支帯**が張ることで**手根溝**は**手根管**というトンネル状になり，腱や神経が通過する．

(1) **近位手根骨**：母指側から舟状骨，月状骨，三角骨と並び，三角骨の上に豆状骨があり，橈骨の手根関節面と**舟状骨**，**月状骨**，**三角骨**とは**橈骨手根関節**を作る．
- 舟状骨：近位列でもっとも大きい骨．近位面は橈骨手根関節面と関節を作る凸面，遠位面は有頭骨に接する凹面の舟状で，外側に**舟状骨結節**がある．
- 月状骨：近位面は橈骨と接する凸面，遠位面は有頭骨に接する凹面で，側面が半月状の骨．
- 三角骨：小指側に向かって不正な三角形をしている骨．
- 豆状骨：尺側手根屈筋腱中の半球状の種子骨．掌側で三角骨に対して関節面を作る．

(2) **遠位手根骨**（遠位列）：母指側から大菱形骨，小菱形骨，有頭骨，有鈎骨と並ぶ．
- 大菱形骨：第 1，第 2 中手骨，小菱形骨，舟状骨と関節を作り掌側に隆起する大菱形骨結節をもち，その内側に橈側手根屈筋腱の通る溝がある菱形の骨．

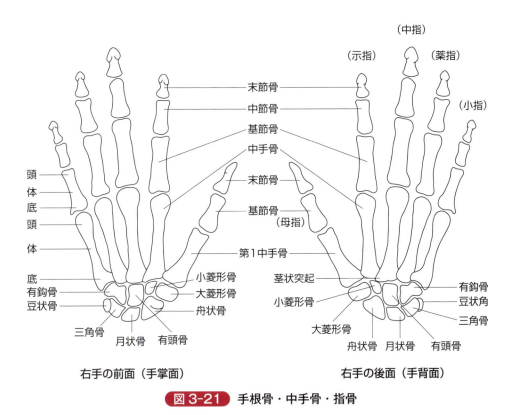

図 3-21 手根骨・中手骨・指骨

- **小菱形骨**：第2中手骨，大菱形骨，舟状骨，有頭骨に囲まれている菱形の骨．
- **有頭骨**：手根骨でもっとも大きい．近位は舟状骨と月状骨に接し，遠位は第2，3，4中手骨に接する．
- **有鈎骨**：有頭骨と三角骨にはさまれ，遠位端で第4，5中手骨に接し，掌側に突出する**有鈎骨鈎**をもつ楔状の骨．

e) **第1～5中手骨**（metacarpal bones）（図3-21）：**中手骨**は，手根骨と指骨の間にある長骨．母指側から第1，2，3，4，5中手骨といい，各中手骨とも近位端より**底**，**体**，**頭**と区別．

- **茎状突起**：第3中手骨の近位端背側にある突出．

f) **指骨（指節骨）**（phalanges）（図3-21）：手の指を作る長骨．近位側より**基節骨**，**中節骨**，**末節骨**といい，母指では中節骨はない．各指骨とも近位端より**底**，**体**，**頭**と区別．

- **末節骨粗面**：末節骨先端でややふくれた掌側に見られる粗面．

4）胸郭（Thoracic Cage）

- 1個の**胸骨**，12対の**肋骨**（肋軟骨），12個の**胸椎**で形成．
- **胸部内臓**の**保護**．
- **胸式呼吸運動**で動く．
- **胸骨角**（隆起が体表から触知可）の両側に**第2肋軟骨**が付着．肋骨を数える時の指標．
- **肋骨下縁**が，**外肋間筋の起始・内肋間筋の停止**．
- **肋骨上縁**が，**外肋間筋の停止・内肋間筋の起始**．

胸郭は，胸骨，肋骨，胸椎で形成される籠状の骨格であり（表3-5，図3-22）．その内腔を**胸腔**といい，胸部内臓である心臓，大動脈，大静脈，肺，気管，食道などを保護し，**胸式呼吸運動**に関与する．

胸郭の上端は第1胸椎，第1肋骨と胸骨柄上縁に囲まれた**胸郭上口**で，胸郭下端は第12胸椎，第12肋骨，第11肋骨先端，肋骨弓，剣状突起下端を結ぶ線で囲まれる**胸郭下口**があり，ここはドーム型の**横隔膜**で塞がれている．胸郭下口の前方で第7～第10肋軟骨が連絡して作る弓状線を**肋骨弓**といい，剣状突起を中心に**肋骨弓**でできる胸骨下部の角が**胸骨下角**（約70～80°）となる．また肋骨と肋骨の間のすきまを**肋間隙**という．

表 3-5	胸郭の構成

骨　名	数（個）
胸郭 胸骨	1
肋骨	12×2=24
胸椎	12

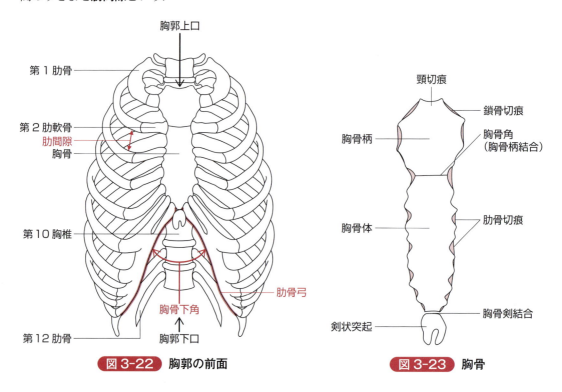

図 3-22　胸郭の前面

図 3-23　胸骨

a) **胸骨**（sternum）（図3-23）：胸郭の前面（腹側）中央にある扁平な骨．成人では**胸骨柄**と**胸骨体**と剣状突起は癒合して1つの骨になる．

- **頸切痕**：胸骨上縁の正中部にある切れ込み．
- **鎖骨切痕**：胸骨上部にある切れ込み．鎖骨の胸骨関節面と**胸鎖関節**を作る．
- **胸骨角（胸骨柄結合）** 頻出：胸骨柄と胸骨体が結合する部分．前方に突出しているため体表から触知できる．この位置に**第2肋軟骨**が連結するため，肋骨を数える時に指標となる．
- **肋骨切痕** 頻出：胸骨柄と胸骨体の両側にある切れ込み．合わせて**片側7か所**あり，肋軟骨と胸肋関節で連結．
- **剣状突起** 頻出：胸骨下端にある胸骨体と胸骨剣結合で結合する細長い小片．この部分は体表がやや陥凹し，いわゆる「**みず（ぞ）おち**」にあたる．
  - ＊**胸骨穿刺**：胸骨に穿刺（針を挿入する）を行うことで骨髄を採取する検査方法．

b) **肋骨**（ribs）（図3-24）：12対の扁平で細長く弯曲した骨．背側では胸椎と**肋椎関節**を作り，腹側で胸骨と肋軟骨で結合しているが，その連結の仕方で分類される．**真肋**は，胸骨と肋軟骨が直接連結している第1〜7肋骨のことをいい，**仮肋**は，肋軟骨が直接胸骨に達していない第8〜12肋骨のことをいうが，第8〜10肋骨は肋軟骨が上位の肋軟骨に付着するのに対して，第11，12肋骨は先端が完全に遊離している肋骨のため**浮遊肋骨**とも呼ぶ．

(1) 肋骨の特徴

- **肋骨頭**：肋骨の先端部．やや大きく，上下2つの**肋骨頭関節面**が胸椎と**肋骨頭関節（肋椎関節）**を作る．
- **肋骨頸**：肋骨頭に続く少し細い部分．外側端にある**肋骨結節**と胸椎の横突肋骨窩とが**肋横突関節（肋椎関節）**を作る．
- **肋骨体** 頻出：肋骨頸より遠位の大部分をいう．**肋骨角**で鋭く曲がり，下端には**肋間神経**や**肋間動・静脈**が通る**肋骨溝**がある．また上縁と下縁は**肋間筋**の起始および停止になる．

(2) 第1肋骨（図3-24）：もっとも短く扁平な肋骨．**前斜角筋**が停止する小隆起の**斜角筋結節**と，その前後に鎖骨下静脈が上を通る**鎖骨下静脈溝**および鎖骨下動脈が上を通る**鎖骨下動脈溝**がある．

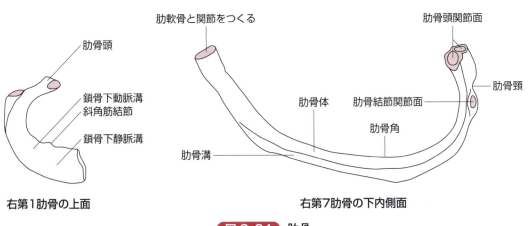

右第1肋骨の上面　　　　　　右第7肋骨の下内側面

図3-24 肋骨

c) **肋軟骨**（costal cartilage）：**肋骨**は発生段階では**硝子軟骨**として形成されるが，その大部分は骨化して，腹側の少しの部分だけが**肋軟骨**として残る．肋骨を胸骨に連結して胸郭を形成するほかに，胸郭に柔軟性を与え呼吸時などに胸郭の動きを助けるが，老化により石灰化や骨化が起こることで柔軟性は減少する．

d) **胸椎**（thoracic vertebrae）：脊柱の胸椎を参照．

5）下肢骨（Bones of the Lower Limb）

- 下肢骨：**下肢帯（寛骨）** と **自由下肢骨**．
- 寛骨は，**腸骨・坐骨・恥骨**の結合．
- 骨盤は，**左右の寛骨・仙骨・尾骨**で形成．
- 下肢骨の各部の**名称**と，そこに**起始**または**停止**する**筋**や**靱帯**が重要．
- 覚え方 **足根骨**：踵子さんは 今日舟に乗る 内中外 3回の決意を立てた
　　　　　　　　　　　　　　　　　　　　　　　　　　　（高篠　智　作）
　　　　（踵骨，距骨，舟状骨，内・中・外楔状骨，立方骨）
- **ショパール関節**（Chopart's Joint）：横足根関節，**リスフラン関節**（Lisfranc's Joint）：足根中足関節．

下肢骨は，基本的には上肢の骨と同様の構成であるが（表3-6），ヒトでは直立二足歩行や走行を行う機能と体重を支えるために，上肢より頑強な骨格となっている．

表3-6　下肢骨の構成

		骨　名	左　右	数（個）
下肢帯		寛骨	1×2	2
下肢骨	自由下肢骨	大腿骨	1×2	2
		膝蓋骨	1×2	2
		脛骨	1×2	2
		腓骨	1×2	2
		足根骨	7×2	14
		中足骨	5×2	10
		趾（指）骨	14×2	28
		合　計		62

①下肢帯（Pelvic Girdle）

下肢帯は，**自由下肢骨**を**体幹**に結合するとともに，体重を下肢に伝え，また下肢の運動を円滑にすることに関与する．下肢帯を構成する骨は寛骨である．

(1) **寛骨**（hip bone）（図3-25）：**腸骨**と**坐骨**と**恥骨**の3つの骨が16〜17歳の頃に軟骨結合の骨化により1つの骨となる．

- **寛骨臼** 頻出：寛骨の外側面中央で3つの骨が合するところにできる大きな半球状のくぼみ．ここに**大腿骨頭**がはまり込み**股関節**を作る．大腿骨頭と接する関節面を**月状面**といい，寛

第3章 骨格系

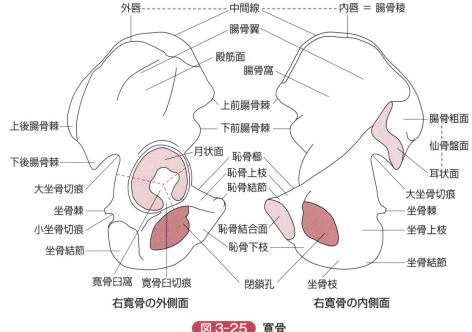

図 3-25 寛骨

骨臼の輪の下方で欠けた部分を**寛骨臼切痕**，中央部のくぼみで月状面のないところを**寛骨臼窩**という．

- **閉鎖孔** 頻出：寛骨臼の下方にある大きな孔．**閉鎖動・静脈**，**閉鎖神経**が通過する閉鎖管を残して線維性の閉鎖膜が閉ざしている．

a) **腸骨**（ilium）：寛骨の上方の大部分を占める骨．
- **腸骨体**：寛骨臼の上部約1/2を占める肥厚した部分．恥骨との接合部に**腸恥隆起**が盛り上がる．
- **腸骨翼** 頻出：腸骨体より上方に広がる翼状の部分．上縁は厚くて長い**腸骨稜**で，外側を**外腹斜筋**が停止する**外唇**，中央の**中間線**はもっとも高い隆起で**内腹斜筋**の起始となり，内側は**腰方形筋・腹横筋**の起始となる**内唇**．また，腸骨翼の内側のくぼみは**腸骨筋**の起始の**腸骨窩**，外側面は**小・中・大殿筋**が起始する**殿筋面**である．
- **仙骨盤面**：内側後部で仙骨に対する部分には仙骨の耳状面と**仙腸関節**を作る**耳状面**，その後上面には骨間仙腸靱帯が付く**腸骨粗面**がある．
- **上・下前腸骨棘** 頻出：**上前腸骨棘**は，腸骨稜の上前端の突出で体表から触知でき，**縫工筋・大腿筋膜張筋**の起始となり鼠径靱帯も付着．**下前腸骨棘**は，寛骨臼の上方にある小さい突出で**大腿直筋**の起始となる．
- **上・下後腸骨棘**：腸骨稜後端の上下にある突起．

b) **坐骨**（ischium）：寛骨の後下部で閉鎖孔の後方および下方にある骨．
- **坐骨体**：寛骨臼を作る後下部約2/5を占める部分．そこから後方へ向かう坐骨上枝からは鋭く突出し，仙骨とつながる**仙棘靱帯**が付着する**坐骨棘**があり，その上方の腸骨体とで作る深い切れ込みが**大坐骨切痕**，下方の浅い切れ込みが**小坐骨切痕**．

- **坐骨結節** 頻出：坐骨体後下面の大きな隆起．座る時に体幹を支える．仙骨とつながる**仙結節靭帯**が付着し，**大内転筋・大腿二頭筋長頭・半腱様筋・半膜様筋**が起始する．
c) **恥骨**（pubis）：寛骨の前下部を作る骨．
- **恥骨体**：恥骨結合の周辺部．ここから恥骨上枝と恥骨下枝が出る．
- **恥骨上枝** 頻出：左右の内側端は線維軟骨で連結して**恥骨結合**となり，上縁の前端上部は，**鼠径靭帯**の付着する小隆起である**恥骨結節**．また，寛骨臼の前部を形成する．
- **閉鎖溝**：閉鎖孔の前上端を後上方から前下方にかけて通る浅い溝．閉鎖膜の開口部と**閉鎖管**を作る．
- **恥骨下枝**：恥骨体と坐骨枝との結合部までの部分で，閉鎖孔を囲む．

②**骨盤**〔Pelvis,（Hip Bone＋Sacrum＋Coccyx）〕（図 3-26）

骨盤は，左右の**寛骨**と**仙骨**，**尾骨**で形成され，両側の寛骨は前方は**恥骨結合**，後方は仙骨と**仙腸関節**で連結する．
- **大骨盤**：後外側は腸骨翼と腰椎と仙骨で囲まれ，前方は開放されている腔所．
- **小骨盤** 頻出：岬角→弓状線→恥骨櫛→恥骨結合上縁を結ぶ線が**分界線**で，この線で囲まれるところは**骨盤上口**，ここから恥骨結合→恥骨下枝→坐骨枝→坐骨結節→尾骨を結ぶ線で囲まれた**骨盤下口**までの腔所を**小骨盤（骨盤腔）**といい，膀胱・直腸・尿道，男性では精嚢・精管・前立腺，女性では卵巣・卵管・子宮・腟など**骨盤内臓**が入る．
- **恥骨下角** 頻出：両側の恥骨下枝が作る恥骨結合下方の角．男性は約 60°，女性は約 80°．

（1）骨盤の諸径
- **真結合線（産科的真結合線）**：岬角と恥骨結合後縁を結ぶ線．
- **骨盤軸**：骨盤上口から骨盤下口までの骨盤腔の中心を通る線で曲線になる．

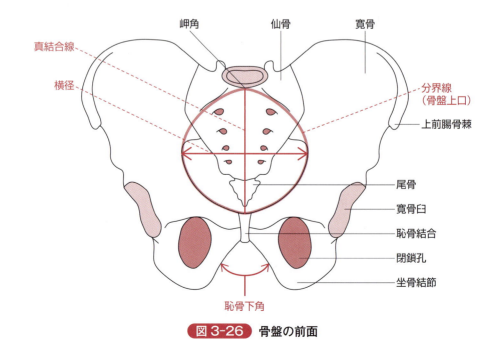

図 3-26 骨盤の前面

- **骨盤傾斜**：岬角と恥骨結合前縁を結ぶ解剖学的真結合線が水平線と交わる角度で約60°．
- **横径**：上口の横径は左右の分界線間の対称点間の最大の距離．下口の横径は坐骨結節間の距離．

③自由下肢骨

a) **大腿骨**（femur）（図3-27）：人体の骨のなかで最大の長骨．

(1) 近位骨端（上端）
- **大腿骨頭** 頻出：上部内側に突出した球状の部分．寛骨臼と**股関節**を作り，中央やや下方には**大腿骨頭靱帯**が付着する**大腿骨頭窩**がある．
- **大腿骨頸** 頻出：頭部の下の細い部分．骨折しやすい（**大腿骨頸部骨折**）．
- **大転子** 頻出：大腿骨頸と大腿骨体の移行部にある大きい隆起．**中殿筋・小殿筋・梨状筋**が停止し，内側面にあるくぼみは**転子窩**といい**内閉鎖筋・外閉鎖筋・上双子筋・下双子筋**が停止．
- **小転子** 頻出：大転子の内下方にある小さい隆起．**腸腰筋**が停止．
- **転子間稜**：後面で大転子と小転子の間にある隆起．**大腿方形筋**が停止．
- **転子間線**：前面で大転子と小転子の間にある線．**内側広筋**の起始．

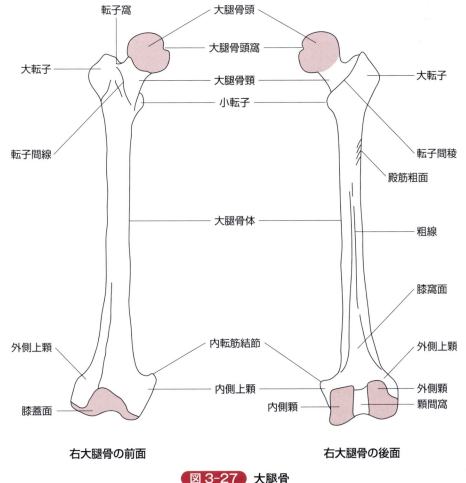

図3-27 大腿骨

(2) **大腿骨体**：太い円柱状で，全体として前方にゆるやかに彎曲．後面には**大殿筋**が停止する**殿筋粗面**，大内転筋・長内転筋・短内転筋が停止し，**内側広筋・外側広筋**が起始する**粗線**がある．
(3) 遠位骨端（下端）
- **内側・外側顆**：下面の関節面は**脛骨**と，前面の**膝蓋面**は**膝蓋骨**と**膝関節**を作る．また，両顆の間の深い陥凹を**顆間窩**といい，それぞれの上方は**内側・外側上顆**で腓腹筋の起始となり，内側上顆の上縁には**大内転筋**が停止する隆起の**内転筋結節**がある．

b) **膝蓋骨**（patella）（図3-28）頻出：大腿四頭筋の停止腱のなかにある人体最大の種子骨．後方の関節面は大腿骨の膝蓋面と**膝関節**を作るが，外側面が内側面より大きい．上方は**膝蓋骨底**，下端は**膝蓋骨尖**という．

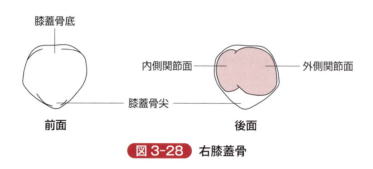

図3-28 右膝蓋骨

c) **脛骨**（tibia）（図3-29）：下腿の内側にある太い長骨．
(1) 近位骨端（上端）
- **内側・外側顆** 頻出：近位端にある膨出部．上面は大腿骨の内側・外側顆に対する**膝関節**形成のための**上関節面**であり，上関節面の中央部は**顆間隆起**，前・後で**前・後十字靭帯**が付着する領域が**前・後顆間区**．
- **腓骨関節面**：外側顆の後方外側にある関節面．腓骨頭関節面と**脛腓関節**を作る．
(2) **脛骨体**：三角柱状で，**前縁**と**内側縁**との間の内側面は下腿前部で皮膚直下に体表から触知でき，その上部内側には**鷲足**と呼ばれる**縫工筋・薄筋・半腱様筋**の停止腱が付着する粗面がある．外側面からは**前脛骨筋**が起始し，下腿骨間膜が付く**骨間縁**．後面の上方には**ヒラメ筋**の起始，膝窩筋の停止となる**ヒラメ筋線**がある．
- **脛骨粗面** 頻出：前縁にある大腿四頭筋の停止腱である**膝蓋腱**（膝蓋靭帯）が付着する粗面．
(3) 遠位骨端（下端）
- **下関節面**：下面にある距骨滑車に対する関節面．**距腿関節**を作る．
- **腓骨切痕**：外側部のくぼみ．腓骨と**脛腓関節**を作る．
- **内果**（ウチクルブシ）頻出：下端で大きく突出している部分．内側面は距骨と関節を形成する**内果関節面**となる．また，後面には**後脛骨筋・長指屈筋**の停止腱が通る**内果溝**がある．

d) **腓骨**（fibula）（図3-29）：下腿の後外側で脛骨と並んである脛骨より細い長骨．
(1) 近位骨端（上端）
- **腓骨頭** 頻出：近位端の角錐状の大きな部分．先端部を**腓骨頭尖**といい，内側上面にある**腓骨頭関節面**は脛骨の腓骨関節面と**脛腓関節**を作る．

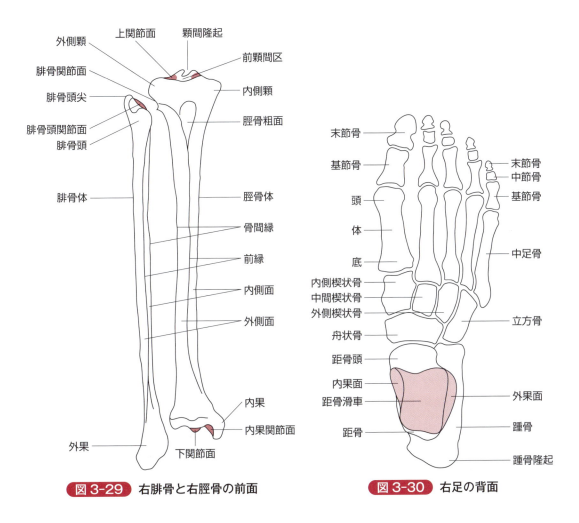

図 3-29 右腓骨と右脛骨の前面

図 3-30 右足の背面

- **腓骨頸**：腓骨頭の下方，やや細くなった部分．
(2) **腓骨体**：細長い三角形状．前方の比較的鋭い縁が**前縁**で**長指伸筋・第三腓骨筋**が，また内側面には**長母指伸筋**が起始し，**骨間縁**には脛骨の骨間縁につながる**下腿骨間膜**が付着し，外側面では**長・短腓骨筋**が起始する．
(3) **遠位骨端（下端）**
 - **外果（ソトクルブシ）** 頻出：下端にある内果より下方にある大きな突出．内側面は距骨の外側面と関節を作る**外果関節面**となり，後内側には**距腓靱帯・踵腓靱帯**が付着するくぼみである**外果窩**があり，外側には**腓骨筋**の停止腱が通る**外果溝**がある．

e) **足根骨**（tarsal bones）（図 3-30）頻出：足根を作る 7 個の短骨．
(1) **近位足根骨**：距骨・踵骨・舟状骨の 3 個の骨からなる．
 - **距骨**：足根骨のなかでもっとも近位にあり，他の足根骨と下腿骨の結合を仲立ちする骨．**距骨頭**は前方に楕円球状に突出し，舟状骨関節面・前踵骨関節面・踵舟靱帯関節面がある．また**距骨体**上面の**距骨滑車**は脛骨下関節面と**内・外果面**は内果・外果の関節面と**距腿関節**を作る．
 - **踵骨**：もっとも大きな足根骨．前面に立方骨との関節面が，後方に特に大きく発達した**踵骨隆起**があり，その粗面には**下腿三頭筋**の停止腱である**踵骨腱（アキレス腱）**が付着する．また，

載距突起は踵骨の中央やや前寄りの部分から内側にある距骨を載せるための突起.
- **舟状骨**：距骨の前方で足の内側にある. 後脛骨筋が停止する**舟状骨粗面**は，内側の下方に突出した部分で体表から触知できる.

(2) **遠位足根骨**：**内側楔状骨・中間楔状骨・外側楔状骨・立方骨**の4個の骨からなる.
- **内側，中間，外側楔状骨**：舟状骨の前方に位置し内側から順に並び，それぞれ第1，2，3中足骨と関節を作る.
- **立方骨**：後面は踵骨と，前面は第4，5中足骨と，内側は舟状骨・外側楔状骨と関節を作る.

f) 中足骨（metatarsal bones）（図3-30）：足根骨と趾（指）骨の間にある長骨. 近位端から底・体・頭と区分.
- **第1中足骨**：特に太く，足底の後外側部に粗面があり**前脛骨筋・長腓骨筋**が停止.
- **第5中足骨粗面**：底の外側にあり，**短腓骨筋**が停止.

g) 趾（指）骨（phalanges）（図3-30）：足の趾を構成する長骨. 手と同様に近位側より**基節骨，中節骨，末節骨**からなり，それぞれ近位端から**底・体・頭**と区分. ただし，第1趾（指）骨は太く，中節骨はない.

h) 足弓（図3-31）　**頻出**
- **内側縦足弓**：母趾側（内側部）で**踵骨→距骨→舟状骨→楔状骨→第1～3中足骨**と続く. 外側部より高く歩行時のスプリングの働きをするが，アーチが弱いと扁平足になる.
- **外側縦足弓**：小趾側（外側部）で**踵骨→立方骨→第4，5中足骨**と続くアーチで，主に体重を支える.
- **横足弓**：遠位足根骨を基底として作られる横方向の足のアーチをいう.

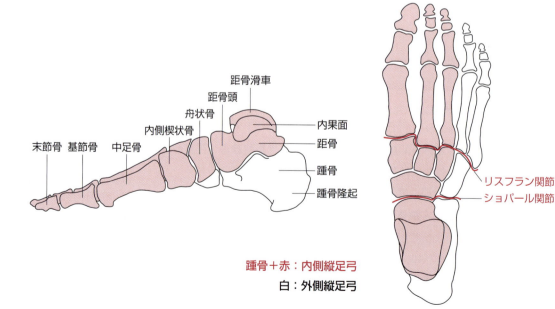

図3-31　足弓

i) 足の関節（図 3-31） 頻出
- ショパール関節（Chopart's Joint）・横足根関節：距踵舟関節と踵立方関節を合わせたもの．
- リスフラン関節（Lisfranc's Joint）・足根中足関節：足根骨遠位列と中足骨底の間の関節．ショパール関節とともに手術による切断時に選ばれる関節．

3. 関節

1）関節の分類

骨は隣接する骨と連結し広義の関節を形成するが，その形態は部位によってさまざまである．それらは解剖学構造と運動能力によって**不動性関節**と**可動性関節**（狭義の関節）とに分けられる．

①不動性関節

不動性関節は，密な結合組織によって骨と骨が連結する関節でほとんど動かない．この関節は結合組織のタイプによって**線維性関節**と**軟骨性関節**に分類される．

a) **線維性関節**：骨同士が線維性結合組織で連結しているほとんど可動性がない関節．頭蓋骨だけに見られ頭蓋骨表面の骨膜とわずかの結合組織が介在する**縫合**，強靭な密性結合組織である靭帯が介在する**靭帯結合**，歯の歯根が上・下顎骨の歯槽と結合組織性の歯根膜を介在してはまる**釘植**がある．

b) **軟骨性関節**：弾力性のある軟骨組織が骨間に介在するため若干の可動性がある関節．軟骨の種類によって，**軟骨関節**と**線維軟骨関節**に分けられる．
- 軟骨関節：小児の骨端軟骨や骨盤を形成する腸骨・恥骨・坐骨の結合部に見られ硝子軟骨で連結し，成人では骨化．
- 線維軟骨関節：恥骨結合や椎体間関節（椎間円板）に見られ骨化しない．

②可動性関節（滑膜性関節）

運動器系の多くの関節が**可動性関節**であり，関節内面に滑液を分泌する**滑膜**をもっているため**滑膜性関節**ともいう．

2）可動性関節の構造と分類

- 関節円板をもつ関節：顎関節・胸鎖関節・肩鎖関節・椎間関節・下橈尺関節・橈骨手根関節・膝関節．
- 関節の運動軸の数や形態による分類は重要（表 3-7）．

①可動性関節の構造（図 3-32）

可動性関節は運動を円滑に行うためにいくつかの基本構造をもち，関節によっては付属の装置もある．

a) **関節面** 頻出：骨同士が向かいあう面はそれぞれ**硝子軟骨**である**関節軟骨**に覆われ，直接骨が

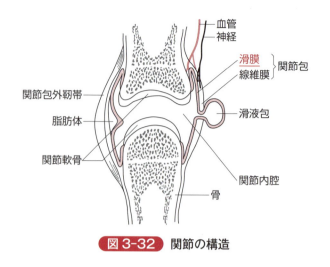

図 3-32 関節の構造

接触することを防いでいる．また，少数の関節内腔には**線維軟骨**でできている**関節円板**が存在している場合もある．関節円板をもつ関節は，**顎関節・胸鎖関節・肩鎖関節・椎間関節・下橈尺関節・橈骨手根関節・膝関節（半月板）**．

b) **関節包** 頻出：関節全体を包む結合組織．外層の**線維膜**と内層の**滑膜**からできている．血管と感覚神経が分布．関節面の間に閉鎖された関節内腔を作り，内腔には滑膜から分泌される黄色で少し粘性のある**滑液**がある．**滑液**は関節表面の摩擦を軽減するとともに血管をもたない軟骨に栄養を供給．

c) **靱帯** 頻出：関節の結合力を高め，過度な運動から関節を守るために存在するが，その一方関節の運動方向や可動域を制限．**密性結合組織**からなる硬い組織で，関節包より内側にある**関節包内靱帯**と，関節包の線維膜と合わさる**関節包靱帯**と関節包より外側にある**関節包外靱帯**とに区別．

d) **関節唇** 頻出：**肩関節**と**股関節**にある関節の可動域を制限せずに関節窩の容積を増やし，くぼみを深くするための関節窩周縁に付着する**線維軟骨**．これによって脱臼を防ぐ．

e) **脂肪体**：関節包内部で線維膜と滑膜の間にあり，骨が関節を形成していない部分の関節包を肥厚させ関節包を保護．

f) **滑液包**：滑液で満たされている小囊で腱や筋が骨や筋と接するところにあり，関節の動きによる摩擦を軽減し周囲の組織を守る働きをする．

②可動性関節の分類

a) **関節を作る骨の数で分類**
  ・**単関節**：2つの骨からなる関節
  ・**複関節**：3つ以上の骨からなる関節

b) **関節の運動軸の数による分類**（表3-7，図3-33）頻出
  ・**一軸性関節**：屈曲・伸展または外旋・内旋のように，骨が1つの運動軸を中心として動く関節．

表 3-7 関節の運動軸の数による分類

運動軸による分類	形態による分類	関節名
一軸性関節	蝶番関節	指節間関節, 腕尺関節, 距腿関節, (膝関節)
	車軸関節	正中環軸関節, 上・下橈尺関節
二軸性関節	楕円関節	橈骨手根関節, 環椎後頭関節
	鞍関節	第1手根中手関節, 胸鎖関節
	顆状関節	中手指節関節, 中足趾節関節, 顎関節
多軸性関節	球関節	肩関節, 腕橈関節, 股関節, 中手指節関節
	平面関節	椎間関節, 手根間関節, 肩鎖関節
	半関節	仙腸関節, 中手間関節

＊ラセン関節：蝶番関節の変形で，隆起と溝の方向が骨の長軸と平行でないために運動方向がラセン状になる（腕尺関節，距腿関節）．
＊臼状関節：球関節の一種だが，関節窩が深く関節頭の半分以上が中にあるので球関節に比べて運動範囲は狭い（股関節）．

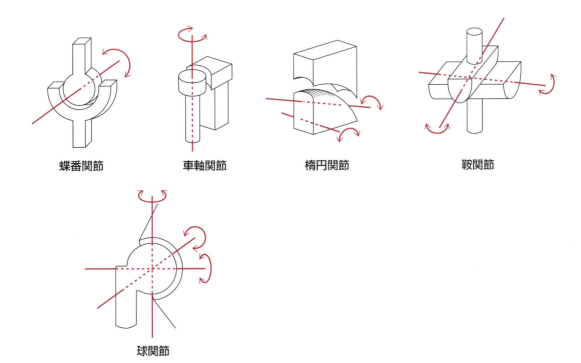

図 3-33 関節の形態による分類

- **二軸性関節**：前屈・後屈と側屈のように，骨が互いに直交する2つの運動軸を中心に動く関節．
- **多軸性関節**：前屈・後屈と側屈と回旋のように，骨が3つ以上の運動軸を中心に動く関節．

第4章 筋系

1. 筋の形態，付着，機能

1）骨格筋（Skeletal Muscle）

- 筋系は**骨格筋**で**構成**．
- 骨格筋は**横紋筋**であり，遠心性，運動性の神経が分布する**随意筋**である．

体を動かす器官系は筋系である．筋系を構成する筋は，組織学的には**骨格筋**で作られている．
- 骨格筋の筋線維：顕微鏡的には横紋が見られ，**横紋筋**とも呼ばれる．
- 骨格筋の支配神経：末梢神経の脳脊髄神経のうち遠心性，運動性の神経が分布し，**随意筋**．
  ＊内臓，血管の壁の筋は平滑筋で不随意筋，また，心臓の壁の筋は心筋であり，横紋があるが，不随意筋．

大部分の骨格筋は骨に付着して，骨格を動かすので，骨格系と合わせて運動系という．筋の一端は骨格に付着するが他端は皮膚について皮膚を動かす筋を**皮筋**，関節包に付着する筋を関節筋という．

喉頭軟骨を動かす喉頭の筋，舌を動かす舌筋，眼球を動かす眼筋，鼓室の中の耳小骨であるアブミ骨を動かすアブミ骨筋，鼓膜を緊張させたりする鼓膜張筋も骨格筋であるが，これらについてはそれぞれの臓器の項で扱う．

2）筋の付着と腱

- 筋の**起始**とは**体の中心に近い部位**への付着，**停止**とは**体の中心から遠い部位**への付着で，収縮時に移動が大きい．
- 筋の骨への付着を媒介する線維束を**腱**という．

筋はその一端で骨に付着しているが，他端は1個以上の関節を飛び越して別の骨に付着している．

①起始と停止（Origin・Insertion）頻出

体の中心に近い部位への付着を**起始**といい，遠い部位への付着を**停止**と呼び区別している（図4-1）．体幹部では脊柱への付着部が起始部となり，体肢では脊柱へより近い部が起始部となる．
- 腱（tendon）：筋の骨への付着を媒介する強靱な結合組織の

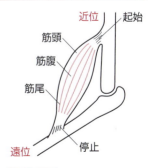

図4-1 筋の付着と形状

線維束．例）踵骨腱（アキレス腱）（下腿三頭筋の踵骨への停止腱）．
筋線維が骨に直接付着する場合は肉性付着という．

3）筋の形状

- 筋の起始部：**筋頭**，停止部：筋尾，中央部，**筋腹**．
- 筋は**二頭筋**や**二腹筋**など，筋頭や筋腹の数や形状によって分類される．

　筋の起始部を**筋頭**，停止部を筋尾，中央部を**筋腹**（図4-1）という．筋の形状は多様で，筋頭，筋腹，筋尾の数もさまざまなものがある（図4-2）．

①筋の形状
多くの筋がその形状に従って命名されている．
a) 筋頭が複数の筋：二頭筋〔筋頭が2個（図4-2 a）〕，三頭筋（3個），四頭筋（4個）．上腕二頭筋，上腕三頭筋，大腿四頭筋などがある．
b) 筋腹が複数の筋：顎二腹筋（図4-2 b）や多腹筋（図4-2 c）である腹直筋など．

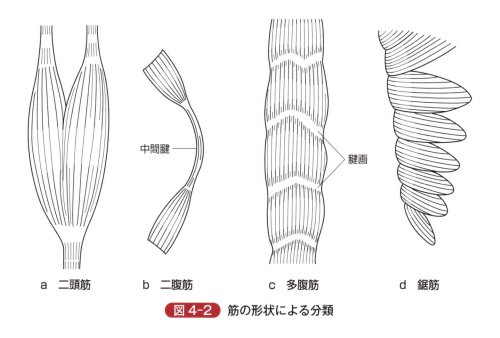

a　二頭筋　　b　二腹筋　　c　多腹筋　　d　鋸筋

図4-2　筋の形状による分類

4）腱の形状

- **腱膜**，**腱弓**，中間腱，**腱画**などは，形状による腱の分類．

　筋の骨への付着を媒介する腱は筋の形状と同様に多様である．腱は短いものや長く紐状となるも

のがある.
- 腱膜（aponeurosis）：膜状の腱.
- 腱弓（図4-3）：血管や神経の上を飛び越すように骨から骨に張る腱.
- 中間腱：二腹筋の中央で2つの筋腹を結ぶ腱（図4-2 b）.
- 腱画：腹直筋の筋腹間に介在する膜状の腱（図4-2 c）.

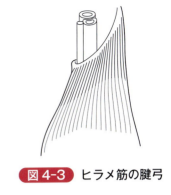

図4-3　ヒラメ筋の腱弓

5）筋の機能

筋は分布する神経の興奮により収縮する．筋は自発的には収縮するだけであり，自ら伸長することはない．一度短縮した筋が元の長さに戻るためには，他の筋により引き伸ばされなければならない．

- 拮抗筋：ある筋の作用と拮抗する作用をもつ筋．
- 筋の収縮：筋線維の収縮する力は一定．筋の収縮力の強さは収縮している筋線維の数による．多数の筋線維が同時に収縮すると強い力が生じる．

6）筋の補助装置

- **筋膜**は筋・筋群の表面を包む膜．位置を支持し，収縮を制限．
- **滑液包**は**滑液**を入れた袋状の構造．可動部位の摩擦を軽減．
- **腱鞘**は腱と骨が長く接する部分にあり，滑液鞘と線維鞘からなる．
- **種子骨**は筋と骨の付着部位にあり，摩擦に抵抗．最大のものは膝蓋骨．

①筋膜（Fascia）

筋および筋群の表面を包む結合組織性の膜である．厚さはさまざまで大腿筋膜などは厚い．筋をその位置に支持し，収縮を制限する．

- 筋間中隔：体肢の筋群間で皮下筋膜と骨との間に張っている肥厚した筋膜．

②筋支帯（Retinaculum）（図4-22, 4-23参照）

筋膜が肥厚し靱帯様となって腱を支えている部分である．体肢遠位部の関節付近では長い停止腱が走行しているが，筋が収縮する時，筋支帯はこの停止腱が浮き上がるのを防ぐ．

③筋滑車（Muscular Trochlea）

腱を支持し腱の走向を変える，骨の隆起または靱帯である．

④滑液包（Synovial Bursa）

可動性の構造である筋，腱，筋膜，皮膚が骨，軟骨，靱帯等に接している部位にある滑液を入れた小囊．両者間摩擦を軽減している．
- 構造：滑膜が囊を形成し，その中に，滑膜から分泌された**滑液**を貯留．関節包と滑液包の滑膜および滑液とは同じもの．滑液包が形成される部位にしたがって，筋下滑液包，腱下滑液包，筋膜下滑液包，皮下滑液包という．

⑤**腱鞘**（Tendon Sheath）（図 4-4）

体肢などの骨の上を腱が動く時，腱は長い部分で骨と接する．このような部位で，滑液包が長く腱を取り巻き（滑液鞘），その外表面を結合組織の線維が補強しているものを腱鞘という．
- 構造：内層の滑液鞘と外層の線維鞘からなる．
- 腱間膜：滑液包が互いに接する部分から腱に分布する血管と神経が入っている部位．部分的に失われることがあり，指の屈筋腱に見られる腱のヒモは腱間膜が消失せずに残った部分．

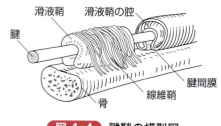

図 4-4 腱鞘の模型図

⑥**種子骨**（Sesamoid Bone）

筋が骨に付着する部位に形成されている骨片．摩擦に抵抗するために生じたものであり，腱の張力の角度を変えるのに働いている．最大のものは膝蓋骨．手根骨の豆状骨も種子骨である．
- 腓腹筋頭種子骨（fabella）：腓腹筋の外側頭（大腿骨外側上顆）の種子骨．約 3 割の人に存在．

7）筋の運動の種類と筋の作用による分類

- 筋による骨の運動は，大きく**屈曲と伸展**，**内転と外転**，**内旋と外旋**（あわせて**回旋**）に区分（図 4-5）．
- 前腕の運動は**回内と回外**という．
- 足の運動は**背屈と底屈**，**内反と外反**という．

筋による骨の運動は各関節での骨の回転運動であり，その回転運動の中心軸を関節の軸という．関節の軸の向きにより運動の種類は大きく，屈曲と伸展，内転と外転，内旋と外旋の 3 種類に分けられる．解剖学的体位における運動は以下のとおり．

①**屈曲と伸展**（図 4-5 ①）

a) **屈曲**（flexion）：各関節の水平軸を中心に曲げる運動．肩関節では上腕を後方から下方へ回し前方へ挙上する運動をさす．屈曲を行う筋を**屈筋**という．

b) **伸展**（extension）：各関節の水平軸を中心に伸ばす運動．肩関節では上腕を前方上方から下方へ回し後方へ挙上する運動をさす．伸展を行う筋を**伸筋**という．

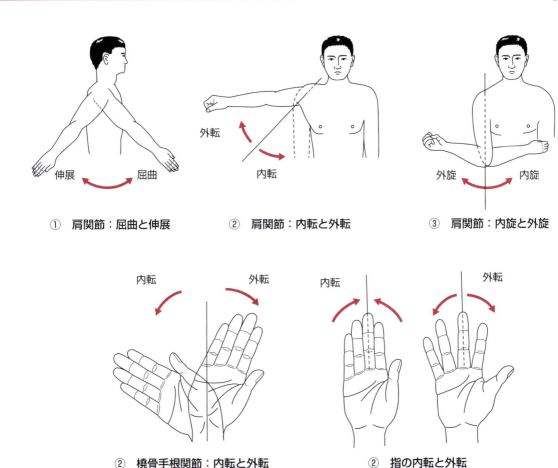

図 4-5 筋の作用と関節での運動の種類

②内転と外転（図 4-5 ②）
a) **内転**（adduction）：各関節の前後軸を中心とする運動で，骨を内側方へ回転させる運動．手と足の指については，指を閉じる運動．内転を行う筋を**内転筋**という．
b) **外転**（abduction）：各関節の前後軸を中心とする運動で，骨を外側方へ回転させる運動．手と足の指については，指を開く運動．外転を行う筋を**外転筋**という．

③内旋と外旋（図 4-5 ③）
a) **内旋**（medial rotation）：各関節での鉛直軸を中心して，内側方への回転．
b) **外旋**（lateral rotation）：各関節での鉛直軸を中心して，外側方への回転．両者を合わせて回旋という．回旋を行う筋を**回旋筋**という．

④前腕の運動
特殊な運動であり，この場合の回転運動の軸は上方では橈骨頭，下方は尺骨頭の中心を通る線であり，回旋とは異なる．
a) **回内**（pronation）：手の平を内側方に返す運動．

b) **回外**（spination）：手の平を外側方へ戻す運動．回内・回外を行う筋をそれぞれ**回内筋・回外筋**という．

⑤ 足の運動
a) **底屈・背屈**（plantar flexion・dorsal flexion）：下腿骨と距骨との間の距腿関節で行われる運動．
b) **内反・外反**（inversion・eversion）：距骨と他の足根骨との間の距骨下関節および距踵舟関節で行われる運動．

2. 体幹体肢の筋

　全身には約400個の筋が存在している．各筋はその筋腹の存在部位により，体幹の筋と体肢の筋に大別され，体幹の筋はさらに背部の筋，頭部の筋，頸部の筋，胸部の筋，腹部の筋に分け，体肢の筋は上肢の筋と下肢の筋に分ける．

　全身の主な骨格筋を図4-6, 4-7に示す．体幹の筋でも，僧帽筋，広背筋などの背部浅層の筋や，大胸筋や小胸筋などの胸部浅層の筋は上肢の骨格に停止しているので，上肢の骨格を動かす筋である．

3. 背部の筋

　背部（背なか）の筋は，上肢の運動を行う浅層の筋である僧帽筋，広背筋，菱形筋，肩甲挙筋と，主に脊柱の運動を行う固有背筋である深層の筋との大きく2群に分けられる．

1）背部浅層の筋（図4-8）

- 背部浅層には大きな**僧帽筋**と**広背筋**，その深部に**菱形筋**，**肩甲挙筋**がある．
- **僧帽筋**は上部・中部・下部で起始と停止，作用が異なる．肩甲骨の動き，上肢の挙上など．**副神経・頸神経叢の筋枝**が支配．
- **広背筋**は胸椎棘突起などが起始，**上腕骨小結節稜**に停止．上腕を内転．**胸背神経**が支配．
- **菱形筋**は頸椎から起始の小菱形筋と**胸椎**から起始の大菱形筋に分かれ，停止はいずれも**肩甲骨内側縁**．肩甲骨を内上方に引く．**肩甲背神経**が支配．
- **肩甲挙筋**は頸椎横突起から起始，肩甲骨上角に停止．肩甲骨を挙上．肩甲背神経が支配．

　重要な働きを担う大きな筋である**僧帽筋**と**広背筋**がある．その深層に脊柱と肩甲骨を結ぶ**菱形筋**，**肩甲挙筋**がある．

①僧帽筋（Trapezius） 頻出

　大きな筋で，上部，中部，下部の筋束は起始，停止が異なり，作用も異なる．頸の胸鎖乳突筋と同じ神経支配を受けており，**副神経**，頸神経叢の筋枝（C2–C4）が分布する．

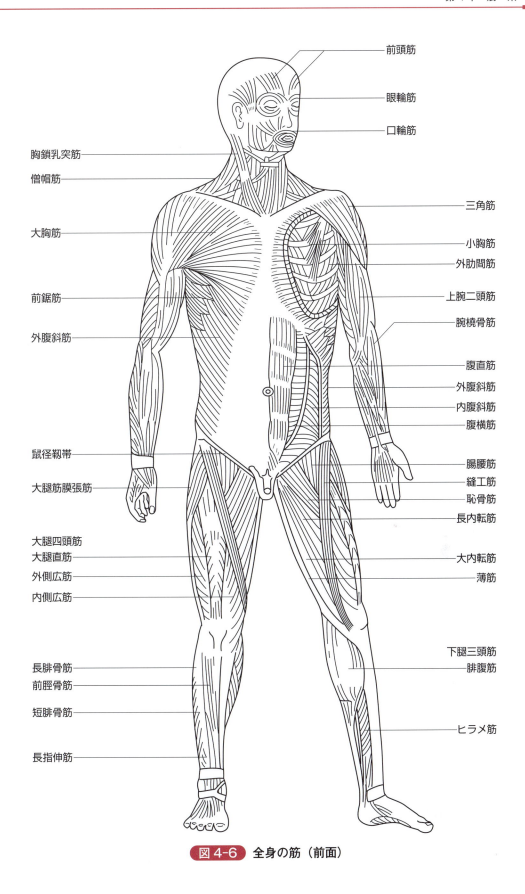

図4-6 全身の筋（前面）

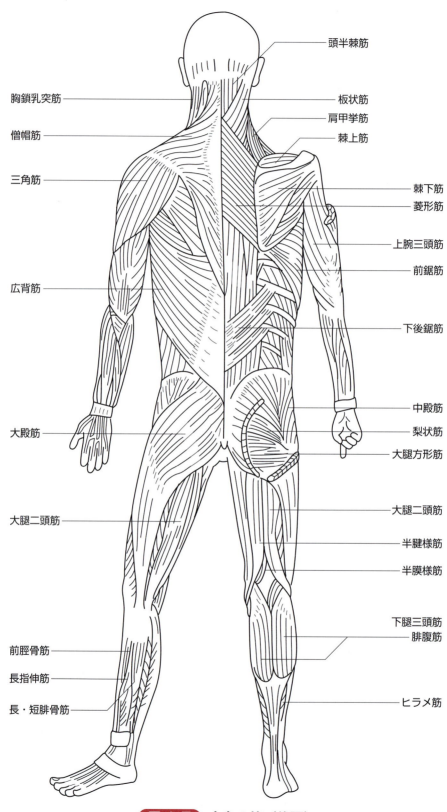

図 4-7　全身の筋（後面）

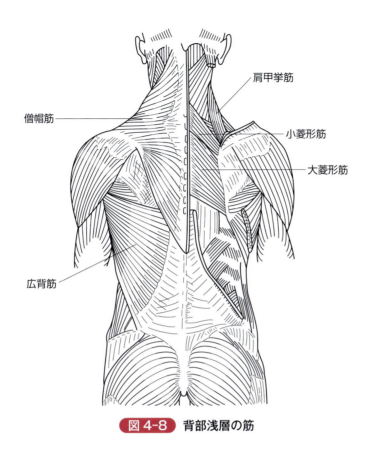

図 4-8 背部浅層の筋

a) **上部**：後頭骨の上項線および外後頭隆起，項靱帯から起こり，鎖骨の外側半に停止．**肩甲骨と鎖骨の肩峰端を上内方に上げる．**
b) **中部**：項靱帯，第 7 頸椎〜第 4 胸椎の棘突起ないし棘上靱帯から起こり，肩峰に停止．**肩甲骨を内側に引く．**
c) **下部**：第 5〜12 胸椎の棘突起ないし棘上靱帯から起こり，肩甲骨肩甲棘に停止．**肩甲骨を内下方に引き下げ，同時に下角を外側に回す．上肢を肩の高さよりも上方への挙上を可能にしている重要な作用．**

②広背筋（Latissimus Dorsi）頻出

上腕を内転し，さらに後内方に引く（伸展）．多少内旋する大きな筋．支配神経は腕神経叢の枝の**胸背神経**である．
a) **起始**：胸椎棘突起（第 6〜8 胸椎〜第 5 腰椎棘突起），正中仙骨稜，腰背腱膜浅葉，腸骨稜，下位（第 9〜第 12）肋骨，肩甲骨下角．
b) **停止**：上腕骨小結節稜．停止腱は 180°捻れながら大円筋の停止腱の下から前へ回っている．

③菱形筋（Rhomboideus）頻出

肩甲骨を内上方に引く．僧帽筋に覆われる薄い筋で，支配神経は肩甲背神経である．

a) 起始
- 小菱形筋：頸椎（第5〜第7頸椎棘突起）
- 大菱形筋：胸椎（第1〜第5胸椎棘突起）

b) 停止：肩甲骨内側縁

④肩甲挙筋（Levator Scapulae）

後頸部にあり，肩甲骨を上内方に挙上する．支配神経は頸神経叢の枝と肩甲背神経．第1〜第4頸椎横突起から起こり，肩甲骨上角と内側縁上部に停止する．

2）背部深層の筋

- 背部深層には薄い**上後鋸筋**と**下後鋸筋**，本来の背筋である**固有背筋**がある．
- 上後鋸筋・下後鋸筋は脊柱棘突起から起始，肋骨に停止．**吸息・呼息の補助筋**．**脊髄神経前枝**支配．
- 固有背筋には，**板状筋・脊柱起立筋・横突棘筋**などがある．
- 脊柱起立筋は外側から**腸肋筋**，**最長筋**，**棘筋**の順に並び，**脊髄神経後枝**支配．

背部深層の筋は，脊髄神経前枝支配の薄い筋である上後鋸筋と下後鋸筋と，髄神経後枝支配の固有背筋がある．**固有背筋**は脊柱の運動を行う本来の背筋である．

①深背筋第1層：脊髄神経前枝支配

a) **上後鋸筋**：脊柱の棘突起（第5頸椎〜第1胸椎）から起こり，第2〜第5肋骨の肋骨角に停止．第2〜第5肋骨を引き上げる（吸息の補助筋）．

b) **下後鋸筋**：脊柱の棘突起（第10胸椎〜第2腰椎）から起こり，第9〜12肋骨の外側部下縁に停止する．第9〜12肋骨を下に引く（呼息の補助筋）（図4-6）．

②深背筋第2層（図4-9）：固有背筋，脊髄神経後枝支配　頻出

固有背筋のうち板状筋，脊柱起立筋，半棘筋は大きな筋である．椎骨間や後頭部には棘間筋，横突間筋，後頭下筋などの小筋がある．

a) **板状筋**：固有背筋のうち最表層にある筋．停止部により，頭板状筋と頸板状筋を分ける．片側が働くと頭と頸をその側に回転し，傾ける．両側が同時に働くと頭と頸を後方に反らせる．
- 頭板状筋：項靱帯，第3頸椎〜第3胸椎棘突起から起こり，側頭骨の乳様突起，上項線外側部に停止．
- 頸板状筋：第3〜6胸椎棘突起から起こり，第1〜3頸椎横突起に停止．

b) **脊柱起立筋**（erector spinae）頻出：腸肋筋，最長筋，棘筋に分類．3筋は共同して脊柱を直立させる．片側が働くとその側に脊柱を曲げる．両側が働くと脊柱を反らせる．

(1) **腸肋筋**（iliocostalis）：腸骨稜，仙骨後面，第3〜12肋骨の肋骨角上縁から起こり，全肋骨の肋骨角，第4〜7頸椎横突起の後結節に停止．

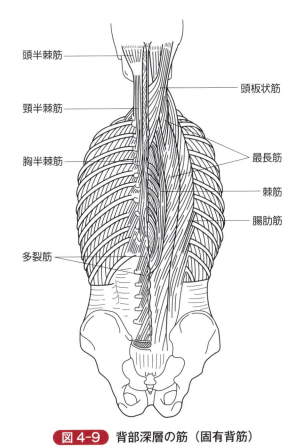

図 4-9 背部深層の筋（固有背筋）

(2) **最長筋**（longissimus）：腸骨稜，棘突起から起始．外側部は全腰椎の肋骨突起および第 3〜5 以下の肋骨に停止．内側部は以下のとおり分類．片側が働くとその側に脊柱を曲げる．両側が働くと脊柱を反らせる．頭最長筋は同側に頭を曲げる．
  - **胸最長筋**：全腰椎の副突起および全胸椎の横突起に停止．
  - **頸最長筋**：上半の胸椎の横突起から起始し，第 2〜6 頸椎の横突起後結節に停止．
  - **頭最長筋**：部胸椎と下部頸椎の横突起から起始し，側頭骨の乳様突起に停止．
(3) **棘筋**（spinalis）：棘突起から起こり，8 から 10 個の椎骨を飛び越し，上位の椎骨の棘突起に停止する筋．片側が働くとその側に脊柱を曲げる．両側が働くと脊柱を反らせる．

c) **横突棘筋**：椎骨の横突起から起こり，内側上方に張り上位の椎骨の棘突起に停止する一群の筋を横突棘筋と総称する．
(1) **頭半棘筋**：板状筋に被われ，頸半棘筋および胸半棘筋を覆っている筋．第 7, 8 胸椎〜第 3 頸椎の横突起から起こり，後頭骨の上項線と下項線の間に停止．両側が働くと頭を反らせる強力な筋．
(2) **頸, 胸半棘筋**：第 12, 11 胸椎〜第 1 胸椎の横突起から起こり，5 個以上の椎骨を飛び越して，第 4, 3 胸椎〜第 2 頸椎棘突起に停止．片側が働くとその側に脊柱を曲げ，対側に回す．両側が働くと脊柱を反らせる．
(3) **多裂筋**：半棘筋に覆われ，仙骨後面，全腰椎の乳様突起，全胸椎の横突起，第 4〜5 頸椎まで

の関節突起から起こり，2〜4個の椎骨を飛び越して，腰椎，胸椎，第7〜2頸椎棘突起に停止．片側が働くとその側に脊柱を曲げ，対側に回す．両側が働くと脊柱を反らせる．
（4）**回旋筋**：多裂筋に覆われ，直上または椎骨1個を飛び越して上位の腰椎，胸椎，頸椎の椎弓に停止．片側が働くとその側に脊柱を曲げ，対側に回す．両側が働くと脊柱を反らせる．
（5）**棘間筋**：主として頸部と腰部に存在する小筋．2つの棘突起間にある．
（6）**横突間筋**：頸椎，腰椎と，上，下端の胸椎の2つの横突起間にある小筋．
（7）**後頭下筋**：後頭部の最深層に存在する大後頭直筋，小後頭直筋，上頭斜筋，下頭斜筋の4対の筋．頭を後ろに引いて直立時の頭の保持に働く．片側が働くと，頭を同側に曲げる．

4. 頭部の筋

頭部の皮膚の開裂部である口や眼を閉じたり開いたりする**顔面筋**（表情筋）と，下顎骨を挙上し咀嚼に働く**咀嚼筋**がある．

1）顔面筋（図4-10）

- 頭部には口や目の開閉などを行う**顔面筋**（表情筋）と，咀嚼に働く**咀嚼筋**がある．
- 顔面筋（表情筋）は皮筋で**顔面神経支配**．**前頭筋**，**眼輪筋**，**皺眉筋**，**口輪筋**，**笑筋**，**頬筋**など．

頭蓋骨から起こり顔面の皮膚に停止する皮筋であり，目，口，鼻，耳などの**皮膚の開裂部の開閉**を行う．筋の運動は顔面部の皮膚の形状を変え，喜怒哀楽などのさまざまな表情を作るので，**表情**

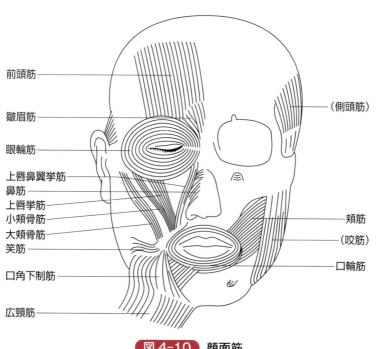

図4-10 顔面筋

筋とも呼ばれる．すべて**顔面神経**（Ⅶ）支配である．

①主な顔面筋
a) **前頭筋**：後頭前頭筋の前の部分．帽状腱膜から起こり眉部と眉間の皮膚に終わる．帽状腱膜を皮膚とともに前方に引き，眉を上げて額の皮膚に横皺を作る．
b) **眼輪筋**(orbicularis oculi) 頻出：眼裂を取り巻く筋．内側眼瞼靱帯と眼窩口の内側から起こり，筋束は眼裂の周囲を回り，外眼角の外側で縫線を介して上下が連絡．眼輪筋は収縮すると，眼裂を閉じる．
c) **皺眉筋**：眼窩口の内側縁で前頭上顎縫合の付近から起こり，眼輪筋に覆われて斜めに外上方に走り，前頭筋および眼輪筋の筋束と混じり，眉部中央部から内側部にかけての皮膚に終わる．皺眉筋は収縮すると，眉を内方に引き，左右の眉の間に縦のヒダを作る．
d) **口輪筋**（orbicularis oris） 頻出：口裂を取り巻く筋で，口唇の中に存在．筋束は輪走し，口角部では，筋束が交錯して停止．中心部の筋束は口を軽く閉じ，周辺部の筋束は強く閉じ，また口を尖らせる．
e) **笑筋**：耳下腺筋膜や咬筋筋膜から起こり，口角付近の皮膚に放散していて，口角を外方に引く小筋．発達すると小さいくぼみ（えくぼ）を作る．
f) **頰筋**（buccinator）：頰の壁を構成する筋．上顎骨と下顎骨の歯槽隆起，下顎骨の頰筋稜，および翼突下顎縫線から起こり，口角に向かって集まり，上下交叉して口輪筋の深層に入る．頰壁を支え歯列に押しつけ，食物を歯の間に置き咀嚼を助ける．また，口腔内に陽陰圧を作り，ものを口腔内に吸い込んだり，空気を強く吹き出したりする．英語名の buccinator は「ラッパ吹き」の意．

2）咀嚼筋

- **咀嚼筋**は頭蓋骨から起始，下顎骨に停止．顎を動かし，咀嚼に働く．下顎神経支配．**咬筋**，**側頭筋**，**内側翼突筋**，**外側翼突筋**の4対がある．

頭蓋骨から起こり下顎骨に停止する，**咬筋，側頭筋，内側翼突筋，外側翼突筋**の4対の筋がある．名前の通り，**顎を動かし，咀嚼に働く**．すべて**下顎神経**（V_3）支配である．

① 4対の咀嚼筋 頻出
咬筋，側頭筋，内側翼突筋は，すべて下顎骨を上げて，歯をかみ合わせるのに働いている．側頭筋の後部の筋束は下顎を後ろに引く．
a) **咬筋**（masseter）（図4-11）：頰骨弓の前2/3の下縁と内面から後下方に向かう浅部の筋束と頰骨弓の後2/3の下縁ほぼ縦に下方に向かう深部の筋束があり，下顎骨の下顎角の外面で浅部は咬筋粗面の下部，深部はその上方に停止．
b) **側頭筋**（temporalis）（図4-11）：側頭骨鱗部の側頭面と側頭筋膜の深葉の内面から起こり，下顎骨の筋突起に停止．

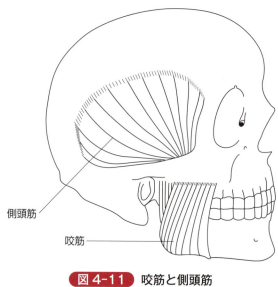

図 4-11 咬筋と側頭筋

c) **内側翼突筋**（medial pterygoid）：蝶形骨の翼状突起と，これに接する上顎骨の一部から起こり下方に向かい，下顎骨下顎角の内面の翼突筋粗面に停止．
d) **外側翼突筋**（lateral pterygoid）：上部の筋束は蝶形骨の側頭下稜から，下部の筋束は蝶形骨の翼状突起外側板から起こり，下顎骨下顎頸の翼突筋窩，顎関節円板と関節包に停止し，**下顎骨を前方に引く**．

3）下顎骨の運動

下顎を下制する筋は舌骨上筋群の筋であるが，体位によって重力が主である場合もある．わずかな開口時以外は，開口時には下顎骨頭は外側翼突筋により前方へ移動する．
- 下顎の**挙上**：**側頭筋，咬筋，内側翼突筋**
- 下顎を**前へ引く**：**外側翼突筋** 頻出
- 下顎を**後へ引く**：側頭筋後部筋束
- 下顎を**左右側へ引く**：同側の側頭筋，咬筋と反対側の外側翼突筋と内側翼突筋
- 下顎の**臼磨運動**：下顎の前後，左右へ引く運動の総合

5. 頸部の筋

- 頸部には，もっとも表層に**広頸筋**，その下に頸を斜めに横切る**胸鎖乳突筋**，前面には**舌骨筋**，最深層に**後頸筋**（**斜角筋**と**椎前筋**）がある．
- **広頸筋**は顔面筋と同種の筋．顔面神経が支配．
- **胸鎖乳突筋**は胸骨・鎖骨から起始，側頭骨・後頭骨に停止．後頭部を引く，頭を対側に回す．僧帽筋と同じで**副神経・頸神経叢の筋枝**が支配．**斜頸**の原因筋となる．
- 舌骨筋は**舌骨上筋**（舌骨の引き上げ，下顎骨の引き下げ）と**舌骨下筋**（舌骨の引き下げ）に区分される．
- **舌骨下筋**は，胸骨が起始，舌骨が停止で**胸骨舌骨筋**のように起始と停止で名称が決まり，**肩甲舌骨筋・胸骨甲状筋・甲状舌骨筋**となる．すべて**頸神経ワナ**の筋枝が支配．
- 前斜角筋と中斜角筋，第1肋骨間の隙間を**斜角筋隙**といい，腕神経叢と鎖骨下動脈が通過する．

頸部最表層には薄い皮筋である**広頸筋**がある．その下で頸の外側部には斜めに横切っている**胸鎖乳突筋**（図4-12），前面には舌骨の上下に**舌骨筋**がある．最深層で，頸椎の横突起と椎体の前に**斜角筋**と**椎前筋**がある〔後頭部の最深部の筋・後頭下筋は背部の筋（p.58）とする〕．

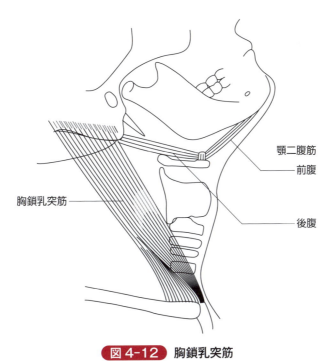

図4-12 胸鎖乳突筋
下顎骨と舌骨の間の筋は顎二腹筋

1）広頸筋 頻出

頸部浅層の皮下にある皮筋で顔面筋と同種の筋で，支配神経も同じ顔面神経である．頸部および鎖骨下方の皮膚を上に引き，筋膜を緊張させる．

a) **起始**：下顎骨縁．
b) **停止**：頸部を下方に走り，鎖骨を越えて，皮膚に放散．

2）胸鎖乳突筋（Sternocleidomastoid）（図4-12）頻出

頸部外側の筋で，僧帽筋の前に位置し，僧帽筋と同じ神経支配を受けており，**副神経**，頸神経叢の枝が分布する．両側が働くとオトガイを上げて後頭部前下に引く．一側のみ働くと，頭を対側に回す．強い呼吸時に胸郭を上げ，吸息を助ける．**斜頸**の原因筋である．

a) **起始**：胸骨部は胸骨柄の前面，鎖骨部は鎖骨の胸骨端．
b) **停止**：後上方に斜走し，側頭骨の乳様突起および後頭骨の上項線外側部．

3）舌骨筋

①舌骨上筋（Suprahyoid Muscles）（図4-13）

舌骨に付着し舌骨を引き上げるが，舌骨を固定すると下顎骨を引き下げる．

a) **顎舌骨筋**：下顎骨体内面の顎舌骨筋線から起こり，舌骨体と正中の顎舌骨筋縫線に停止．舌骨を引き上げる．舌骨を固定すると下顎骨を引き下げる．下顎神経の顎舌骨筋神経支配．
b) **顎二腹筋**：後腹は側頭骨の乳突切痕から起こり，顎二腹筋の中間腱は舌骨小角の付近で線維性の筋滑車により舌骨体に支持される．前腹は前内方に向かい，下顎骨前部後面の二腹筋窩に停止．

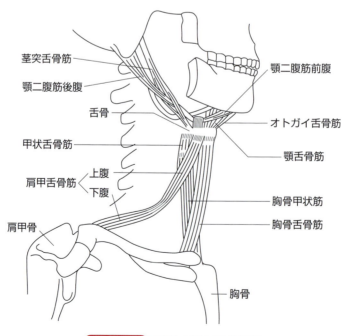

図4-13 舌骨上筋と舌骨下筋

舌骨を後上方に引く．前腹は下顎神経の顎舌骨筋神経支配，後腹は顔面神経の顎二腹筋枝が支配．
c) **茎突舌骨筋**：側頭骨の茎状突起から起こり，顎二腹筋の中間腱の内側から舌骨大角の基部に停止．舌骨を後上方に引く．顔面神経の茎突舌骨筋枝が分布．
d) **オトガイ舌骨筋**：下顎骨正中部後面にあるオトガイ棘から起こり，舌骨体の前面に停止．舌骨を引き上げる．舌骨を固定すると下顎骨を引き下げる．支配神経は舌下神経のオトガイ舌骨筋枝（C1，C2：線維は脊髄から来る）．

② **舌骨下筋**（Infrahyoid Muscles）（図 4-13） 頻出

筋腹が舌骨の下にあり，舌骨に停止し，舌骨を下方に引く．胸骨舌骨筋，肩甲舌骨筋，胸骨甲状筋の支配神経は頸神経ワナ（C1-C4）の筋枝である．
a) **胸骨舌骨筋**：胸骨柄から起こり，舌骨体の内側部下縁に停止．舌骨を引き下げる．
b) **肩甲舌骨筋**：下腹は上肩甲横靱帯とその内側の肩甲骨上縁から起こり，肩甲舌骨筋の中間腱は頸筋膜の気管前葉について鎖骨に保持される．上腹は斜め内上方に向かい，舌骨体下縁外側部に停止．舌骨を下後方に引き，同時に頸筋膜を張り，また気管前葉を介して頸動脈鞘を引き内頸静脈を拡張させる．
c) **胸骨甲状筋**：胸骨柄後面と第1肋軟骨から起こり，甲状軟骨の斜線に停止．甲状軟骨を引き下げる．
d) **甲状舌骨筋**：甲状軟骨の斜線から起こり，舌骨体と大角の後面に停止．舌骨を引き下げる．舌骨を固定すると甲状軟骨を上げる．支配神経は舌下神経の甲状舌骨筋枝（C1，C2：線維は脊髄から来る）．

4）後頸筋

頸神経前枝の短い筋枝が分布している．

① 斜角筋（図 4-14）

a) **前斜角筋**（anterior scalene） 頻出：第3〜6頸椎横突起前結節から起こり，第1肋骨前斜角筋結節に停止．
b) **中斜角筋**（middle scalene）：第2〜7頸椎横突起後結節から起こり，第1肋骨鎖骨下静脈溝の後ろに停止．
c) **後斜角筋**：第5〜6頸椎横突起後結節から起こり，第2肋骨外側面に停止．肋骨を引き下げ，胸郭を広げ，吸息筋として働く．肋骨を固定し，両側が働くと頸椎を前方に傾け，一側だけが働くとその側に曲げる．
- **斜角筋隙** 頻出：前斜角筋と中斜角筋は第1肋骨に停止するが，両筋と第1肋骨で境される隙間は斜角筋隙と呼ばれ，腕神経叢と鎖骨下動脈が通過する狭い筋隙である．鎖骨下静脈は前斜角筋の前で第1肋骨を越している（図 4-14）．

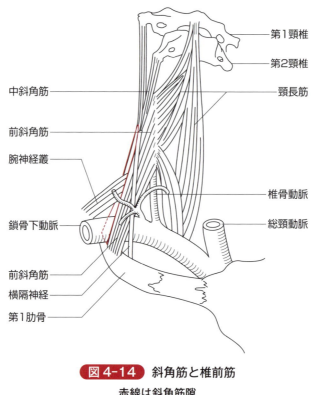

図 4-14 斜角筋と椎前筋
赤線は斜角筋隙

② **椎前筋**（図 4-14）

　頸椎および上胸椎の椎体から起始し，上位の椎体ないし頭蓋底に停止する筋で，両側が働くと頸ないし頭を前方に曲げ，一側のみ働くと，頸ないし頭を同側に曲げる．

a) **頸長筋**：垂直部は第 5 頸椎〜第 3 胸椎体から起こり，第 2〜4 頸椎体に停止．上斜部は第 3〜6 頸椎横突起から起こり，環椎の前結節に停止．下斜部は第 1〜3 胸椎体から起こり，第 5〜7 頸椎横突起に停止．
b) **頭長筋**：第 3〜6 頸椎横突起前結節から起こり，後頭骨底部下面の咽頭結節の外前方に停止．
c) **前頭直筋**：環椎外側塊前部から起こり，後頭骨大後頭孔の前方に停止．両側が働くと頭を前方に曲げる．一側のみ働くと，頭を同側に曲げる．
d) **外側頭直筋**：環椎横突起の前部から起こり，頸静脈窩のすぐ後方で後頭骨頸静脈突起の下面に停止．両側が働くと頭を前方に曲げる．一側のみ働くと，頭を同側に曲げる．

5）頸部の筋膜

　頸筋膜は浅層の浅葉，中層の気管前葉と深層の椎前葉に分けられる．頸部の両側で**総頸動脈**，**内頸静脈**および**迷走神経**は膜状の結合組織によって鞘状に包まれている．この鞘状の結合組織の線維鞘を**頸動脈鞘**という．

6. 胸部の筋

胸部の筋は上肢の運動を行う浅層の筋である大胸筋，小胸筋，前鋸筋と，主に呼吸運動を行う深層の筋である肋間筋と横隔膜との大きく2つのグループに分けられる．

1) 胸部浅層の筋

- 胸部浅層には，**上肢の運動を行う大胸筋**，**小胸筋**，**鎖骨下筋**，**前鋸筋**がある．
- 大胸筋は鎖骨・胸骨・腹直筋鞘から起始，**上腕骨大結節稜**に停止．上腕骨の内転・内旋．**内側・外側胸筋神経**が支配．
- 小胸筋は肋骨から起始，**肩甲骨烏口突起**に停止．肩甲骨を下方に引く．内側・外側胸筋神経が支配．
- 前鋸筋は肋骨から起始，肩甲骨内側縁に停止．肩甲骨を前方に引く（外転）と上方回旋．**長胸神経**が支配．

胸部浅層の筋には上肢の運動を行う大胸筋，小胸筋，鎖骨下筋，前鋸筋があり，支配神経は腕神経叢枝である（図4-15）．

① 大胸筋（Pectoralis Major）頻出

鎖骨部，胸肋部，腹部の3部からなる．大胸筋全体では上腕骨を内転し，内旋する．鎖骨部は上腕骨を前方に上げる（屈曲）．支配神経は内側および外側胸筋神経．

a) **起始**
- 鎖骨部：鎖骨内側1/2～1/3から起こる．
- 胸肋部：胸骨前面と上5～7個の肋軟骨から起こる．
- 腹部：腹直筋鞘前葉の表面から起こる．

b) **停止**：すべての筋束が扇状に集まり，上腕骨大結節稜に停止．

② 小胸筋（Pectoralis Minor）頻出

肩甲骨を前下に引く．このとき下角が後内側に回る．支配神経は内側および外側胸筋神経．

a) **起始**：第2（3）～5肋骨の前端．
b) **停止**：肩甲骨烏口突起．

③ 鎖骨下筋

鎖骨を下方に引く．支配神経は鎖骨下筋神経．

a) **起始**：第1肋骨上面の胸骨端．
b) **停止**：鎖骨下面．

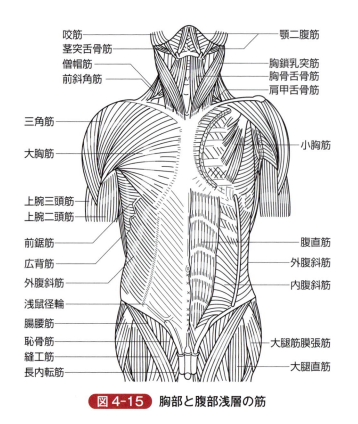

図 4-15　胸部と腹部浅層の筋

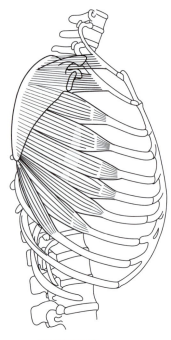

図 4-16　前鋸筋

④前鋸筋（Serratus Anterior）（図 4-16）頻出

全体としては肩甲骨を前方に引く．特に下 2/3 の筋束は下角を前に引き肩甲骨を回旋し，上腕の屈曲と外転を助ける．支配神経は長胸神経．

a) **起始**：第 1～8～10 肋骨側面から起始尖が鋸の歯状に起こる．
b) **停止**：肩甲骨内側縁と上角および下角の肋骨面．

2）胸部深層の筋

- 胸部深層の筋は，主に呼吸運動を行う．
- 胸式呼吸では，外肋間筋の作用（収縮）が吸息（吸気），内肋間筋が呼息（呼気）．
- 腹式呼吸では，横隔膜の作用（収縮）が吸息，横隔膜の弛緩と腹壁筋の作用が呼息．
- 横隔膜の大動脈裂孔に下行大動脈と胸管，大静脈孔には下大静脈，食道横裂孔には食道と迷走神経が通る．

肋骨の運動を行う─呼吸筋．
　　外肋間筋，内肋間筋，最内肋間筋　　肋間神経（胸神経前枝）
　　肋下筋，胸横筋　　　　　　　　　肋間神経（胸神経前枝）

①肋間筋（Intercostal Muscle）（図 4-17）

肋骨から起こり，肋骨に停止する，肋骨間に張る筋．支配神経は肋間神経．

a) **外肋間筋**（external intercostal muscle）頻出：後部の筋束は内上方から外下方，前部の筋束は外上方から内下方へ走る．肋骨を引き上げて胸郭を広げる（**吸息**）．

b) **内肋間筋**（internal intercostal muscle）：後部の筋束は内下方から外上方，前部の筋束は外下方から内上方へ走る．肋骨を引き下げて胸郭を狭める（**呼息**）．

c) **最内肋間筋**：内肋間筋とまったく同じ走行．両者の間を肋間静脈，動脈，神経が走ることにより，分けている．肋骨を引き下げて胸郭を狭める（呼息）．

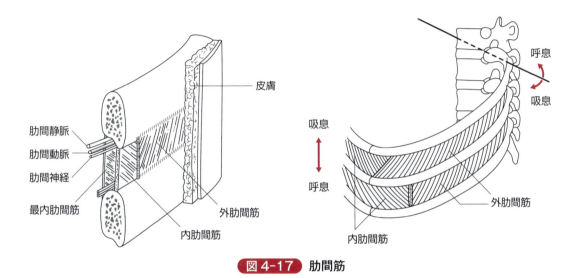

図 4-17 肋間筋

②その他の胸部深層の筋

a) **肋下筋**：最内肋間筋の後部の筋束が一つ置いて下の肋骨から起こるもので，第 2〜4 肋間に見られる．肋骨を引き下げて胸郭を狭める（呼息）．

b) **胸横筋**：前胸壁の後面にある筋．胸骨体の下部と剣状突起の後面から起こり，第 3〜6 肋軟骨の外側端およびこれに接する肋骨部に停止．肋骨を引き下げて胸郭を狭める（呼息）．支配神経は肋間神経（Th3-5）．

c) **肋骨挙筋**：脊柱の両側にある．第 7 頸椎〜第 11 胸椎の横突起の横突起から起こり，すぐ下および一つおいて下の肋骨に停止し，肋骨を引き上げる（吸息）．支配神経は脊髄神経後枝の外側枝（C8-Th11）．

3）横隔膜（Diaphragm）

横隔膜は胸郭下口の周りから起こり，胸腔と腹腔を境している膜状の筋である．収縮すると胸腔を狭め，吸息に働く（図 4-18）．支配神経は頸神経叢の枝である横隔神経（C3，C4，C5）および副横隔神経（30〜40％で欠如）．

筋束は起始により腰椎部，肋骨部，胸骨部の 3 部に分けられる．

・**腰椎部**：第 1〜4（左は第 3）腰椎体から起始し，右脚，左脚とからなる．

- 肋骨部：第7～12肋軟骨の内面から腹横筋の起始と交叉して起こる．
- 胸骨部：剣状突起と一部は腹横筋腱膜の内面から起こる小部分．

　横隔膜の停止に相当する部は三つ葉形をした腱膜で，腱中心という．腱中心の前葉には心臓，左葉には右肺，左葉には左肺が乗っている．横隔膜は全体では上方に凸のドーム型であり，ドームの最高部は右半にある．前葉と右葉の境界部付近に大静脈孔がある．

　外側脚は内側弓状靱帯と外側弓状靱帯の2腱弓から起こる．内側弓状靱帯が第2腰椎体の側面と第2腰椎の肋骨突起との間に張り，その下を大腰筋が通っている．外側弓状靱帯は腰方形筋を越えて，第2腰椎の肋骨突起と第12肋骨の尖端との間に張る．

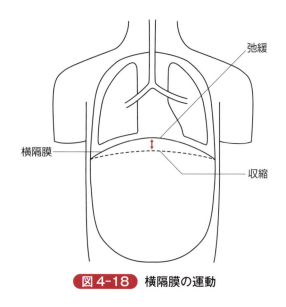

図4-18　横隔膜の運動

①横隔膜の孔および血管・神経の通路

a) **大動脈裂孔** 頻出：第12胸椎の高さで，右脚と左脚が第1腰椎の前で腱弓を作り形成する孔．下行大動脈，大動脈を取り巻く交感神経叢，胸管が通る．下行大動脈は横隔膜より上が胸大動脈，下が腹大動脈と区分．

b) **大静脈孔** 頻出：第8胸椎の高さで，腱中心の前葉と右葉の境界部付近に存在する孔．下大静脈が通る．下大静脈は横隔膜を抜けるとその上に接している右心房に入る．

c) **食道裂孔** 頻出：第10胸椎の高さで，右脚と左脚の筋束が大動脈裂孔の上で交叉し形成する裂孔．正中よりやや左に位置し，食道，前・後迷走神経幹を通す．

d) **腰椎部の内側脚**：大・小内臓神経は通常一緒に内側脚の筋性部を貫く．交感神経幹は内側脚の腱またはこれと外側脚との間を通ることが多い．

e) **胸肋三角**：胸骨部と肋骨部の間で筋束を欠く部．隔壁として弱い．特に左側は肝臓がないため，横隔膜ヘルニアを起こすことがある．胸肋三角を上腹壁動静脈が通る．

f) **腰肋三角**：肋骨部と腰椎部の間で筋束を欠く部．

②呼吸運動

　主に**横隔膜**と**肋間筋**により行われる（**呼吸筋**：repiratory muscles）．

a) **胸式呼吸** 頻出：肋骨の運動により胸郭を変形させ，胸腔を拡大・縮小することによる呼吸運動．

（1）吸息
- 主力筋：**外肋間筋**
- 主な補助呼吸筋：**斜角筋群**，肋骨挙筋，上後鋸筋（深呼吸時には胸鎖乳突筋，大・小胸筋も補助）

(2) 呼息
- 主力筋：**内肋間筋**，最内肋間筋
- 主な補助呼吸筋：肋下筋，胸横筋，下後鋸筋

b) **腹式呼吸** 頻出：横隔膜の収縮・弛緩により，胸腔を拡大・縮小させる呼吸運動．

(1) 吸息
- 主力筋：**横隔膜**

(2) 呼息
- 主力筋：腹壁筋（腹直筋，外腹斜筋，内腹斜筋，腹横筋）

7. 腹部の筋

腹部の筋は前腹筋，側腹筋，後腹筋の3部からなり，腹壁を構成している．前腹筋と後腹筋は脊柱の運動に関与し，側腹筋は収縮すると脊柱の運動に関与するが，脊柱を固定すると腹圧を高め，腹式呼吸の時に呼息を行う．

- 前腹筋：前腹壁の正中線の両側を縦走する筋．腹直筋と小さな錐体筋がある．支配神経は肋間神経．
- 側腹筋には側腹壁を構成する3層の筋，外腹斜筋，内腹斜筋，腹横筋がある．支配神経は肋間神経．
- 後腹筋：腰椎の両側に位置する腰方形筋．腰神経叢から枝を受ける．

1）前腹筋

- **前腹筋**は正中線の両側を縦走し，**腹直筋**と錐体筋がある．主に**肋間神経**が支配．
- 腹直筋は恥骨から起始，肋軟骨・剣状突起に停止．胸郭前部の引き下げ，骨盤前部の引き上げ，脊柱を前方に曲げる（前屈）．腱画をもつ．

①腹直筋（Rectus Abdominis）（図4-15） 頻出

3〜4個の腱画が筋腹を4〜5節に分ける．胸郭の前部を引き下げ，または骨盤の前部を引き上げる．また，脊柱を前方に曲げる．支配神経は肋間神経（腸骨下腹神経）．

a) **起始**：骨盤の恥骨結合と恥骨結節の間．
b) **停止**：第5〜7肋軟骨および剣状突起の前面．

②錐体筋

腹直筋鞘の前葉が2枚に分かれた間に挟まれる筋．白線を張り，腹直筋の働きを助ける．支配神経は肋間神経（Th12），腸骨下腹神経（L1）．

a) **起始**：恥骨．
b) **停止**：白線下部．

2）側腹筋 頻出

- 側腹筋は表層から**外腹斜筋**，**内腹斜筋**，**腹横筋**があり，**肋間神経**が支配．
- 側腹筋の作用は腹圧を上げる（排便，排尿，嘔吐，分娩時），脊柱の前屈と側屈，腹式呼吸時の呼息．
- **白線**：胸骨剣状突起から恥骨結合上縁に伸びる強靭な結合組織ですべての側腹筋の停止．

支配神経は肋間神経（Th5-Th12），腸骨下腹神経（L1）．

①外腹斜筋（External Oblique）（図4-15）

8個の筋尖をもつ．肋骨を引き下げ，脊柱を前に曲げる．胸郭が固定されると逆に骨盤を引き上げる．一側が働くと，脊柱を同側に曲げる．外腹斜筋と対側の内腹斜筋は上体を対側に回す．
a) 起始：第5〜12肋骨の外面．
b) 停止：腱膜となり，鼠径靭帯，恥骨稜，腹直筋鞘前葉に入り白線に付く．

②内腹斜筋（Internal Oblique）（図4-15）

内腹斜筋と対側の外腹斜筋は上体を同側に回す．また腹圧を高め，腹式呼吸の時に呼息を行う．
a) 起始：腰腱膜，腸骨稜中間線，および鼠径靭帯．
b) 停止：腱膜となり，腹直筋鞘の外側縁近くで2枚に分かれて腹直筋鞘の前葉と後葉の両方に入り白線に終わる．弓状線より下部では前葉だけに入る．後部の筋束は第10〜12肋骨の下縁に付く．
c) 精巣挙筋（cremaste）：内腹斜筋の最下部が分かれた筋束．鼠径管（図4-19．p. 72参照）を通り，男性では精索と精巣に終わり，女性では子宮円索を包んで終わる．男性では精巣を引き

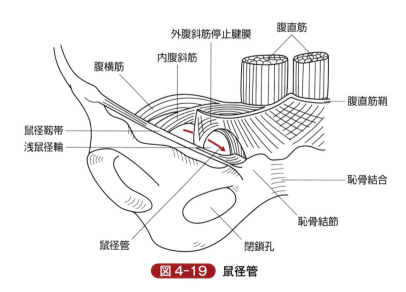

図4-19　鼠径管

上げる．挙睾反射の検査の時に働く筋．女性では作用はない．

③腹横筋（Transversus Abdominis）
　内外腹斜筋とともに腹圧を高め，腹腔の容積を小さくし，腹腔および骨盤内蔵を圧迫しその内容の排出を促す．また横隔膜を押し上げて呼息に働く．
a) **起始**：第7〜12肋軟骨の内面，腰腱膜，腸骨稜内唇，鼠径靭帯の外側部．
b) **停止**：腱膜となり，弓状線から上では腹直筋鞘後葉に入り，下では前葉に入り白線に終わる．

④白線
　腹直筋鞘の前葉と後葉を作る両側の側腹筋腱膜の線維が前腹壁の正中線で交叉し形成する強靱な結合組織の紐状構造で，上方は胸骨の剣状突起の前面に付着し，下方は恥骨結合上縁に付着している．白線の中央よりやや下方には臍輪が形成されている．臍輪の中央部は緩い結合組織，その外周は強い輪状の線維である．

⑤腹直筋鞘（Rectus Sheath）
　腹直筋を包む，外腹斜筋，内腹斜筋と腹横筋の癒合した腱膜の構造である．外腹斜筋の腱膜は腹直筋鞘前葉に入り，内腹斜筋腱膜は，上部は前後に分かれ，それぞれ前葉と後葉に入るが，下部は前葉だけに入る．腹横筋は，上部はすべて後葉に入り，下部は前葉だけに入る．
・弓状線：腹直筋鞘の上部と下部の境界線．

3）後腹筋

①腰方形筋（Quadratus Lumborum）（図4-20）
　腰椎の両側で腰腱膜の前にある長方形の筋．腰椎をその側に曲げる．腰椎が前弯位にある時は，

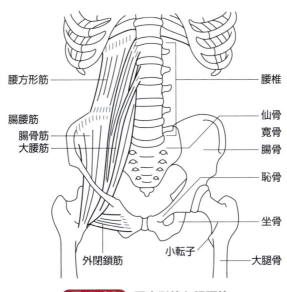

図4-20 腰方形筋と腸腰筋

両側が働くと腰椎を後に曲げる．
a) **起始**：主部は腸骨稜と腸腰靱帯．
b) **停止**：第12肋骨．

4) 鼠径靱帯（Inguinal Ligament） 頻出

　上前腸骨棘と恥骨結節の間に張る靱帯で，外腹斜筋の停止腱膜の作る腱弓の発達したもの．鼠径靱帯と恥骨上枝との間隙は筋裂孔と血管裂孔に分けられる．

5) 鼠径管（Inguinal Canal）（図4-19）

- **鼠径管**は，男性では**精索**（精管，精巣動・静脈，精巣挙筋），女性では**子宮円索**が通る．
- 鼠径部の腹壁の弱い部分から腹膜に包まれた腹腔内臓が出ることを**鼠径ヘルニア**という．

　鼠径靱帯の内側半の上で，側腹筋を後上方から斜めに前内下方に向かって貫く長さ4～5 cmの間隙．上は腹横筋と内腹斜筋の下縁，下は鼠径靱帯ないし裂孔靱帯にはさまれた間隙．
- **男性**：**精索**が精巣挙筋を伴って通り，太い．
- **女性**：**子宮円索**が通り，細い．

　鼠径管の外口は浅鼠径輪で鼠径靱帯の内側端の上に存在し，内口は深鼠径輪で鼠径靱帯中央部の後上にある．

①鼠径管の壁

　上壁は腹横筋と内腹斜筋の下縁で，後壁は腹横筋の停止腱膜と筋膜の一部．後壁の外側部の筋膜は強く，三角状に広がり，鼠径靱帯についており，窩間靱帯と呼ばれる．この外側縁が深鼠径輪の内側縁となる．鼠径鎌は後壁の内側部で腹横筋の腱膜から弓状に下行し恥骨櫛につき，また腹直筋の外側縁に到達する線維で，その前にある反転靱帯と一部重なって癒着し，浅鼠径輪内側部の後壁をなす．
　窩間靱帯と鼠径鎌との間は薄い横筋筋膜層だけで，鼠径管後壁のもっとも弱い部分であり，かつ浅鼠径輪外側部の位置に一致する．この部は，前腹壁を腹膜が被ったとき内側鼠径窩となってくぼみ，深鼠径輪に相当する外側鼠径窩との間の外側臍ヒダは窩間靱帯の位置に一致する．
　前壁は外腹斜筋の停止腱膜．
a) **鼠径ヘルニア** 頻出：鼠径部の腹壁の弱い部で，腹腔内臓が腹膜に包まれて皮下に出ること．
- 直接（内側）ヘルニア：内側鼠径窩から直接に浅鼠径輪に出るもの．
- 間接（外側）ヘルニア：外側鼠径窩から深鼠径輪，鼠径管を経て浅鼠径輪に出るもの．

6）骨盤底の筋

骨盤腔の底部を構成する筋は**肛門挙筋**と**尾骨筋**である（図4-21）．肛門挙筋と尾骨筋は内外から上，下骨盤隔膜筋膜に被われて骨盤隔膜を形成している．

- 骨盤底筋：肛門挙筋と尾骨筋の総称．
- 骨盤隔膜 **頻出**：前方では恥骨，後方は尾骨，左右は骨盤壁の間に張り，付着部から下方に膨れた漏斗状の形状．骨盤腔の底の下壁となり，骨盤腔と会陰を隔てている．**肛門管**と**尿道**が貫通し，女性はさらに**腟**が貫いている．主要な筋は**肛門挙筋**．骨盤内臓を保持し，排尿，排便，強い呼息，嘔吐など腹圧を高めるときに働く．肛門，尿道，腟については肛門挙筋は括約筋として機能．
- 尾骨筋：肛門挙筋を補助し，排便時や分娩時には後方に移動した尾骨を前に引く．

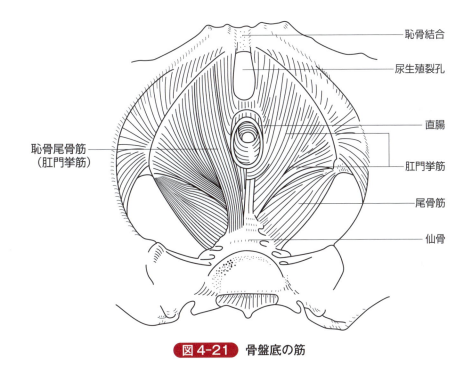

図4-21 骨盤底の筋

8. 上肢の筋（図4-22）

上肢の骨格は上肢帯の骨と自由上肢骨からなる．上肢の骨格を動かす筋は，筋腹が上肢以外の頸部，胸部，背部にある筋群と，上肢に存在する筋がある（頸部，胸部，背部に存在する筋についてはそれぞれの項を参照）．

上肢に存在する筋はその存在部位により，**上肢帯の筋，上腕の筋，前腕の筋，手の筋**の4群がある．

- 上肢帯の筋：肩関節の運動．
- 上腕の筋：肘関節に働く．

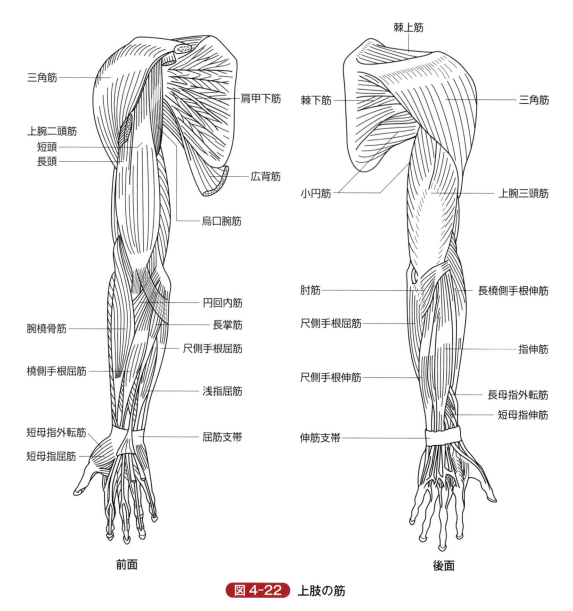

図 4-22 上肢の筋

- **前腕の筋**：橈骨手根関節に働く筋，指を動かす筋と前腕の回内・回外に働く筋の 3 群の筋．
- **手の筋**：屈側の屈筋群だけが存在し，指の精密な運動を行う．

　自由上肢の筋は，筋群と支配神経がほぼ対応している．上肢の各関節を伸展させる**伸筋群**は**橈骨神経支配**である．**上腕の屈筋群**は**筋皮神経支配**である．**前腕の屈筋群**は主に**正中神経支配**である（尺側の深指屈筋の一部と尺側手根屈筋は尺骨神経支配）．

〔頸部・背部・胸部の筋で上肢の骨を動かす筋〕
- **頸部の筋**：胸鎖乳突筋，舌骨下筋
- **胸部の筋**：大胸筋，小胸筋，鎖骨下筋，前鋸筋
- **背部の筋**：僧帽筋，広背筋，大・小菱形筋，肩甲挙筋

1) 上肢帯の筋 頻出

- 上肢帯の筋は肩関節の運動を行い，三角筋，小円筋，棘上筋，棘下筋，大円筋，肩甲下筋がある．
- 上肢帯（肩甲骨・鎖骨）から起始，上腕骨に停止．腕神経叢の枝が支配．
- 三角筋，小円筋は腋窩神経支配，棘上筋，棘下筋は肩甲上神経支配，大円筋，肩甲下筋は肩甲下神経支配．

　起始は上肢帯（肩甲骨，鎖骨）で，筋腹が肩甲骨上およびその近傍にあって，上腕骨に停止する．主な作用は肩関節での上腕骨の運動である．支配神経は腕神経叢の枝である．

①棘上筋（Suprapinatus）

　三角筋と協力し，上腕を外転する．上腕骨頭が三角筋により肩峰に対して引き上げられるのを防ぎ，その位置を保持する．支配神経は肩甲上神経．
a) **起始**：肩甲骨の棘上窩．
b) **停止**：上腕骨大結節の上部．

②棘下筋（Infraspinatus）

　上腕を外旋する．支配神経は肩甲上神経．
a) **起始**：肩甲骨棘下窩．
b) **停止**：上腕骨大結節の後縁．

③三角筋（Deltoid）

　腋窩神経支配で，中央部は強力な外転．前部は屈曲および内旋，後部は伸展および外旋に働く．
a) **起始**：肩甲骨の肩甲棘および肩峰と鎖骨の外側1/3．
b) **停止**：肩関節を外側から包みながら，上腕骨の三角筋粗面に停止．

④小円筋（Teres Minor）

　上腕を外旋し，かつ内転する．支配神経は腋窩神経．
a) **起始**：肩甲骨後面の外側縁部．
b) **停止**：上腕骨の大結節の後縁下部．

⑤大円筋（Teres Major）

　腕を内転し，かつ内旋，伸展する．支配神経は肩甲下神経．
a) **起始**：肩甲骨下角．
b) **停止**：上腕骨小結節稜．

⑥肩甲下筋（Subscapularis）

腕を内旋する．多少内転する．支配神経は肩甲下神経．
a) **起始**：肩甲骨肋骨面．
b) **停止**：上腕骨小結節と小結節稜上端．

⑦肩関節の運動と筋

　肩関節は運動の自由度と範囲がもっとも大きい関節である．上腕の前方への挙上（屈曲），後方への挙上（伸展），内転，外転，内旋，外旋がある．上腕を水平位よりさらに上方へ挙上するためには，肩甲骨の回旋が必要であり，これには前鋸筋と僧帽筋の下部が働く．表4-1に，肩関節での上腕の各運動に働く筋を示す．

表4-1　肩関節の運動と筋　頻出

屈　曲	**大胸筋鎖骨部**，**三角筋前部**，烏口腕筋，上腕二頭筋
伸　展	**三角筋後部**，**大円筋**，広背筋
内　転	**大胸筋**，**広背筋**，大円筋
外　転	**三角筋中部**，棘上筋
内　旋	**肩甲下筋**，大胸筋，広背筋，三角筋前部
外　旋	**棘下筋**，小円筋，三角筋後部

＊太字は主力筋．

2）上腕の筋

- 上腕の筋は**肘関節**の運動を行い，上腕骨の腹側に位置する**屈筋群**（烏口腕筋，上腕二頭筋，上腕筋）と背側に位置する**伸筋群**（上腕三頭筋，肘筋）がある．
- 上腕の筋は，肩甲骨・上腕骨から起始，上腕骨・尺骨・橈骨に停止．屈筋群は**筋皮神経**，伸筋群は**橈骨神経**が支配．
- 上腕二頭筋の作用は，肘関節の屈曲と回外，肩関節の外・内転．

　上腕の筋はその起始は肩甲骨か上腕骨で，筋腹が上腕骨上にあって，上腕骨か前腕の骨の尺骨か橈骨に停止している．烏口腕筋以外の筋は肘関節での運動に関与する．上腕骨の腹側に位置する筋である屈筋群（烏口腕筋，上腕二頭筋，上腕筋）と背側に位置する伸筋群に分けられる（上腕三頭筋，肘筋）．支配神経は，屈筋群は筋皮神経，伸筋群は橈骨神経である．

①屈筋群　頻出

a) **烏口腕筋**（coracobrachialis）：起始は肩甲骨烏口突起で，停止は上腕骨内側上面．肩関節に働き，上腕を前に上げ，多少内転する．
b) **上腕二頭筋**（biceps brachii）：「力こぶ」を作る筋．名前の通り長頭と短頭の2筋頭がある．長頭の起始は肩甲骨関節上結節で，短頭の起始は肩甲骨烏口突起．筋は肘関節の腕尺関節と上橈

尺関節を越し，橈骨粗面に停止．停止腱の一部は上腕二頭筋腱膜となり前腕筋膜の上内側に放散．主として肘関節に働き，前腕を屈曲し，また回外する．肩甲骨から起こっており，肩関節への作用もある．上腕に対しては前方に上げ，長頭は多少外転，短頭は多少内転させる．前腕の屈曲作用は回内位では弱い．

c) 上腕筋（brachialis）：前腕の屈曲の主力筋．起始は上腕骨の内側および外側前面の下半で，停止は尺骨の尺骨粗面および鉤状突起．作用は前腕の屈曲のみ．

②伸筋群 【頻出】

a) 上腕三頭筋（triceps brachii）：長頭，内側頭，外側頭の3筋頭がある．長頭の起始は肩甲骨関節下結節，内側頭の起始は上腕骨後面，外側頭の起始は上腕骨橈骨神経溝の上部，停止は尺骨の肘頭．肘関節の伸展に働き，長頭は補助的に上腕の内転に働く．橈骨神経は内側頭と外側頭の間を上内側方から下外側方に走行．

③上腕の筋の作用

　上腕の筋の主要な作用は肘関節での**前腕の屈曲と伸展**である．前腕の屈曲については上腕筋が前腕の橈骨の位置に関係なく常に主力筋として働く．さらに屈曲に力を要する時は，橈骨が回外位にある時は上腕二頭筋が，回内位にある時は腕橈骨筋（前腕の筋）と円回内筋が働く．上腕骨内側上顆から起始する他の前腕の筋にも肘関節での屈曲の作用があるが弱い．前腕の伸展には上腕三頭筋が働く．橈骨に停止する上腕二頭筋は前腕の回外に働く．

　肩甲骨から起こる烏口腕筋と上腕二頭筋は肩関節の運動に関与する．

3）前腕の筋

- **前腕の筋**は，**屈筋群**（回内筋）と**伸筋群**（回外筋）がある．
- 前腕の**屈筋群**は，主に**上腕骨内側上顆**から起始，正中神経支配であるが，例外として**尺側手根屈筋と深指屈筋の尺側部**は尺骨神経支配．作用は，橈骨手根関節および指関節の屈曲，肘関節の屈曲と回内．
- 前腕の**伸筋群**は，主に**上腕骨外側上顆**から起始，橈骨神経支配，作用は橈骨手根関節および指関節の伸展，回外．

　前腕の筋は前腕に筋腹が存在する筋で，大きく屈筋群と伸筋群に分けられる．屈筋群は，前腕の回内に働く回内筋，橈骨手根関節を屈曲する筋，手の指を屈曲する筋に分けられる．伸筋群は前腕の回外に働く回外筋，橈骨手根関節を伸展する筋，手の指を伸展する筋に分けられる．支配神経は，伸筋群はすべて橈骨神経であり，屈筋群は基本的には正中神経支配であるが尺側手根屈筋と深指屈筋の尺側部は尺骨神経支配である．

①屈筋群 【頻出】

a) 前腕の回内に働く筋：円回内筋，方形回内筋

b) 橈骨手根関節を屈曲する筋：橈側手根屈筋，長掌筋，尺側手根屈筋
c) 手の指を屈曲する筋：浅指屈筋，長母指屈筋，深指屈筋
- 屈筋群浅層：円回内筋・橈側手根屈筋・長掌筋・浅指屈筋―正中神経
　　　　　　尺側手根屈筋―尺骨神経
- 屈筋群深層：長母指屈筋・方形回内筋―正中神経
　　　　　　深指屈筋―正中神経・尺骨神経

② 伸筋群 **頻出**
a) 前腕の回外に働く筋：回外筋
b) 橈骨手根関節を伸展する筋：長橈側手根伸筋，短橈側手根伸筋，尺側手根伸筋
c) 手の指を伸展する筋：（総）指伸筋，小指伸筋，長母指外転筋，短母指伸筋，長母指伸筋，示指伸筋
- 橈側群：腕橈骨筋・長橈側手根伸筋・短橈側手根伸筋―橈骨神経
- 浅層：尺側手根伸筋・（総）指伸筋・小指伸筋―橈骨神経
- 深層：回外筋・長母指外転筋・短母指伸筋・長母指伸筋・示指伸筋―橈骨神経

4）手の筋

手の筋はすべて屈筋群の筋であり，指の伸展は前腕の筋が行い，手にはその停止腱が伸びている．手の母指と小指の付け根は筋が集まり膨らみがあり，それぞれ母指球，小指球という．手の筋にはこの母指球を作る母指球筋と，小指球を作る小指球筋，および手掌の中央部の中手筋の3群がある．

a) 母指球筋 **頻出**：短母指外転筋・母指対立筋・短母指屈筋浅頭―正中神経
　　　　　　　　　　短母指屈筋深頭・母指内転筋―尺骨神経
b) 小指球筋：短掌筋・小指外転筋・短小指屈筋・小指対立筋―尺骨神経
c) 中手筋 **頻出**：虫様筋＝正中神経・尺骨神経，掌側骨間筋・背側骨間筋―尺骨神経

9. 下肢の筋 (図4-23)

下肢の骨格は寛骨と自由下肢骨からなる．下肢に存在する筋は筋腹の存在部位により，**下肢帯の筋，大腿の筋，下腿の筋，足の筋**の4群がある．下肢の筋は立位の姿勢維持および直立二足歩行に働く．

- **下肢帯の筋**：股関節の運動を行う．
- **大腿の筋**：膝関節に働く．
- **下腿の筋**：距腿関節に働き，足および足指の背屈を行う筋，足および足指の底屈を行う筋，および足の内反・外反を行う筋がある．
- **足の筋**：足底の屈筋群だけではなく足背にも筋が存在．

第4章 筋系

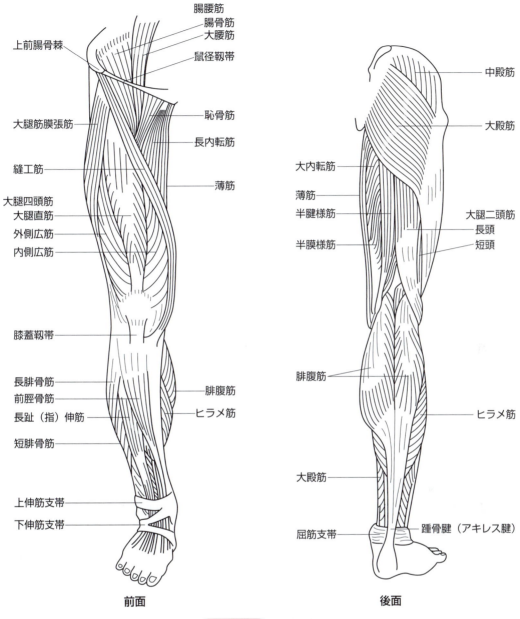

図4-23 下肢の筋

1）下肢帯の筋

- 下肢帯の筋は，股関節の運動を行う．
- 腸腰筋は，大腿骨小転子に停止，作用は大腿骨（股関節）の屈曲，拮抗筋は大殿筋．
- 大殿筋は下殿神経支配．中殿筋，小殿筋，大腿筋膜張筋は上殿神経支配．
- 梨状筋上孔には，上殿神経，上殿動・静脈が通る．
- 梨状筋下孔には，坐骨神経，下殿神経，下殿動・静脈，陰部神経，内陰部動・静脈が通る．

起始は下肢帯（寛骨）で，大腿骨に停止する．寛骨の前面の内寛骨筋と寛骨の背側にある外寛骨筋に分けられる．主な作用は股関節での大腿骨の運動である．内寛骨筋は股関節の屈曲に働き，支配神経は腰神経叢の枝と大腿神経である．外寛骨筋は殿筋群と外旋筋群がある．

①内寛骨筋

a) **腸腰筋**（iliopsoas）（図4-20）**頻出**：骨盤の腸骨窩の前にあって，**腸骨筋**，**大腰筋**，小腰筋からなる大きな筋．大腿骨小転子に停止し，**大腿骨を屈曲**し，下肢を固定すると**骨盤を前に曲げる**．支配神経は腰神経叢の枝と大腿神経．

②外寛骨筋

a) **殿筋群** **頻出**：骨盤の背側にある大きな筋．**大殿筋**（gluteus maximus），**中殿筋**（gluteus meidus），**小殿筋**がある．**大殿筋**は**大腿を伸展**させる強力な筋．**大腿の外転**は**中殿筋**と**小殿筋**で行われる．仙骨神経叢の枝が分布し，大殿筋には下殿神経，中殿筋，小殿筋，大腿筋膜張筋には上殿神経が分布．大腿筋膜張筋は大腿の外側にあって大腿の屈曲と内旋，腸脛靭帯を介して伸展した下腿を固定．

b) **回旋筋群**：骨盤の背側で股関節の後方に位置する小筋．大腿の外旋に働く．**梨状筋**，**内閉鎖筋**，**上双子筋**，**下双子筋**，**大腿方形筋**がある．支配神経は仙骨神経叢の枝．梨状筋は骨盤の大坐骨孔を通っているが，大坐骨孔と梨状筋の上下の隙間はそれぞれ梨状筋上孔，梨状筋下孔と呼ばれている．

- 梨状筋上孔：上殿神経，上殿動・静脈が通る．
- 梨状筋下孔 **頻出**：坐骨神経，下殿神経，下殿動・静脈，陰部神経，内陰部動・静脈が通る．

c) **大腿の運動**：大腿の運動は股関節で屈曲・伸展，内転・外転，内旋・外旋が行われる．各運動に関与する筋は以下の通り．

- 大腿の屈曲：**腸腰筋**，縫工筋，大腿直筋
- 大腿の伸展：**大殿筋**，**大腿の屈筋（ハムストリングス）（二頭筋の短頭を除く）**
- 大腿の内転：**内転筋群**
- 大腿の外転：**中殿筋**，小殿筋
- 大腿の内旋：大腿筋膜張筋，中殿筋と小殿筋の前部

・大腿の外旋：回旋筋群，外閉鎖筋，大殿筋

2）大腿の筋

- 大腿の筋は，**股関節の内転と膝関節の運動**を行う．
- 大腿四頭筋は，**大腿直筋**のみ寛骨（**下前腸骨棘**）が起始，脛骨粗面に**膝蓋腱**で停止，そのため作用は**股関節の屈曲と膝関節の伸展**．
- **内転筋群**は，すべて**閉鎖神経**支配であるが，さらに**恥骨筋**は**大腿神経**，**大内転筋**は**脛骨神経**の二重支配．
- **ハムストリングス**は，**坐骨結節**（大腿二頭筋の短頭のみ大腿骨）が起始，下腿の骨が停止，作用は**膝関節の屈曲**と股関節の伸展．

　大腿の筋はその起始は寛骨か大腿骨で，筋腹が大腿骨上にあって，大腿骨か下腿の骨の脛骨か腓骨に停止している．大腿の筋は大腿骨の前にある**伸筋群**と，内側にある**内転筋群**と後ろにある**屈筋群**に分けられる．

・**伸筋群**と**屈筋群**：膝関節に主に働く．
・**内転筋群**：股関節での大腿の内転に働く．

　支配神経は伸筋群は大腿神経の枝，内転筋群は閉鎖神経の枝，屈筋群は坐骨神経の枝が主として分布している．

①伸筋群 頻出

　脛骨に停止し，膝関節で**下腿を伸展**する．大腿直筋，外側広筋，中間広筋および内側広筋からなる大腿四頭筋と縫工筋がある．膝関節筋は中間広筋の一部で膝蓋上包の後面につき，膝関節包を張る筋である．伸筋群の支配神経は**大腿神経**である．

a) **大腿四頭筋**（quadriceps femoris）：下腿の伸展．
b) **縫工筋**（sartorius）：大腿を前に上げ，下腿を屈曲させる．

②内転筋群 頻出

　大腿の内側部にあって，骨盤から起こり，大腿骨に停止する筋で，**大腿骨の内転**に働いている．内転筋群には**恥骨筋**（pectineus），**薄筋**（gracilis），**長内転筋**（adductor longus），**短内転筋**，**大内転筋**（adductor magnus），**外閉鎖筋**がある．支配神経は**閉鎖神経**であるが，恥骨筋は大腿神経支配であり，大内転筋には閉鎖神経以外に坐骨神経脛骨神経部も分布している．

③屈筋群

　大腿骨の後面にあって下腿の骨に停止し，下腿を屈曲する筋で，**大腿二頭筋**（biceps femoris），**半腱様筋**（semitendinosus），**半膜様筋**（semimembranosus）がある．支配神経は大腿二頭筋の短頭が**坐骨神経**腓骨神経部で，その他の筋は**坐骨神経**脛骨神経部である．この3筋は**ハムストリングス**（hamstrings）と総称される．下肢の運動に特に重要な筋であるが，故障を起こしやすい筋で

もある.

④下腿の運動
膝関節の運動に関与する主力筋は以下のとおり.
- **下腿の屈曲**：**大腿二頭筋**，**半腱様筋**，**半膜様筋**，補助的に膝窩筋，他に縫工筋，薄筋
- **下腿の伸展**：**大腿四頭筋**，補助的に大腿筋膜張筋

〔膝関節を屈曲した状態では回旋が可能〕
- 下腿の内旋：膝窩筋，半腱様筋，半膜様筋，縫工筋，薄筋
- 下腿の外旋：大腿二頭筋

3）下腿の筋

- **下腿の伸筋群**（前脛骨筋 他）は，**深腓骨神経**支配，作用は**足関節の背屈**（伸展）と趾の伸展.
- **下腿の腓骨筋群**は，**深腓骨神経**支配.
- **下腿の屈筋群**（下腿三頭筋 他）は**脛骨神経**支配，作用は**足関節の底屈**（屈曲）と趾の屈曲.

下腿の筋は下腿に筋腹が存在する筋で，大きく屈筋群と伸筋群に分けられる．伸筋群のうち，外側の2筋は腓骨筋群という．伸筋群はすべて総腓骨神経の枝が分枝し，屈筋群はすべて脛骨神経の枝が分布している．

①伸筋群
下腿の前にある筋で，**足の背屈と指の背屈**を行う．停止腱は足首で上伸筋支帯と下伸筋支帯で押さえられている．**前脛骨筋**（tibialis anterior），**長母趾（指）伸筋**，**長趾（指）伸筋**，第三腓骨筋がある．支配神経は総腓骨神経の枝の深腓骨神経である．

②腓骨筋群
腓骨の外側にあり，停止腱は外果の後ろを通り足に入り，**足の外反と底屈**を行う筋で，**長腓骨筋**〔peroneus (fibularis) longus〕と**短腓骨筋**〔peroneus (fibularis) brevis〕がある．支配神経は**総腓骨神経の枝の浅腓骨神経**である．

③屈筋群
下腿の後側にあり，おもに**足の底屈と指の底屈**を行う筋群で，浅層には**下腿三頭筋**（triceps surae），**腓腹筋**（gastrocnemius），**ヒラメ筋**（soleus），足底筋，膝窩筋，深層には**後脛骨筋**，**長趾（指）屈筋**，**長母趾（指）屈筋**がある．

a) **下腿三頭筋** 頻出：腓腹筋とヒラメ筋からなる．腓腹筋には大腿骨内側上顆から起こる内側頭と外側上顆から起こる外側頭がある．腓腹筋とヒラメ筋の停止腱板は合わさり，強大な**踵骨腱**（ア

キレス腱）となり，踵骨の踵骨隆起後面の中部に停止して，足の底屈を行う．

④膝窩 頻出

膝窩は膝関節の背側にある菱形のくぼみであり，上内側は半腱様筋と半膜様筋，上外側は大腿二頭筋，下内側は腓腹筋の内側頭，下外側は腓腹筋の外側頭と足底筋で境界される．疎性結合組織と脂肪組織に埋もれて，坐骨神経（膝窩で脛骨神経と総腓骨神経に二分する），膝窩動静脈が走っている．

⑤足の運動 頻出

足の運動は，距腿関節で底屈と背屈，距骨下関節と距踵舟関節で内反と外反が行われる．各運動に関与する筋は以下のとおりである．
a) 足の底屈：**下腿三頭筋**，**長腓骨筋**，**後脛骨筋**，短腓骨筋，長母趾(指)屈筋，長趾(指)屈筋
b) 足の背屈：**前脛骨筋**，長母趾(指)伸筋，長趾(指)伸筋，第三腓骨筋
c) 足の内反：**前脛骨筋**（背屈を伴う時），**後脛骨筋**（底屈を伴う時），長母趾(指)屈筋，長趾(指)屈筋
d) 足の外反：**長腓骨筋**，**短腓骨筋**，長母趾(指)伸筋，長趾(指)伸筋，第三腓骨筋

⑥筋支帯

下腿の筋の停止腱は長く延び足に入っているが，筋が収縮するときこの紐状の停止腱が浮き上がるのを防ぐ結合組織の帯様の筋支帯が存在している．
(1) **伸筋支帯**：上伸筋支帯と下伸筋支帯
　・**上伸筋支帯**：下腿筋膜の下部が肥厚したもの．内果と外果のやや上方で脛骨と腓骨につき，後方は深下腿筋膜に移行し，伸筋の筋と腱の移行部を覆う．
　・**下伸筋支帯**：踵骨外側面の前上部から起こって内果と内側楔状骨に向かうY字形をした筋支帯．
(2) **腓骨筋の停止腱を押さえる筋支帯**：上腓骨筋支帯と下腓骨筋支帯．上腓骨筋支帯と下腓骨筋支帯の下に，腓骨筋の総腱鞘がある．
(3) **屈筋支帯**：下腿筋膜の肥厚したもの．内果の下部から扇状に広がって，前部は舟状骨に，後部は踵骨に付着し，中間部は足底腱膜に移行し，後脛骨筋と長趾屈筋の腱を覆う．屈筋支帯の下に，後脛骨筋の腱鞘，長趾(指)屈筋の腱鞘，長母趾(指)屈筋の腱鞘がある．

4）足の筋

足の筋は，足背にも筋がある．足底の筋の構成はほぼ手の筋と同様であり，母趾（指）球筋，中足筋と小趾（指）球筋からなるが，母趾対立筋がないこと，皮筋（手では短掌筋）が存在しないこと，短趾(指)屈筋，足底方形筋があることが手とは異なる．

①足背の筋

短母趾(指)伸筋，短趾(指)伸筋の2筋がある．

②**足底の筋**

　筋の構成は手と同様で，神経支配の様式も手と同様に，内側足底神経と外側足底神経が分布している．

a) **母趾球筋**：母趾(指)外転筋，短母趾(指)屈筋，母趾(指)内転筋の3筋．

b) **中足筋**：手と同じ虫様筋，底側骨間筋，背側骨間筋の他，足には短趾(指)屈筋と足底方形筋．

c) **小趾球筋**：手には皮筋である短掌筋があるが，足には皮筋は存在せず，小趾(指)外転筋，短小趾(指)屈筋，小趾(指)対立筋の3筋．

第5章 血液と循環系：心臓・血管系・リンパ系

　全身を構成する細胞，組織，器官は組織液に浸漬した状態にあり，その機能の維持は，体液である血液を心臓と血管により全身に循環させることで行われている．

1. 血液（Blood）

- **血液**は**骨髄**で作られ，血漿と有形成分がある．有形成分とは**赤血球**，**白血球**，**血小板**をさす．
- 白血球は**生体防御**にかかわり，特に**リンパ球**は**免疫**に働く．
- 血小板は**血液凝固**に働く．

　血液は血漿（液性成分）と有形成分（血球と細胞片）からなる．

①血液の構成成分
　約55%が血漿で，約45%が有形成分（血球と細胞片）である．有形成分には赤血球と白血球と血小板がある．

②造血（Hemopoiesis）　頻出
　骨髄（bone marrow）で造血（血球形成）が行われる．

③血球（Blood Cells）　頻出
　血球には赤血球と生体防御に関わる白血球がある．
a) **赤血球**（red blood cells）：両面がへこんだ円盤状をしており，核がなくヘモグロビンを含んでいる．ヘモグロビンは酸素と結合．
  ・血液中の赤血球数：成人男性は約500万個/μL，成人女性は約430万個/μL．
b) **白血球**（white blood cells）：有核細胞であり，細胞質中の顆粒の有無により顆粒白血球（好中球，好酸球，好塩基球）と無顆粒白血球（リンパ球と単球）に大別．細菌や異物の除去に働く．リンパ球は特に獲得免疫の維持，遂行に働く．
  ・血液中の白血球数：正常血では約5,000～10,000個/μL．
（1）リンパ球
  ・Bリンパ球（B細胞）：抗原（異物の存在）に反応し，形質細胞に分化し抗体産生を行う．抗体は抗原に付着し，抗原を無害化．この抗原抗体反応により病原体の感染から免疫を行う．
  ・Tリンパ球（T細胞）：外界からの侵入者やウイルスに感作した細胞を直接破壊し（キラーT細胞），細胞性免疫に働き，Bリンパ球による抗体産生機能を調節（ヘルパーT細胞は促進し，

制御性 T 細胞は抑制)．
- NK（ナチュラルキラー）細胞：感染性微生物や腫瘍細胞を直接攻撃．

(2) 単球
- 異物を貪食するマクロファージ（大食細胞）や T 細胞の抗原を提示する樹状細胞に分化し，生体防御に働く．

c) **血小板**（platelets）：巨核球由来の円板状の細胞片であり，核をもたない．血液凝固に働く．

2. 循環系

循環系は心臓血管系とリンパ系から構成されている（図 5-1）．心臓血管系は血液を循環させるポンプである心臓と血液を流す管の血管とから構成されている．血管には，心臓から出る動脈と，心臓に帰ってくる静脈がある．リンパ系は末梢で血管系から組織中に漏れ出た間質液の一部を集め血管系に戻す．リンパ管とその途中に介在するリンパ節から構成されている．

- **リンパ節**：生体防御に関わる**免疫器官**．体内に入ったり生じた異物の除去，抗原の検索を行う．

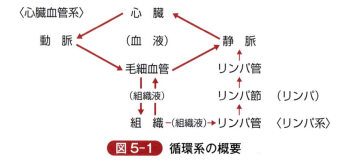

図 5-1 循環系の概要

1) 心臓（Heart）

- **心臓**は胸腔のほぼ中央にあり，第 2 肋間隙の高さに **心底**，左側の第 5 肋間隙で拍動が触知できるところに **心尖** がある．
- **心膜** が心臓を包む．**線維性心膜** と **漿膜性心膜** に分類され，漿膜性心膜は壁側板と臓側板（**心外膜**）に分かれる．間の **心膜腔** には心膜液がある（図 5-2 右）．

①心臓の外形，位置，心膜 頻出

a) **外形**：円錐を左斜め前に倒した形．大きさは長さ約 14 cm，幅約 10 cm のおおよそ握り拳大．

b) **位置**（図 5-2 左）：胸腔のほぼ中央（全体の約 2/3 は体の正中線よりも左側）．横隔膜の上．
- **心底**：心臓の外形を横隔膜の上に横たわった円錐に見立てた時，底面に相当する部分．
- **心尖**：円錐の頂点に相当する部分．心尖は左の乳頭線のやや内側で，**第 5 肋間隙**に位置．心尖拍動を触知できる．

c) **心膜**（pericardium）（図 5-2 右）：心臓を包む漿膜．膠原線維が豊富で強靭な線維性心膜と漿膜性心膜に区分．

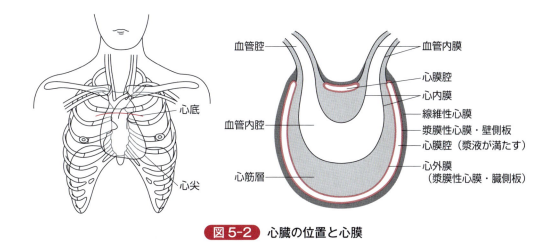

図 5-2　心臓の位置と心膜

- **心外膜**：漿膜性心膜のうち，心臓の表面を覆うのが臓側板で，心外膜と呼ぶ（臓側板が翻転して線維性心膜の裏打ちする部分を壁側板という）．
- **心膜腔**：臓側板と壁側板の間の腔（心膜腔）には，漿膜性心膜の細胞から分泌される少量の漿液（心膜液）があり，心臓の拍動に伴う臓側板と壁側板の間の摩擦を軽減．

2）心臓の4室：心房，心室（図5-3, 5-4）

- 心房には血液が流入し，心室は血液を拍出する．
- **右心房**には**上大静脈・下大静脈**からの静脈血が入り，右房室弁（**三尖弁**）を通って右心室へ流れる．
- **右心室**は，右心房からの血液を**肺動脈**へと送る．肺動脈口に**肺動脈弁**がある．
- **左心房**には**4本の肺静脈**からの酸素化された血液（動脈血）が入り，左房室弁（**僧帽弁**）を通って左心室へ流れる．
- **左心室**は，左心房からの血液を**上行大動脈**へと送る．大動脈口に**大動脈弁**がある．

　心臓は上部の2室からなる**心房**と，下部の2室からなる**心室**に分かれる．
（1）**心房**（atrium）：静脈から血液が流入し，壁は薄い．
　・**心耳**（auricle）：各心房の前面にある，イヌの耳に似た小袋状の構造．
（2）**心室**（ventricle）：血液を拍出し，心室壁は非常に厚い．
　・**冠状溝**（coronary sulcus）：心房と心室の境界部にあり，心臓を取り囲む溝．左右の心室間の境界部も浅い溝となり，心室前壁のものが**前室間溝**（anterior interventricular sulcus），心室後壁のものが**後室間溝**（posterior interventricular sulcus）．
a) **右心房**（right atrium）　頻出：心臓の右上部背側に位置し，上から**上大静脈**，下から**下大静脈**が入る．下大静脈の直下に**冠状静脈洞**が入る．
　・**心房中隔**：左右の心房の境界壁．
　・**櫛状筋**：心房の前方部と心耳の内壁にある筋線維束の隆起．その他の部位は平滑．

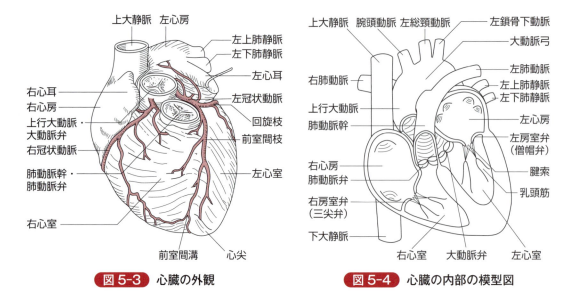

図 5-3 心臓の外観

図 5-4 心臓の内部の模型図

- **卵円窩**：上大静脈の開口部の下で，下大静脈からの血流がぶつかる心房中隔の部位にある扁平な陥凹．胎児期の**卵円孔**の遺残構造．

b) **右心室**（right ventricle）頻出：心臓の前面の大部分を占める．
- **動脈円錐**：外壁の前面が円錐形に膨らみ，**肺動脈（幹）**に移行する部位．
- **肺動脈口**：肺動脈（幹）への出口．

c) **左心房**（left atrium）頻出：心臓の4室で最後部に位置し，心底の大部分を占め，左右肺根の間に挟まる．左右の肺から各2本，計**4本の肺静脈**が入る．
- **中隔鎌**：心房中隔上部にある半月状の皺．胎児期の卵円孔の出口の構造である卵円孔弁の癒着した跡．

d) **左心室**（left ventricle）頻出：心臓の左後下部．左心室壁を構成する心筋は全体で壺状をなし，その尖端が心尖．横断面は円形で，左心室壁は右心室壁の約3倍．左心室の上部前面に大動脈口があり，**上行大動脈**に続く．大動脈口には**大動脈弁**がある．

3）心臓の弁装置

血液は心臓内を一定方向に流れる．心房と心室の境界部には**房室弁**が存在し，心室の出口の動脈の基部には**動脈弁**が存在し，血液の逆流を防いでいる．

- 心臓内の血液の流れ：（上，下）大静脈→右心房→右心室→肺動脈→肺→肺静脈→左心房→左心室→大動脈．

①**房室弁：三尖弁，僧帽弁** 頻出

房室弁の各弁尖は，房室口の縁の結合組織である線維輪に基部が付着し，先端部は強靱な細い紐状の腱索により，心室内壁から指状に突き出た乳頭筋に固定されている．

a) **右房室弁**（tricuspid valve）：右心房と右心室の境界部の右房室口にある弁．3枚の弁尖があり**三尖弁**と呼ばれる．

b) **左房室弁**（mitral valve）：左心房と左心室の境界部の左房室口にある弁．**僧帽弁**，あるいは弁尖が 2 枚なので二尖弁とも呼ばれる．

②動脈弁：肺動脈弁，大動脈弁 頻出

動脈弁は**半月弁**ともいう．各大動脈弁は 3 個の半月状の弁からなる．大動脈と肺動脈（幹）の基部は内部の弁に対応して，3 か所で血管外壁が膨らんでおり，これを**動脈球**という．

a) **肺動脈弁**（pulmonary valve）：肺動脈（幹）の基部にある弁．
b) **大動脈弁**（aortic valve）：上行大動脈の基部にある弁．直上から右冠状動脈および左冠状動脈が分枝．

4）心臓の血管と神経

- 心臓の栄養血管は**左右の冠状動脈**である．
- 静脈血は心臓後面の**冠状静脈洞**に集まり，右心房に入る．
- 刺激伝導系でペースメーカーは右心房にある**洞房結節**である．
- 心機能：交感神経が**亢進**，副交感神経が**抑制**に働く．

心臓を養うのは上行大動脈の基部から分枝する左右の**冠状動脈**（coronary artery）である．
- **右冠状動脈** 頻出：右心耳と肺動脈の間を通り，周囲に枝を出しながら冠状溝を走り，心臓の後面に至ると**後室間枝**となり両心室に枝を出しながら後室間溝を下行し心尖に向かう．
- **左冠状動脈** 頻出：大動脈を出て**前室間枝**と**回旋枝**に分かれる．前室間枝は左右の心室，心室中隔に枝を出しながら下行し心尖に達する．
- 静脈：心臓後面の冠状溝を走る**冠状静脈洞**（coronary sinus）に集められ，右心房に入る．
  - 主な静脈：前室間溝を走る大心臓静脈，後室間溝を走る中心臓静脈，右側の冠状溝を走る小心臓静脈．
- 神経：自律神経系が刺激伝導系を制御．**交感神経が心機能を亢進，副交感神経は抑制**．

5）心臓の壁構造

心臓の壁は**心内膜，心筋層，心外膜**の 3 層からなる（図 5-2 右）．
- 心内膜：血管の内膜と同じ層．血管内皮細胞が作る扁平な細胞の層の内皮と少量の結合組織からなる．
- 心筋層：厚い心筋組織の層．筋線維がらせん状に心臓を取り囲む．
- 心外膜：心臓を包む漿膜（臓側性心膜）．

6）刺激伝導系 頻出

心臓の心房と心室は交互に収縮と弛緩を繰り返し，一定のリズム（通常 70 回 / 分）で血液を拍出している．その際，心筋の収縮を刺激するための興奮を伝導している構造が刺激伝導系である．刺激伝導系は特殊な心筋組織から構成されている．

・心筋の興奮の伝導順：**洞房結節**（キースフラックの結節）→心房全体→**房室結節**（田原の結節）→（ヒス束）→心室→（プルキンエ線維）→心室全体
　　＊心房と心室は線維輪と左，右線維三角により絶縁されており，心房の興奮は直接には心室に伝わらない．

3. 血管系

- 血管は，血液を心臓から運び出す**動脈**，末梢から心臓に戻る**静脈**，動脈と静脈を結ぶ**毛細血管**がある．
- 血管壁は**内膜・中膜・外膜**の3層構造．
- 動脈は**弾性動脈**，**筋性動脈**，**細動脈**に分類される．毛細血管は**血管網**を形成し，細動脈と細静脈の間を連絡する．毛細血管が吻合して細静脈となり，静脈へ流入する．
- 心臓から拍出された血液が体のなかを循環する**循環路**には**肺循環**と**体循環**がある．
- 肺循環：右心室→肺動脈→肺→肺静脈→左心房
- 体循環：左心室→全身の動脈→毛細血管→全身の静脈→右心房

血管には動脈，静脈，毛細血管の3種類がある

(1) **動脈**（artery）：血液を心臓から運び出す血管．
(2) **静脈**（vein）：末梢から心臓に戻る血管．
(3) **毛細血管**（capillary）：動脈と静脈を結ぶ細い血管．血管壁が薄く，末梢の組織中で，酸素，二酸化炭素，栄養素，老廃物の交換を行う場となる．
(4) **血管の壁** 頻出：**内膜**，**中膜**，**外膜**の3層．太い血管は血管壁が厚く，血管壁を栄養する小血管が存在している（**血管の血管**）．
　・**内膜**：単層扁平上皮細胞である血管内皮細胞の細胞層である内皮と，その下のわずかな結合組織からなる．すべての血管に存在する構造．
　・**中膜**：平滑筋と弾性線維などからなる．動脈では中膜の平滑筋は輪走する．
　・**外膜**：血管の最外層を作る結合組織．

血管を支配するのは**交感神経**である．交感神経系の亢進は動脈の中膜の平滑筋の収縮を引き起こし，血管腔を狭くする（血管収縮）．逆に，交感神経系の抑制や，一酸化窒素や乳酸などの作用により平滑筋が弛緩する（血管拡張）．

1）動脈

動脈の壁の中膜は弾性線維と平滑筋線維から構成され，両者が環状に配列している．この中膜には高い伸展性があり，動脈内の血圧の変化に対応して，伸縮する．

a) **弾性動脈**：大血管のように，中膜の弾性線維がよく発達している動脈．心臓周囲の大血管など（大動脈，腕頭動脈，総頸動脈，鎖骨下動脈，椎骨動脈，肺動脈，総腸骨動脈）．血流を維持するので伝導動脈ともいう．
　・血流の維持：心臓から血液が弾性動脈内に押し出されると，血管壁は血圧に応じて拡張．心臓

が弛緩すると，拡張していた血管壁がもとの状態に収縮し血液を押し続け，動脈内の血流を維持．
b) **筋性動脈**：平滑筋が多く弾性線維が少ない中程度の太さの動脈．平滑筋の収縮状態に応じて，血管収縮と血管拡張が起こり，血流量を調節．上腕の上腕動脈や前腕の橈骨動脈など．
c) **細動脈**：末梢で細くなり，数個の平滑筋が取り囲む状態になった動脈．動脈から毛細血管への血流を調節．血流の抵抗に働くため，抵抗血管ともいう．平滑筋の弛緩は血管拡張を起こし，血管抵抗を減少させ毛細血管への血流を増加させるなど，血圧に大きな影響を及ぼす．
 ＊動脈の英語名 artery の ar- は空気を意味し，ter- は運ぶとの意味がある．古い時代の観察では，動脈を死亡時に見ると空であったため，動脈は空気を運ぶ管であると考えられたことによる．

2）毛細血管

もっとも細い血管．毛細血管は**血管網**を形成し，細動脈と細静脈との間を連絡している．なお，上皮，眼の角膜と水晶体，軟骨などに血管は存在しない．
- 機能：血液と周囲組織の間質液（組織液）との間で酸素・栄養素と二酸化炭素・老廃物の交換を行う．交換血管とも呼ばれる．
- 構造：毛細血管壁は内皮細胞と基底膜のみで構成され，中膜（平滑筋）は存在しない．

3）静脈

毛細血管は吻合し細静脈となる．細静脈は末梢の毛細血管網から血液を集め静脈に流入する．細静脈の中膜には散在する平滑筋が存在する．リンパ組織や炎症部位の細静脈は，リンパ球やその他の白血球が血管外へ遊出する部位である．
- 構造：動脈と同様に3層の壁をもつ．中膜は動脈と比較して，平滑筋と弾性線維の量が少なく，はるかに薄い．外膜は膠原線維と弾性線維からなり，3層のうち，もっとも厚く強靱．体で最大の静脈である下大静脈では外膜に縦走する平滑筋がある．静脈には十分な拡張性があり，内腔を流れる血液量と血圧に対応して変形．弁が存在し，血液の逆流を防ぐ．各静脈弁には2枚か3枚の弁尖があり，薄い血管内膜のヒダで構成．

4）循環路（図5-5）

心臓から拍出された血液は，動脈，細動脈，毛細血管，細静脈，静脈を通り，体の中を循環する．循環路は**肺循環**と**体循環**からなっている．
- 肺循環：右心室から肺の毛細血管へ血液を送る肺動脈と，肺から左心房へ戻す肺静脈からなる．
- 体循環：左心室から全身の毛細血管へ酸素化血（動脈血）を運ぶすべての動脈と，末梢から脱酸素化血（静脈血）を右心房に還流させる全身の静脈からなる．

胎児期には肺呼吸がなく，胎盤を介して酸素・栄養素と二酸化炭素・老廃物の交換を行える特別の循環系である胎児循環に適応した構造が存在する．

全身の循環路を図5-5に示す．大きな血管路は並列していることが大きな特徴である．体の各部分は心臓から出た血液の一部分が動脈により分配される構造となっている．

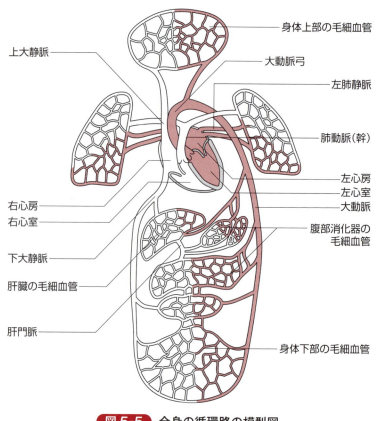

図 5-5 全身の循環路の模型図

4. 肺循環（Pulmonary Circulation）

- 肺までの経路：**右心室→肺動脈（幹）→左右の肺動脈に分岐→毛細血管**
- 肺：**肺胞**と毛細血管で酸素と二酸化炭素を交換
- 肺からの経路：毛細血管→細静脈→**4本の肺静脈→左心房**

肺循環は，体循環により全身から心臓の右心房に還流した脱酸素化した血液を肺の肺胞に運び，血液を酸素化し左心房に戻す循環である．

1）肺循環の経路

①肺までの経路

右心室の肺動脈口から**肺動脈（幹）**は大動脈起始部の前を左上方に進み，大動脈の下，第4胸椎の高さで，**左右の肺動脈**に分岐する．肺動脈は肺門から肺に入り，分枝して肺内の肺胞周囲を囲む毛細血管になる．肺動脈分岐は，結合組織線維束である**動脈管索**〔胎児期の動脈管（ボタロー管）の遺残構造〕により大動脈弓の下面に結合している．

②肺胞と毛細血管

肺胞と毛細血管の間で酸素と二酸化炭素を交換する．

③肺からの経路

酸素化された血液を運ぶ毛細血管は細静脈に合流し，細静脈は右肺と左肺，それぞれ2本の**肺静脈**（右上肺静脈，右下肺静脈，左上肺静脈，左下肺静脈）となり，この4本の肺静脈が左心房に入る．

5. 体循環の動脈

大動脈（図5-6）は最大の血管である．心臓（左心室）から始まり，左右の総腸骨動脈に分岐して終わる〔上行大動脈→大動脈弓→下行大動脈（胸大動脈，腹大動脈）〕．

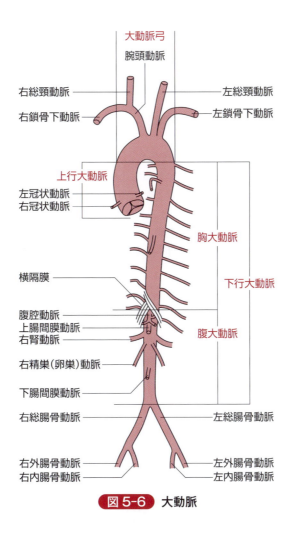

図5-6 大動脈

1）上行大動脈（Ascending Aorta）

- 大動脈は体内最大の血管．左心室から出て，総腸骨動脈に分岐して終わる．
- 上行大動脈は左心室から出て上方に進み，第2胸肋関節の高さで大動脈弓に移行する．
- 大動脈（上行大動脈）の第1枝が左右の冠状動脈である．

　上行大動脈は肺動脈幹の背側で左心室から出て上方に進む．その基部から右・左冠状動脈が分枝し 頻出 ，心臓に分布している．第2胸肋関節の高さ（胸骨角平面の高さ）で，上行大動脈は大動脈弓に移行する．

2）大動脈弓（Arch of Aorta）と3本の枝

- 大動脈弓は大きく曲がり，下行大動脈に移行する．
- 大動脈弓の上部から，腕頭動脈（右の総頸動脈・鎖骨下動脈に二分），左総頸動脈，左鎖骨下動脈が分枝する．
- 左右の総頸動脈は外頸動脈と内頸動脈に分岐．外頸動脈は顔，内頸動脈は脳に分布する．
- 覚え方　外頸動脈の枝：饒舌顔の学生さん
　　　　　　　　　　（上甲状腺動脈，舌動脈，顔面動脈，顎動脈，浅側頭動脈）
- 左右の鎖骨下動脈は上肢に分布する動脈の主枝となる．
- 覚え方　鎖骨下動脈の枝：ツナコロッケ
　　　　　　　　　　（椎骨動脈，内胸動脈，甲状頸動脈，肋頸動脈）
- 脳に分布する動脈（栄養血管）は，左右の内頸動脈と椎骨動脈で大脳動脈輪（ウィリスの大脳動脈輪）を形成．

　大動脈弓は左後方に大きく曲がり，胸骨角平面の高さ，すなわち，第4胸椎と第5胸椎の間の椎間板の高さで下行大動脈に移行する．大動脈弓の最高位は第2胸椎の高さである．大動脈弓の上部から，腕頭動脈，左総頸動脈，左鎖骨下動脈の順に3本の動脈が分枝する 頻出 ．腕頭動脈は上方に向かい，右の総頸動脈と鎖骨下動脈に分かれる．

①総頸動脈（Common Carotid Artery） 頻出

　総頸動脈は上行し，喉頭の上縁の高さで外頸動脈と内頸動脈に分岐する．総頸動脈の拍動は喉頭のすぐ外側部で触知できる．

②外頸動脈（External Carotid Artery） 頻出

　外頸動脈は主に顔に分布する．
- 外頸動脈の主な枝：上甲状腺動脈，舌動脈，顔面動脈，顎動脈，浅側頭動脈

③内頸動脈(Internal Carotid Artery) 頻出

内頸動脈は,おもに脳に分布する.頸部では枝を出さず,側頭骨の頸動脈管を通って頭蓋腔内に入る.内頸動脈は,頭蓋腔に入るとすぐ眼動脈を分岐し,眼球とその周囲に血液を送る.内頸動脈は頭蓋腔内で**前大脳動脈**と**中大脳動脈**に分かれて終わる.

＊内頸動脈と外頸動脈の分岐部には頸動脈小体と呼ばれる米粒大の化学受容器がある.頸動脈小体は内頸動脈の血液中の二酸化炭素分圧を感知して舌咽神経を介して延髄に伝えられ呼吸の調節に関与する.また内頸動脈の始部は膨らんでおりこの部位を頸動脈洞という.頸動脈洞は血圧感受装置である.

④脳の血管(図5-7) 頻出

脳に分布する動脈は**内頸動脈**と**椎骨動脈**である.脳底では,左右の内頸動脈は,左右の椎骨動脈が吻合した脳底動脈とともに,**大脳動脈輪(ウィリス動脈輪)** を形成する.

・前交通動脈:左右の前大脳動脈を結合.
・後交通動脈:後大脳動脈と内頸動脈が連絡.

内頸動脈も大脳動脈輪の一部を構成し,大脳動脈輪から,前大脳動脈,中大脳動脈,後大脳動脈が出ていることになり,大脳動脈輪から脳に血液を送る大部分の枝が出ている.

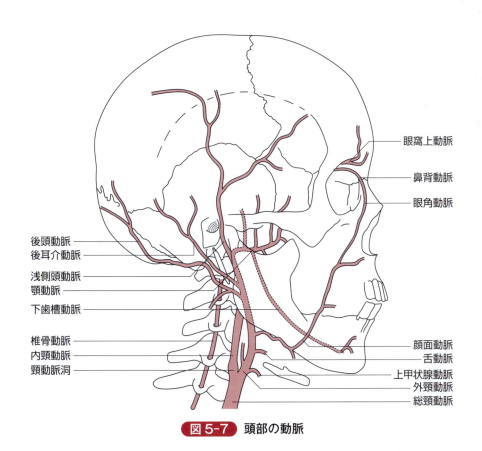

図5-7 頭部の動脈

⑤鎖骨下動脈（Subclavian Artery）（図5-8） 頻出

鎖骨下動脈は上肢に分布する動脈の主枝である．斜角筋隙を通り，鎖骨の下に到達する．第1肋骨の上を過ぎると腋窩動脈となる．

- **鎖骨下動脈の枝**：椎骨動脈（脳に分布），内胸動脈，甲状頸動脈，肋頸動脈

a) **椎骨動脈**（vertebral artery） 頻出：鎖骨下動脈で最初に出る枝．第6から第1頸椎の横突孔を貫通し，大後頭孔を通って頭蓋に入り脳の下面に達する．ここで左右の椎骨動脈は吻合し1本の脳底動脈を作る．

- **機能**：椎骨動脈は脳の後部に血液を供給する．
- **脳底動脈**：脳幹の前面の正中線に沿って走行し，小脳，橋，内耳へ分布する数本の枝（後大脳動脈，小脳動脈，迷路動脈など）を出す．

b) **内胸動脈**（internal thoracic artery） 頻出：前胸壁の後面を下行．第6肋間で終わり，横隔膜を通過する上腹壁動脈という終枝を出す．

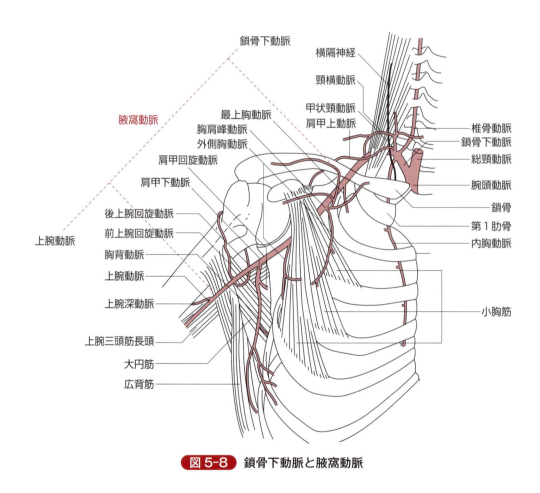

図5-8 鎖骨下動脈と腋窩動脈

3）上肢の動脈（図 5-8, 5-9）

- 鎖骨下動脈の続きは，**腋窩動脈**，**上腕動脈**，**橈骨動脈・尺骨動脈**となる．
- **覚え方** 腋窩動脈の枝：さきがけ前後
  （最上肋間動脈，胸肩峰動脈，外側胸動脈，肩甲下動脈，前上腕回旋動脈，後上腕回旋動脈）
- 上腕動脈：肘窩は**血圧測定**の際に聴診する部位．上腕二頭筋腱膜下で**橈骨動脈**と**尺骨動脈**に分かれる．
- 橈骨動脈：手根部は**脈拍を測定**する位置．**深掌動脈弓**に分かれる．
- 尺骨動脈：**浅掌動脈弓**に分かれる．
- 上肢で体表から**脈拍**を触知できる動脈は，**鎖骨下動脈**，**腋窩動脈**，**上腕動脈**，**橈骨動脈**，**浅掌動脈弓**．

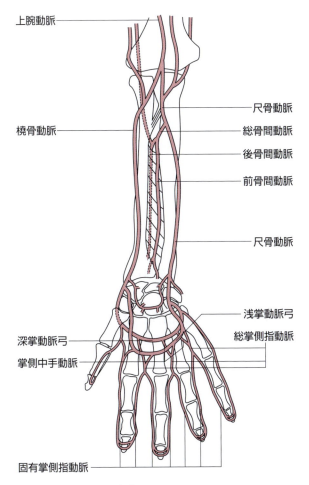

図 5-9　前腕と手の動脈

上肢の動脈は鎖骨下動脈の続きで，以下のように流域で名前が変わり，前腕で分岐する．

鎖骨下動脈→腋窩動脈→上腕動脈┬→橈骨動脈
　　　　　　　　　　　　　　　└→尺骨動脈

①腋窩動脈（Axillary Artery）
- 腋窩を走り，経過中に肩，胸筋，肩甲部の筋および上腕骨へ分布する枝を分枝．
- 腋窩動脈の枝：最上肋間動脈，胸肩峰動脈，外側胸動脈，肩甲下動脈，前上腕回旋動脈，後上腕回旋動脈（腋窩神経と伴行）

②上腕動脈（Brachial Artery）**頻出**
- 腋窩動脈が大胸筋の下縁を過ぎると上腕動脈となる．正中神経と伴行し，内側上腕二頭筋溝を下行し肘窩を通過．
- 経路に沿って脈拍を触知できる．特に肘窩は血圧測定の際に聴診する部位．
- 上腕二頭筋腱膜の下で**橈骨動脈**と**尺骨動脈**に分かれる．
- 上腕深動脈：上腕動脈の枝．橈骨神経に伴行し，上腕の背側を走行．

③橈骨動脈（Radial Artery）**頻出**
- 上腕動脈の2終枝の1本．腕橈骨筋と円回内筋の間，次に腕橈骨筋と橈側手根屈筋の間を下行．
- 前腕の下1/3では，橈側手根屈筋と腕橈骨筋の両停止腱の間の皮下近くを走行．手根部は脈拍を測定する部位．
- 橈骨茎状突起の下で長母指外転筋の腱と骨との間，短母指伸筋と骨の間を通過して手背に出た後，第1背側骨間筋の2頭間を通って手掌に入り，**深掌動脈弓**と母指主動脈とに分かれる．

④尺骨動脈（Ulnar Artery）
- 上腕動脈の終枝の太い方の終枝．前腕の内側を下行し，豆状骨の橈側で短掌筋の下，屈筋支帯の上を通って手掌に出て，弓状に太い**浅掌動脈弓**と細い深掌枝とに分かれる．

⑤浅掌動脈弓（Superficial Palmar Arch）
- 橈骨動脈の枝も加わるが，おもには尺骨動脈により形成．長指屈筋腱よりも浅層に位置し，中手骨底の遠位で手掌を横切る．
- 総掌側指動脈が分枝し手掌に分布．各総掌側指動脈は，深掌動脈弓から掌側中手動脈を受け，中手指節関節の高さで1対の固有掌側指動脈を分枝し，指に血液を送る．

⑥深掌動脈弓（Deep Palmar Arch）
- 橈骨動脈が主に形成．長指屈筋腱よりも深い位置にあり，中手骨底の位置で手掌を横切り，尺骨動脈の深掌枝と交通．
- 掌側中手動脈が分枝し，手掌に分布．浅掌動脈弓から来る総掌側指動脈に吻合．

4）下行大動脈（Descending Aorta）（胸大動脈，腹大動脈）

- 下行大動脈は，大動脈弓の続きで，**胸大動脈**と**腹大動脈**に区分される．
- 胸大動脈は，肺の栄養血管である**気管支動脈**，**食道動脈**と**肋間動脈**を出す．
- 腹大動脈は腹腔内を走行し，消化器系に分布する**腹腔動脈**（**左胃動脈**，**総肝動脈**，**脾動脈**），**上腸間膜動脈**，**下腸間膜動脈**と，**腎動脈**，**精巣動脈・卵巣動脈**を出す．
- 腹大動脈は左右の**総腸骨動脈**に分かれ，**内腸骨動脈**と**外腸骨動脈**に分岐する．
- **内腸骨動脈**：骨盤および骨盤内臓（膀胱・直腸・生殖器）へ枝を出す．
- **外腸骨動脈**：鼠径靱帯の背側の血管裂孔を通過して**大腿動脈**となる．

下行大動脈は**胸大動脈**と**腹大動脈**（図 5-6）に分けられる．胸腔の背側を下行し横隔膜の大動脈裂孔を通り腹腔に入る．腹腔では第 4 腰椎の前で左右の総腸骨動脈を分枝して終わる．

①胸大動脈とその枝

胸大動脈は第 4 胸椎と第 5 胸椎の間の椎間円板の高さ（胸骨角平面）で始まり，始部は脊柱の左に位置し，下行するにつれ正中線に近づき，第 12 胸椎と第 1 腰椎の間の椎間円板の高さで脊柱の前に位置する横隔膜の大動脈裂孔を貫通して腹腔に入り腹大動脈となる．胸大動脈はその経過中に胸腔内臓へ分布する臓側枝と胸壁へ至る壁側枝を出している．

a）**臓側枝**

(1) **気管支動脈**（bronchial artery） **頻出**：気管支に沿い肺に入り，気管支壁および肺の実質を養う（右気管支動脈が第 3 肋間動脈から起こり，2 本の左気管支動脈は胸大動脈から起こる）．

(2) **食道動脈**（esophageal artery） **頻出**：3〜7 本の食道動脈が胸大動脈の前面から出て食道に分布．上方の枝は下甲状腺動脈と，下方の枝は左胃動脈と交通．

(3) **心膜枝**：2〜3 本の細い枝で，心膜に分布．

(4) **縦隔枝**：多数の細い縦隔枝が縦隔後部のリンパ節，胸膜などの構造を養う．

b）**壁側枝**

(1) **上横隔動脈**（superior phrenic artery）：横隔膜の上面と後面に分布．

(2) **肋間動脈**（posterior intercostal artery） **頻出**：9 対の肋間動脈（第 3〜第 11 肋間動脈）が胸大動脈から分枝し，胸壁の肋間筋，大胸筋，小胸筋，前鋸筋など筋と胸壁の皮膚に分布．

- 左肋間動脈：胸大動脈から出るとすぐに肋間を横走．
- 右肋間動脈：椎体の前を越した後，肋間隙を横走．左右とも最内肋間筋と内肋間筋の間を走る．
- 本幹：各肋間隙の上位の肋骨の下縁に沿って走る．肋間動脈の本幹から分かれた細い側副枝は下位肋骨の上縁に沿って走る．

(3) **肋下動脈**：最下位の肋間動脈に相当する枝で第 12 肋骨下にある動脈．

②腹大動脈とその枝

腹大動脈は下行大動脈の腹腔内を走行する部分であり，胸大動脈の続きである．横隔膜の大動

裂孔から始まり，脊柱の前をほぼ正中線に沿って第11胸椎から第4腰椎まで下行している．第4腰椎と第5腰椎の間付近で左右の総腸骨動脈に分岐して終わる．この分岐部から脊柱に沿って下行する無対の壁側枝である正中仙骨動脈が出ている．

- **壁側枝**：**下横隔動脈**，**腰動脈**，**正中仙骨動脈**が出る．
- **臓側枝**：**腹腔動脈**，**上腸間膜動脈**，**下腸間膜動脈**，**中副腎動脈**，**腎動脈**，**生殖腺動脈**（精巣動脈ないし卵巣動脈）が出る．

これらの枝のうち，正中仙骨動脈，**腹腔動脈**，**上腸間膜動脈**，**下腸間膜動脈**は**無対**の動脈である．

a) **壁側枝**

(1) **下横隔動脈**（inferior phrenic artery）：大動脈裂孔直下の腹大動脈ないし腹腔動脈から分かれ，横隔膜下面に分布．副腎に上副腎動脈を出す．

(2) **腰動脈**：肋間動脈に相当する4対の動脈．腹大動脈の後壁から出て大腰筋の背側を横走し，腰椎，脊髄，髄膜，腹壁の筋，背筋，皮膚に分布．

(3) **正中仙骨動脈**：大動脈の末端部に相当．左右の総腸骨動脈の分岐部から始まり，第5腰椎および仙骨の前面の正中線を下行し，尾骨尖端に向かう．

b) **臓側枝**

(1) **腹腔動脈**（celiac trunk）（図5-10） 頻出 ：横隔膜の下の第12胸椎ないし第1腰椎上縁の高さで腹大動脈の前壁から分枝し，1〜2cm走った後**左胃動脈**を分枝し，そのすぐ後，**総肝動脈**と**脾動脈**に分かれる．

- **左胃動脈**：腹腔動脈の3枝のなかではもっとも細く，左上方に食道に向かった後，胃の小弯に沿って走り，右胃動脈と交通．胃の小弯，噴門，食道下端に分布．

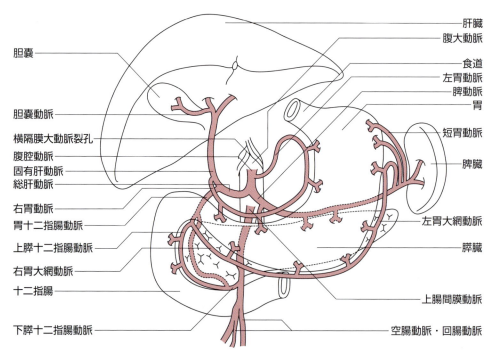

図5-10 腹腔動脈とその枝

- **総肝動脈** 頻出：膵臓の上縁に沿って右に走り，**胃十二指腸動脈**，**右胃動脈**を分枝した後，固有肝動脈となる．左胃動脈と脾動脈の中間の太さ．他の枝と異なり，右側から起こる．以下の3本の枝が出る．
    - **固有肝動脈**：固有肝動脈は小網の右端の肝十二指腸間膜内の門脈の前を上行し，肝門に達し，右枝と左枝に分かれ肝臓に分布．右枝から胆嚢動脈が分枝し，胆嚢に分布．
    - **右胃動脈**：胃の小弯に沿って左上方へ進み，左胃動脈と交通し，胃の小弯および幽門部に分布．
    - **胃十二指腸動脈**：胃の幽門部および十二指腸上部を下行し，十二指腸上部で**上膵十二指腸動脈**と**右胃大網動脈**に分かれる．
- **脾動脈**：腹腔動脈の最大の枝．胃の後側で膵臓の上縁を左方に走り，大網内に入り脾臓に達する．脾臓に達する前に脾動脈から**膵枝**，**左胃大網動脈**，**短胃動脈**が出る．
    - **膵枝**：膵臓の膵体および膵尾に分布．
    - **左胃大網動脈**：胃の大弯に沿って左から右へ走り，右胃大網動脈と交通．胃の大弯部および大網に分布．
    - **短胃動脈**：胃底に分布する複数の枝．
(2) **上腸間膜動脈**（superior mesenteric artery）頻出：腹腔動脈の少し下で腹大動脈の前面から出て，膵切痕を下行し，十二指腸の前を通り，十二指腸空腸曲の右で小腸間膜の中に入り，さらに下行．その経過中に膵臓，十二指腸，空腸，回腸，盲腸，上行結腸，横行結腸へ分布する下膵十二指腸動脈，空腸動脈，回結腸動脈，右結腸動脈，中結腸動脈などを分枝．
- **下膵十二指腸動脈**：前，後下膵十二指腸動脈の2枝があり，膵臓と十二指腸に分布．
- **空腸動脈，回腸動脈**：両者合わせて15～20枝あり，上腸間膜動脈の左から順に分枝し，さらに互いに吻合して動脈網を形成しながら空腸と回腸に分布．
- **中結腸動脈**：下膵十二指腸動脈の下で右方に出て弧を描くように走り横行結腸に分布．
- **右結腸動脈**：中結腸動脈の下で右方に出て上行結腸に分布．
- **回結腸動脈**：上腸間膜動脈の終枝．回腸，盲腸，虫垂，上行結腸初部に分布．
(3) **下腸間膜動脈**（inferior mesenteric artery）頻出：下腸間膜動脈は上腸間膜動脈よりもはるかに細く，第3腰椎の高さで腹大動脈の前面から出て，左下方に向かい，左結腸動脈，S状結腸動脈，上直腸動脈の3枝を出す．
- **左結腸動脈**：下行結腸に分布し，上方で中結腸動脈と，下方でS状結腸動脈と交通．
- **S状結腸動脈**：S状結腸に分布し，左結腸動脈および上直腸動脈と交通．
- **上直腸動脈**：直腸に分布し，下方で中直腸動脈と交通．
(4) **中副腎動脈**：上腸間膜動脈の起始部の高さ付近で腹大動脈の両側から出て外側に走り副腎に分布．副腎には下横隔動脈から分枝する上副腎動脈と腎動脈から分枝する下副腎動脈も分布．
(5) **腎動脈**（renal artery）頻出：左右の腎動脈は，第2腰椎の高さで，腹大動脈の両側から分岐して，水平に走って腎門に達して，4～7枝に分枝し腎臓に分布．
- **右腎動脈**：左腎動脈よりも長く，また，起始部も左よりもやや下であり，右腎静脈と下大静脈の背側を走る．
- **左腎動脈**：左腎静脈の背側に位置．
(6) **精巣動脈**（testicular artery）・**卵巣動脈**（ovarian artery）頻出：生殖腺（精巣・卵巣）へ

の動脈は第2腰椎の高さで，腎動脈のすぐ下の位置の腹大動脈の前側から出る．
- **男性**：**精巣動脈**が精管に沿って下行し，鼠径管を通って精巣，精巣上体，尿管に分布．
- **女性**：**卵巣動脈**は，卵巣，卵管，尿管に分布．精巣動脈よりもはるかに短い．

③総腸骨動脈とその枝（図5-11）

腹大動脈は左右の**総腸骨動脈**に分かれて終わる．総腸骨動脈は，大腰筋の内側に沿って下外側方に進み，骨盤の仙腸関節の前で，**内腸骨動脈**と**外腸骨動脈**に分岐する．内腸骨動脈は骨盤内臓などの骨盤内を構造に分布し，外腸骨動脈は，順に，大腿では大腿動脈，膝の後ろでは膝窩動脈となり，下腿では前脛骨動脈と後脛骨動脈になり，下肢に分布する．

〔**内腸骨動脈**（internal iliac artery）〕 頻出

腰椎と仙骨間の椎間円板の高さ，仙腸関節の前で総腸骨動脈から分岐し，小骨盤中に入り，骨盤壁へ分布する壁側枝と膀胱，直腸，生殖器などの骨盤内臓へ分布する臓側枝を出す．

a) **壁側枝**

（1）**腸腰動脈**：大腰筋の後側から腸骨窩に入り，腸腰筋に分布．

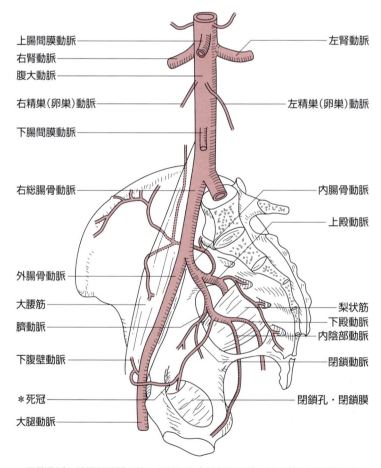

＊閉鎖動脈と外腸骨動脈の枝との間に吻合枝がある時，この枝を死冠という．

図5-11 骨盤の動脈

(2) **外側仙骨動脈**：仙骨前面の前仙骨孔の内側を下行．
(3) **閉鎖動脈**：閉鎖神経と閉鎖静脈とともに骨盤の側壁に沿って下行し，閉鎖管を通り，骨盤壁の前面に出て，内転筋や股関節に分布．閉鎖管に入る前に分枝して恥骨結合に向かう枝と下腹壁動脈との交通枝がよく発達して太い場合は，死冠と呼ばれる．
(4) **上殿動脈**：内腸骨動脈の最大の枝．梨状筋上孔を通り殿部に出て，殿筋に分布．
(5) **下殿動脈**：梨状筋下孔を通過して骨盤外へ出る．大殿筋などに分布．

b) **臓側枝**
(1) **臍動脈**：胎児期には膀胱の外側の前腹壁をやや内側方に上行し，臍から臍帯に入り，胎盤内を走行する動脈．生後は膀胱までの部分のみが残り，膀胱上部への枝である上膀胱動脈を出す．
(2) **下膀胱動脈**：臍動脈の下で内腸骨動脈から分かれ，膀胱底や周囲の生殖器などに分布．
(3) **精管動脈・子宮動脈・腟動脈**：精管ないし子宮に分布する枝．
(4) **中直腸動脈**：直腸中部，肛門挙筋，精嚢，前立腺，腟に分布する枝．
(5) **内陰部動脈**：内陰部静脈，陰部神経，下殿動脈とともに，大坐骨孔の梨状筋下孔を通り，一度骨盤外に出た後，小坐骨孔を通り骨盤内に入り，会陰部の生殖器などに分布．

〔**外腸骨動脈**（external iliac artery）〕
総腸骨動脈から内腸骨動脈が分枝した続き．仙腸関節の前から大腰筋の内側縁を下行し，骨盤の縁を辿り，鼠径靱帯の中央部の後ろの血管裂孔を通過し大腿動脈となる．

a) **外腸骨動脈の枝**
- **下腹壁動脈**：鼠径靱帯の上方または直下で分枝し上行し，腹直筋鞘の弓状線に下に至り，腹直筋に枝を出した後，臍の高さで上腹壁動脈と交通．
- **深腸骨回旋動脈**：下腹壁動脈と同じ高さで外側に分枝し，上前腸骨棘からさらに腸骨稜に沿って走りながら周囲の組織に分布．

5）下肢の動脈

- 下肢の動脈には，**大腿動脈**，**膝窩動脈**，**前脛骨動脈**，**後脛骨動脈**（腓骨動脈）がある．
- 下肢で体表から拍動が触知できる動脈は，**大腿動脈**，**膝窩動脈**，**足背動脈**，**後脛骨動脈**．

外腸骨動脈が鼠径靱帯の下を通過すると大腿動脈となる．大腿，下腿，足は大腿動脈とその延長の動脈が分布する．

```
                          →前脛骨動脈→足背動脈
外腸骨動脈→大腿動脈→膝窩動脈─┤
  鼠径靱帯                  →後脛骨動脈→内側，外側足底動脈
```

①大腿動脈（Femoral Artery）頻出
- 外腸骨動脈の続きで，大腿の前内側面に沿って下行し，腸恥窩，内転筋管を経て大内転筋の停

止腱弓の下の内転筋腱裂孔に至る．この裂孔を通過すると動脈は膝窩に入り，名称が膝窩動脈となる．
- 枝は下腹壁，陰部，外生殖器，大腿の筋に分布．始部は皮下を走行しており，その拍動を鼠径靭帯の中点のすぐ下で触知できる．

②膝窩動脈（Popliteal Artery）
- 大腿動脈の続きで内転筋腱裂孔に始まり，膝窩の正中線を下行し，ヒラメ筋腱弓の下で前脛骨動脈と後脛骨動脈に分かれて終わる．
- 脈拍を触知できる．

③前脛骨動脈（Anterior Tibial Artery）頻出
- 下腿骨間膜の上端の裂孔を貫き，下腿前部を下行．足根の下伸筋支帯を通過すると，足背動脈となる．
- 足背動脈：足背において，長母趾（指）伸筋と短母趾（指）伸筋の腱の間を長母趾（指）伸筋の外側に沿って走る．脈拍を触知できる．

④後脛骨動脈（Posterior Tibial Artery）頻出
- 下腿の後ろを内果の後側まで下行し，屈筋支帯の下（足根管）を通過して足底に出て，内側足底動脈と外側足底動脈に分かれて終わる
- 主要な枝は腓骨動脈．
- 外側足底動脈：足底で弓状に内側に走り，足背動脈の枝と吻合し足底動脈弓を形成し，中足，趾に枝を送る．

6. 体循環の静脈

　動脈は1本の大動脈が体循環の血液を供給するのに対し，静脈ではおもに2本の静脈（上大静脈，下大静脈）によって血液が心臓の右心房に戻る（図5-12，5-13）．また，大多数の静脈は同名の動脈と伴行している（**伴行静脈**）．ここでは動脈と伴行していない静脈を主に説明する．
- 動脈と伴行しない主な静脈：**奇静脈，肝門脈，硬膜静脈洞，皮静脈**

1）上大静脈とその枝

- 静脈血は主に2本の静脈（**上大静脈**・**下大静脈**）によって右心房に戻る．
- 多くの静脈は，同名の動脈と伴行する（**伴行静脈**）．
- 内頸静脈は脳からの静脈血を集める．
- 内頸静脈と鎖骨下静脈が合流して腕頭静脈になり，さらに左右の腕頭静脈が合流して上大静脈となる．

　上大静脈は左右の腕頭静脈が合流して始まる．上行大動脈の右側に接して下行し，右心房の上部

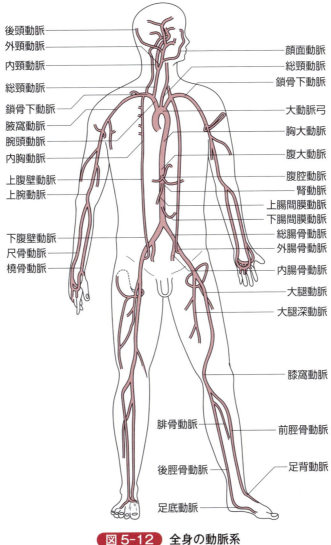

図 5-12 全身の動脈系

に入る．

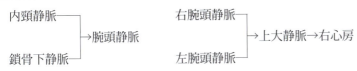

①腕頭静脈（Brachiocephalic Vein）
- 頭頸部および上肢の静脈血を集める．
- 内頸静脈と鎖骨下静脈が合流して始まる．左右の腕頭静脈は右第1肋軟骨内側端の背側で合流し上大静脈となる．

②内頸静脈（Internal Juglar Vein） 頻出
- 頭蓋腔のほとんどすべての静脈を集めたS状静脈洞の続きで，頭蓋底の頸静脈孔から始まる．

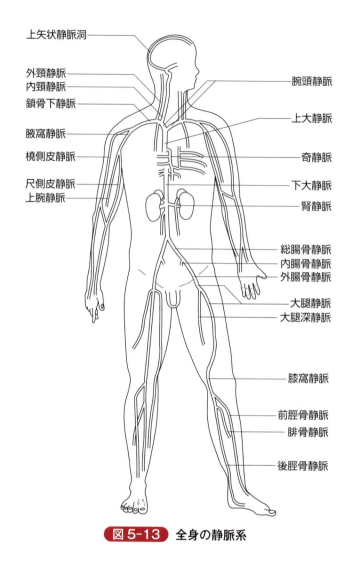

図5-13 全身の静脈系

- 続いて，内頸動脈の背側を下行，頸の中部以下では総頸動脈と伴行し，鎖骨下静脈と合流して腕頭静脈となる．この合流部（静脈角）には，右は右リンパ本幹，左は胸管（左リンパ本幹）によりリンパが流入する．
- 内頸静脈には顔面，頸部の静脈血も流入する．

③鎖骨下静脈（Subclavian Vein）
- 上肢の静脈が集まる腋窩静脈の続きで，胸鎖関節の背側で内頸静脈と合流して腕頭静脈を作る．
- 鎖骨下静脈は前斜角筋の前で，第1肋骨の上を越し，胸郭内に入る．鎖骨下動脈は，前斜角筋と中斜角筋の間を通る．
- 鎖骨下静脈には，頸部の皮静脈，胸肩峰静脈などが流入する．

④腋窩静脈（Axillary Vein）
- 上腕静脈の続きで，大胸筋の下縁から第1肋骨までの腋窩内の部位であり，鎖骨下静脈に続く．

- 腋窩静脈には，腋窩動脈の枝と同名の静脈枝が流入し，上肢，腋窩，胸壁の上外側部の静脈血を受ける．

⑤ 上腕静脈（Brachial Vein）
- 上腕静脈は橈骨静脈と尺骨静脈が合流して始まり，上腕動脈に伴行し，尺側皮静脈と合流した後，腋窩に入り腋窩静脈となる．上腕静脈は前腕，肘関節，上腕，上腕骨の静脈血を集める．

⑥ 橈骨静脈（Radial Vein）・尺骨静脈（Ulnar Vein）
- 橈骨静脈および尺骨静脈は，手掌の掌側中手静脈を受ける深掌静脈弓から起こり，それぞれ同名の動脈に伴行して上行し，肘関節のすぐ下で合流して上腕静脈となる．

2）奇静脈系：胸部の静脈

- 胸大動脈に伴行する大静脈はなく，**奇静脈系**が胸部の静脈血を集め，上大静脈と下大静脈系の静脈を結ぶ．

　上下の大静脈は心臓に上と下から入るので，**胸大動脈に相当する大静脈は存在しない**．胸部の静脈血を受けるのが，**奇静脈系**である．また，奇静脈は上大静脈と下大静脈系の静脈を結んでいる．

① 奇静脈（Azygos Vein）頻出
- 右の上行腰静脈に始まり，胸腔に入り，右の気管支を後方より前方に乗り越え，続いて肺動脈の上を越え上大静脈に注ぐ（左の気管支と肺動脈を大動脈弓が前方から後方に越える）．
- 左の半奇静脈は，腹部は奇静脈と同じ．より細く胸部で奇静脈に注ぐ．

a) **奇静脈系**（図5-14）：総腸骨静脈から上大静脈を結ぶ静脈．分節性に分岐を出し，体壁（←体幹）の静脈（腰静脈，肋間静脈）を入れる．下大静脈下部，左腎静脈，食道中部とも連絡（上行腰静脈）．

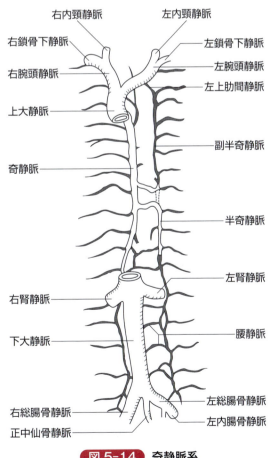

図5-14 奇静脈系

3）下大静脈（Inferior Vena Cava）とその枝

- **下大静脈**は左右の**総腸骨静脈**が合流して始まる．
- 横隔膜の**大静脈孔**を通り，胸腔に入るとすぐに**右心房の下部**に注ぐ．
- 腹腔内の消化器と脾臓からの静脈血は**肝門脈**で肝臓に入り，肝臓を経由した後，肝静脈を経て**下大静脈**に入る．

　下大静脈は人体中最大の静脈であり，第5腰椎体の前で左右の総腸骨静脈が合流して始まり，腹大動脈の右側に沿って上行し，第8胸椎の高さで横隔膜の大静脈孔を通り，胸腔に入るとすぐに右心房の下部に注ぐ．

- 下大静脈は腹部，骨盤部，下肢の静脈血を心臓に還流する．
- 腹腔内の消化器と脾臓からの静脈血は直接には下大静脈に入らず，一本の肝門脈に合流して肝臓を経由した後，肝静脈を経て下大静脈に入るという，特別の静脈系である肝門脈系が存在する．
- 下大静脈には総腸骨静脈以外に下横隔静脈，腰静脈，肝静脈，右副腎静脈，腎静脈，右精巣静脈・右卵巣静脈が入る．

①肝静脈（Hepatic Vein）　頻出

- 肝臓から出る数本の静脈で，肝臓の後部で下大静脈に注いでいる．

②腎静脈（Renal Vein）

- 腎臓の腎門から出た数本の根が合わさり1本の腎静脈となり，腎動脈の前に沿って横走し，下大静脈に入る．
- 下大静脈が腹大動脈の右にあるので，左腎静脈は右腎静脈より長い．
- 左腎静脈には左副腎静脈，左下横隔静脈，左精巣（卵巣）静脈が入る．

③副腎静脈（Suprarenal Vein）・生殖腺静脈（Gonadal Vein）〔精巣静脈（Testicular Vein）・右卵巣静脈（Ovarian Vein）〕

- 右副腎の副腎門から出た右副腎静脈は下大静脈に注ぎ，左副腎静脈は左腎静脈に入る．
- 精巣静脈は精巣から出ると精索内では蔓状静脈叢を形成し，精巣動脈を包みながら上行する．右精巣静脈は下大静脈に入り，左精巣静脈は左腎静脈に入る．
- 卵巣静脈は卵巣門から始まり，子宮広靱帯中を卵管に平行して走り，卵巣動脈に伴行して腹腔を上行する．右卵巣静脈は下大静脈に入り，左卵巣静脈は左腎静脈に入る．

④総腸骨静脈（Common Iliac Vein）

- 左右の総腸骨静脈は仙腸関節の前で同側の内腸骨静脈と外腸骨静脈が合流して作られ，第5腰椎体の前で左右の総腸骨静脈は合わさり下大静脈となる．

- 右総腸骨静脈は右総腸骨動脈の後側，左総腸骨静脈は左総腸骨動脈の後内側に沿って走り，腹大動脈の右に位置で下大静脈となっているので，この合流部は右総腸骨動脈と交叉しその後側になる．
- 右総腸骨静脈は左総腸骨静脈よりもかなり短く，またより鉛直に近く走る．

⑤内腸骨静脈（Internal Iliac Vein）

- 内腸骨静脈は骨盤壁，外性器および骨盤内臓の静脈血を集める．内腸骨静脈には腸腰静脈，上殿静脈，下殿静脈，閉鎖静脈，外側仙骨静脈，内陰部静脈などが入る．

⑥外腸骨静脈（External Iliac Vein）と下肢の静脈

- 外腸骨静脈は大腿静脈の続きとして血管裂孔に始まり，仙腸関節の前で内腸骨静脈と合流し総腸骨静脈となる．
- 外腸骨静脈には大腿静脈からの下肢の全部の静脈血と外陰部の一部の静脈血を集める．
- 上肢と同様に，下肢の静脈血は浅静脈と深静脈を流れる．浅静脈はその経過中に深静脈と合流する．
- 下肢の主な深静脈は大腿静脈，膝窩静脈，前脛骨静脈，後脛骨静脈である．
- 主な浅静脈は大伏在静脈と小伏在静脈である．
- 下肢のすべての静脈には静脈弁があり，弁の数は上肢の静脈よりも多い．

⑦大腿静脈（Femoral Vein）・膝窩静脈（Popliteal Vein）

- 大腿静脈は膝窩静脈の続きで，大腿動脈に伴行する．
- 鼠径靱帯の下方では大腿動脈の内側に位置する．
- 大伏在静脈は伏在裂孔で大腿静脈に合流する．
- 前脛骨静脈と後脛骨静脈が合流して膝窩静脈となる．

⑧前脛骨静脈（Anterior Tibial Vein）

- 前脛骨静脈は足背静脈弓で起こり，脛骨と腓骨の間を上行し，後脛骨静脈と合流して膝窩静脈を作る．
- 前脛骨静脈は足背および下腿の前部の静脈血を集める．

⑨後脛骨静脈（Posterior Tibial Vein）

- 足底の静脈は合流して足底静脈弓を作り，足底静脈弓から内側および外側足底静脈が出る．内側および外側足底静脈は脛骨の内果の後方で一対の後脛骨静脈を作る．
- 後脛骨静脈は下腿の中で腓骨静脈からの静脈血を受け，膝窩のすぐ下方で前脛骨静脈と合流して膝窩静脈となる．

4) 肝門脈循環（図5-15） 頻出

- **(肝)門脈**は，腹部の**消化器系**などの静脈血を集めて**肝臓**に入る．毛細血管網同士を連絡する静脈であり，門脈系の静脈血は消化管で吸収した栄養分や有害物を**肝臓**へ運ぶ．
- (肝)門脈には，**脾静脈**，**上腸間膜静脈**，**下腸間膜静脈**，胃の静脈が合流する．

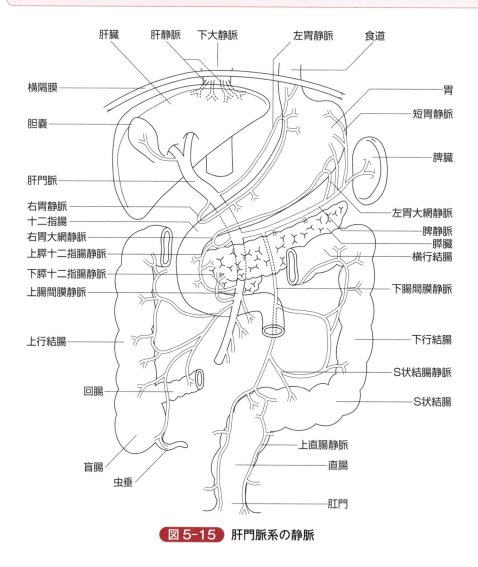

図5-15 肝門脈系の静脈

　(肝)門脈は腹部の消化器系および脾臓の血液を集めて肝臓に入る．門脈は膵頭の背側で，下腸間膜静脈が脾静脈に合流し，さらに，脾静脈と上腸間膜静脈が合流して始まる．門脈は肝門に達し，2枝に分かれ肝臓に入る．

- 門脈 (portal vein)：毛細血管網と毛細血管網とを連絡する静脈．消化管などの毛細血管網と肝臓の毛細血管網をつなぐ．このため，門脈系の血液は消化管で吸収した栄養物や有害物を肝

臓に運ぶ.
- 門脈の血液：肝臓内の毛細血管網を流れるので，肝臓に病変が起こると，循環に障害が生じやすい．門脈系には，食道下部，直腸中下部，臍部で体循環の他の静脈系との吻合が存在しており，肝臓内に循環障害が起きた場合の側副路となる．

①脾静脈（Splenic Vein）
- 脾臓から出て，膵臓の上縁に沿い右に走り，上腸間膜静脈と合流．

②上腸間膜静脈（Superior Mesenteric Vein）
- 上腸間膜動脈に伴行し，十二指腸下部と膵臓の間を上行し，脾静脈と合流．

③下腸間膜静脈（Inferior Mesenteric Vein）
- 後腹壁を，下腸間膜動脈から離れた左を上行し，膵臓の付近から右方に進み，多くの場合脾静脈に合流．

5）皮静脈

- 皮静脈は，皮下組織内を走行し，動脈と判行しない静脈で採血や点滴に使用．
- 上肢の皮静脈は，橈側皮静脈，尺側皮静脈，前腕正中皮静脈．
- 下肢の皮静脈は，大伏在静脈，小伏在静脈．

動脈は血液を体の各部に分配するが，静脈は各部から血液を心臓に戻す．動脈は深部に位置するものが多い．一方，静脈は深部だけでなく，皮下直下の浅層にも存在する．浅層の静脈，**皮静脈**（浅静脈）は皮膚のすぐ下にあり，体表でその存在位置が分かる．皮静脈は深静脈が閉鎖している時の静脈血の還流路である．浅層の太い血管である皮静脈は採血や静脈注射の部位として臨床上重要である．

①外頸静脈　頻出
- 広頸筋に覆われ，胸鎖乳突筋の外表面を鉛直に下行し，鎖骨下静脈に注ぐ（外頸静脈は皮静脈のため，内頸静脈や総頸動脈とは伴行しない）．

②上肢の皮静脈
a) **橈側皮静脈**　頻出：手背静脈網の橈側から始まり，前腕の橈側を上行し，上腕では外側上腕二頭筋溝，三角筋胸筋溝を上行し，小胸筋の上縁を越し，腋窩静脈に注ぐ．
b) **尺側皮静脈**：手背静脈網の尺側から始まり，前腕の尺側を上行し，内側上顆の前を通り，上腕では内側上腕二頭筋溝を上行し，上腕の中下部で筋膜を貫通し上腕静脈に合流．
c) **前腕正中皮静脈**：手掌の静脈網である掌側静脈網から始まり，前腕の前面を上行し，肘窩で橈側皮静脈か尺側皮静脈に入る．肘窩に橈側皮静脈と尺側皮静脈を斜めに連結する肘正中皮静脈

がある場合，前腕正中皮静脈がこの肘正中皮静脈腕に入ることがある．正前腕中皮静脈が橈側正中皮静脈と尺側正中皮静脈に二分し，それぞれ橈側皮静脈と尺側皮静脈に入ることもある．

③下肢の皮静脈
a) **大伏在静脈** 頻出：足の内側縁で足背および足底から出て，内果の前，下腿の内側を通り上行枝，膝関節の内側から大腿の内側部を走り，伏在裂孔で大腿静脈に流入．最長の皮静脈．
b) **小伏在静脈**：足の外側縁で足背および足底から起こり，外果の後側を通り，下腿の後側に皮下の深部を上行．膝の後ろの膝窩で膝窩静脈に流入．

6）硬膜静脈洞

脳からの静脈はほとんどすべてが**硬膜静脈洞**に入り，続いて内頸静脈に流入している．硬膜静脈洞は硬膜の2葉間にある内皮が内腔面を覆っている静脈性の通路であり，頭蓋の内部から静脈血を集めて内頸静脈に流入する．導出静脈は硬膜静脈洞と頭蓋外静脈系とを結合している．

・横静脈洞，上矢状静脈洞，下矢状静脈洞，直静脈洞，海綿静脈洞，上錐体静脈洞

7. 胎児循環

- **胎盤**からの動脈血は，**1本の臍静脈**で胎児に運ばれる．
- **静脈管**（アランチウス管）は，**臍静脈と下大静脈**をつなぐ．
- **卵円孔**は，**右心房と左心房**をつなぐ．
- **動脈管**（ボタロ管）は，**大動脈弓と肺動脈**をつなぐ．

胎児には，**胎児循環**（fetal circulation）と呼ばれる特別の構造をもつ循環系がある（図5-16）．

①胎盤
発生中の胎児は**胎盤**を介して，母体と物質の交換を行っている．また，出生までは肺，腎臓，消化器は機能しない．胎児では血液を，胎盤を介して循環させ，また肺を迂回して流れるようになっている．
a) **構造**：胎児の外に形成され，母体の子宮内壁に癒着．胎児とは**臍帯**で結合．
b) **血液**：胎盤内には母体から多数の血管が延び，その血液は絨毛間腔を満たす．胎盤の毛細血管は絨毛間腔で母体からの血液に接しており，すべての物質交換は毛細血管の血管壁を介した拡散によって起こる．正常では母体と胎児の血球が混じり合うことはない．
c) **酸素・栄養物**：血液と逆の道筋で（母体の血管から絨毛間腔へ，そして絨毛管腔から胎児の毛細血管へ）移動．
d) **二酸化炭素・老廃物**：胎児の血液中の二酸化炭素と老廃物は毛細血管から出て拡散，絨毛間腔に入り，最後に母体の子宮静脈に入る．

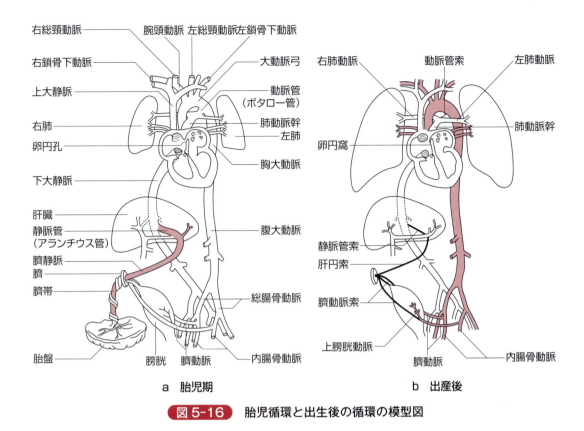

a 胎児期　　　　　　　　　　　　b 出産後

図 5-16 胎児循環と出生後の循環の模型図

②胎児の血液の循環

a) **臍動脈**（umbilical artery）：内腸骨動脈から分枝した2本の**臍動脈**は，臍から臍帯内を進み胎盤に入る．

b) **臍静脈**（umbilical vein）**頻出**：胎盤から酸素と栄養素に富んだ血液を胎児に運ぶ1本の静脈．臍帯を通り，胎児の体内に入り肝鎌状間膜の下縁を走り肝臓に入る．

c) **静脈管**（ductus venosus）**頻出**：肝臓に入った臍静脈は肝臓への枝を分枝したのち，**静脈管（アランチウス管）** となり，下大静脈に合流．胎盤から血液の一部は肝臓内に入り，その他は，静脈管を介して下大静脈に注ぐ．

d) **胎児の心臓**（図 5-17）

(1) **卵円孔**（foramen ovale）**頻出**：下大静脈弁が右心房の下大静脈口の右房室口側に発達．下大静脈からの血流を心房中隔の方向へ向ける．この血流がぶつかる心房中隔の部位には**卵円**

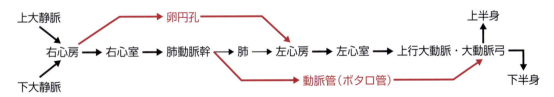

図 5-17 胎児の心臓を経由する循環路と肺を迂回する2つのバイパス路：卵円孔と動脈管

孔が存在．この孔を通り右心房から左心房に入る．左心房の収縮により，左心室に送られた血液は左心室から上行大動脈，大動脈弓に入り，腕頭動脈，左総頸動脈，左鎖骨下動脈の3本の太い血管へ流入．頭頸部・上半身へ流れ，上大静脈で右心房に上方から流入．

（2）**動脈管**（ductus arteriosus） 頻出：上大静脈から還流した血液は，血流の方向に流れ，右房室口から右心室に入る．右心室から拍出された血液は肺動脈（幹）に入る．胎児期には肺胞内に空気がなく肺は収縮しており，血管路も狭く，血流量は少ない．また左右の肺動脈の分岐部と大動脈弓の左鎖骨下動脈の分岐部の遠位側とを連絡する**動脈管（ボタロ管）**と呼ばれる血管が存在し，肺動脈幹に入った血液の大部分は肺を迂回して大動脈弓に流入する．大動脈弓に入った血液は，胸大動脈，腹大動脈を流れ下半身を灌流．その血液の一部は，総腸骨動脈から内腸骨動脈に入り，さらに**臍動脈**に入る．

e）出生後の血管系の変化 頻出

- 出生後，新生児が最初の息を吸い込むと，肺が拡張し肺への血流量が増加し，肺から心臓へ還流する血流量も増加し左心房の血圧が上昇．これにより卵円孔を覆う弁が心房中隔に押しつけられ卵円孔が閉鎖．卵円孔の跡は，心房中隔の窪み（卵円窩）として残る．
- 動脈管（ボタロ管）はほぼ出生直後に血管収縮により閉鎖され，動脈管索となる．完全な閉鎖は1～3か月後．
- 臍動脈→臍動脈索，臍静脈→肝円索，静脈管→静脈管索，卵円孔→卵円窩，動脈管→動脈管索

8. リンパ系

- リンパ系の働きは，**過剰な組織液の排出**，消化管からの**脂質の運搬**，免疫機能を使用した**生体防御**．
- 胸管は，下半身と左上半身のリンパを集め，左静脈角で静脈に合流．
- 胸腺は，T細胞の成熟．骨髄は，B細胞を形成．

血漿の大部分の成分は毛細血管壁で濾過され組織液となる．組織液の大部分は血管系に戻るが，一部はリンパ管に入る．リンパ管の中を流れる透明な液をリンパという．リンパの主な血球はリンパ球であり，液体成分をリンパ漿という．リンパ組織には多数のリンパ球が存在し，免疫活動を行う（図5-1，5-18）．

1）リンパ系の機能

リンパ系の働きの第一は過剰の組織液の排出であり，第二は消化管から吸収された脂質の運搬．第三は生体防御機能である．

2）リンパ管

もっとも細いリンパ管は毛細リンパ管である．毛細血管は吻合してより太いリンパ管となる．リンパ管は静脈よりも管壁は薄く弁の数が多い．皮膚ではリンパ管は皮下組織にあり，静脈と伴行することが多い．内臓のリンパ管は通常動脈に伴行する．

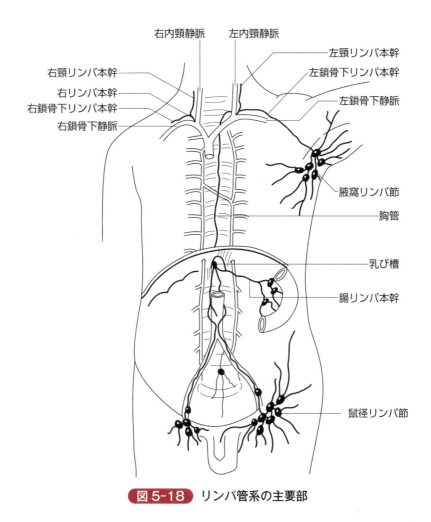

図 5-18 リンパ管系の主要部

- リンパ節：被膜で包まれたリンパ球の集合構造．リンパ管の経過中のところどころに介在しており，リンパはリンパ節の中を流れる．
- 中心乳び管：小腸の絨毛にある毛細リンパ管．摂取した脂質は中心乳び腔乳び管のリンパに入る．このため小腸から流出するリンパは白濁している．

3）リンパ本幹と胸管（図5-19）

リンパ管はリンパ節に入った後，また出る．リンパ管はさらに別のリンパ節への出入りを繰り返す．

- **リンパ本幹**：リンパ節のうちもっとも近位のリンパ節から出たリンパ管．主なリンパ本幹は，**腰リンパ本幹，腸リンパ本幹，気管支縦隔リンパ本幹，鎖骨下リンパ本幹と頸リンパ本幹**．リンパは2本の主流路，胸管ないし右リンパ本幹に入り，静脈角で静脈血中に流入する．
- **胸管** 頻出：最長最大のリンパ管．**下半身および左上半身のリンパを集める**．下半身では，第2腰椎の前で，腸リンパ本幹と左右の腰リンパ本幹が集まり乳び槽と呼ばれる膨大部を形成するが，乳び槽が胸管の起始部となる．胸管は脊柱の前面，奇静脈の左を上行し，左の静脈角に注ぎ込む．頸部では左頸リンパ本幹，左鎖骨下リンパ本幹が合流．

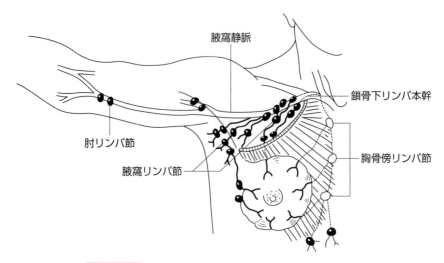

図 5-19 腋窩とその周辺部のリンパ節とリンパ管

- 右リンパ本幹：右胸鎖関節の背側で，右頸リンパ本幹，右鎖骨下リンパ本幹，右気管支縦隔リンパ本幹が合流し，長さ約 2 cm で右静脈角に入り，**右上半身のリンパを集める**．

4）リンパ器官・組織

リンパ器官・組織は一次リンパ器官（組織）と二次リンパ器官（組織）がある．一次リンパ器官には胸腺と骨髄がある．
- **胸腺** 頻出：骨髄から移動してきた未熟 T 細胞から T 細胞が成熟，形成．
- **骨髄** 頻出：B 細胞が形成．

リンパ節，扁桃，脾臓，パイエル板などの二次リンパ器官（組織）では，抗原となる異物が集められ，樹状細胞などの抗原提示細胞により抗原提示が行われ，免疫応答が行われる．

第6章 内臓

体腔にある臓器を内臓といい，本章では同じ系統の臓器をまとめて説明する．

内臓には大まかに消化管などの管状の中空性器官と，肝臓や腎臓のように中身の詰まった実質器官を区別することがある．

- 消化管などの中空性器官の構造（内側から）：粘膜→粘膜下組織→筋層→漿膜（外膜）
- 肝臓などの実質器官の構造：小葉と小葉間結合組織→（葉）→被膜（結合組織）

1. 消化器系（Digestive System）

食物は，口腔→咽頭→食道→胃→小腸（十二指腸→空腸→回腸）→大腸（盲腸，虫垂→結腸→直腸）（図6-1）の順に流れる．口腔には**唾液腺**からの導管が，十二指腸には**肝臓，胆嚢，膵臓**などからの導管が開口する．

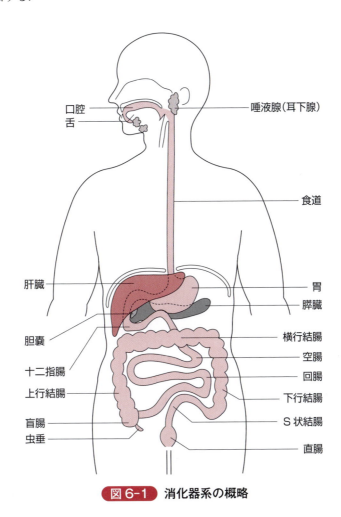

図6-1 消化器系の概略

1）口腔 (Oral Cavity)

- 味蕾乳頭は，**茸状乳頭**，**有郭乳頭**，**葉状乳頭**．
- 舌の前 2/3 の味覚は，**鼓索神経**（顔面神経の枝），触覚は，**下顎神経**（三叉神経の枝）．
- 舌の後 1/3 の味覚と触覚は，**舌咽神経**．
- 舌筋は，**舌下神経**支配．

①口唇 (Lip)
その断面において，外面は皮膚，内面は粘膜，中央部は口輪筋にあたる．皮膚と粘膜の間は紅唇部と呼ばれる．前面から見て，中央部は口裂，両側は口角になる．

②舌 (Tongue)（図6-2）
舌尖，舌体（舌の前 2/3），舌根（舌の後 1/3）からなる．舌体と舌根の境界部に**分界溝**および舌盲孔がある．
- 粘膜：重層扁平上皮＋粘膜固有層
- 粘膜下組織：横紋筋層

a) **舌乳頭** 頻出：舌表面には次の 4 種類の乳頭が区別できる．
- **糸状乳頭**：表面が角化している．白い舌苔を形成．
- **茸状乳頭**：表面が角化しておらず，粘膜固有層の血管が透けて，赤い斑点状に見える．
- **有郭乳頭**：舌の分界溝の前に 7〜12 個並ぶ大型の乳頭で多くの**味蕾**を有する．
- **葉状乳頭**：舌の外側に分布し，味蕾を有する．ヒトでは発達が悪い．
  ＊味物質は**味蕾**で認識されるが，**エブネル腺**からの漿液性唾液で洗い流される．

b) **舌根部**：舌扁桃と呼ばれるリンパ小節を含む組織．口腔両側壁には**口蓋扁桃**がある．

c) **舌の知覚**（図6-2）頻出：右下図の左半分は味覚，右半分は触覚をつかさどる神経を示す．
- 舌の前 2/3 の味覚：**顔面神経**（鼓索神経）

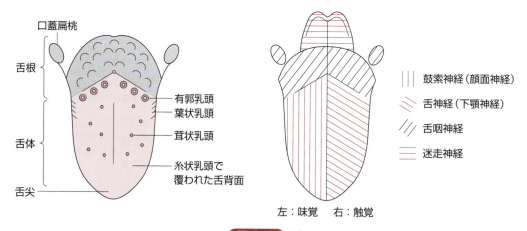

図6-2 舌

- 舌の前 2/3 の触覚：**三叉神経の下顎神経**
- 舌の後 1/3 の味覚，触覚：**舌咽神経**
- 口蓋の触覚：上顎神経支配

③**歯（Tooth）**
a) **歯冠**：ゾウゲ質の表面が**エナメル質**で覆われる部分．
b) **歯頸**：ゾウゲ質が歯肉に覆われる部分．
c) **歯根**：ゾウゲ質の表面が**セメント質**で覆われ，歯根膜を介して歯槽骨に固定される部分．
d) **歯髄**：歯根管を通して，神経や脈管が分布．

2）唾液腺（Salivary Glands）

- 各唾液腺から性状の異なる**唾液**が分泌．耳下腺は**舌咽神経**，顎下腺・舌下腺は**鼓索神経（顔面神経）**支配．
- 唾液：**唾液アミラーゼ**と**リゾチーム**を含む．

a) **小口腔腺**：口唇腺，頬腺，口蓋腺，舌腺〔前舌腺（混合腺），舌根腺（粘液性）〕．
b) **大口腔腺** 頻出：3つの唾液腺．
- **耳下腺**：漿液腺←**舌咽神経**支配
- **顎下腺**：混合腺←**鼓索神経（顔面神経）**支配
- **舌下腺**：粘液腺←**鼓索神経（顔面神経）**支配
  ＊顎下腺，舌下腺はともに舌下小丘に開口する．

唾液にはデンプンを分解する唾液アミラーゼ，殺菌作用をもつリゾチームが含まれている．

3）咽頭（Pharynx）

- 咽頭鼻部（上部）の上皮：**多列線毛上皮**．耳管がこの部に開口．**咽頭扁桃，耳管扁桃**が存在．
- 咽頭口部（中部）の上皮：重層扁平上皮
- 咽頭喉頭部（下部）の上皮：重層扁平上皮
  ＊**ワルダイエルの扁桃輪** 頻出：前方から口腔を見ると，下に舌扁桃，左右の口蓋扁桃，咽頭上部に咽頭扁桃，耳管扁桃などが輪状に配列している．これらをまとめてワルダイエルの扁桃輪，または咽頭輪と呼ぶことがある（図6-3）．

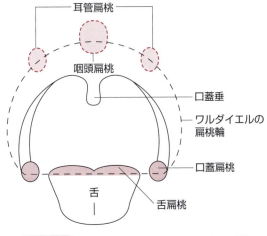

図6-3 ワルダイエルの扁桃輪（咽頭輪）

①嚥下の諸相（第9章参照）頻出
a) **口腔相**：舌が口蓋につき，前から食塊を後部へと送る．
b) **咽頭相**：気道の閉鎖が起こる→食塊が咽頭口部に移り，軟口蓋が咽頭鼻部と咽頭口部の間を遮る→次に喉頭軟骨が上昇し，喉頭蓋が喉頭を閉鎖する→続いて，咽頭筋の蠕動が始まり，食塊は食道へと移動する→喉頭軟骨は下降し，輪状咽頭筋が収縮し，食道からの逆流を防ぐ．
c) **食道相**：蠕動運動で胃に向かって食塊が流れていく．

4）消化管の基本構造

- 消化管組織は**層構造**をなす（内側から**粘膜・粘膜下組織・筋層・漿膜または外膜**の順）．
- **覚え方** **筋層**：**ないりん がいじゅう**（内輪 外縦）
  （内側から**内輪**筋層，**外縦**筋層）

食道以下の消化管組織には以下のような共通する層構造がある（図6-4）．

①粘膜
粘膜は下記の構造を含む．
・粘膜上皮，粘膜固有層，粘膜筋板

②粘膜下組織
粘膜下神経叢（マイスナー神経叢）．

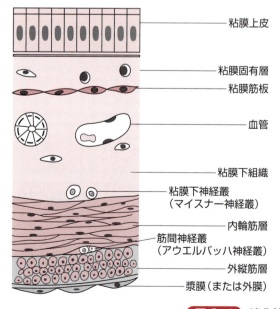
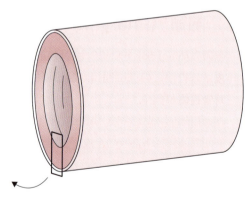

図6-4 消化管の基本構造

③ 筋層

内輪筋層，筋間神経叢（アウエルバッハ神経叢），外縦筋層．

④ 漿膜（腹膜）または外膜　頻出

腹膜に覆われていればそれを漿膜，腹膜に覆われていなければ周囲の結合組織を外膜という．腹膜は多くの腹腔臓器の表面や腹壁を内側から覆っている膜であり，肉眼的解釈を含んでいる．これを顕微鏡で観察する場合，同じものでも観察する視点が異なるので漿膜と表現する．

a) **腹膜の分布**：腹腔のほとんどの臓器の表面は腹膜（臓側）によって覆われている．そのいくつかの部分では2枚の腹膜が癒着し，いわゆる**間膜**となり，その2枚の隙間から動静脈，神経が臓器に分布（図6-9）．
b) **胃の表面**：前面も後面も腹膜に覆われている．
c) **肝臓の表面**：右葉，左葉の表面を覆っている2枚の腹膜（臓側）はその境界の矢状面で合体して，肝鎌状間膜となる．その下端には肝円索（臍静脈の遺残物）というヒモが存在．
d) **小腸の表面**：全体が腹膜に覆われ，腸間膜根として集合．
e) **大腸の表面**：小腸と同様に全体が腹膜に覆われているところがあるが，後面は後腹壁に癒着している部分もある．胃から続く間膜はエプロン状に前下に垂れ下がり，大網となる．
f) **骨盤内臓の表面**：その上部のみが腹膜によって覆われる．しかし，卵巣や子宮の大部分は前後の腹膜から覆われるため，多くの間膜が形成される．

　　＊前腹壁の腹腔側表面はすべて壁側腹膜により覆われる．一般に，腹膜後器官には十二指腸，膵臓，腎臓，副腎，尿管，腹大動脈，下大静脈，胸管，乳び槽などが含まれる．腹膜は全体として閉じた腹膜腔を形成し〔女性では卵管腹膜口が開口しており，外界（子宮腔から膣まで）と連絡があるので，厳密には閉じた空間ではない〕，漿液を含み，病的状態では腹水などが貯留．

5）食道（Esophagus）

- **食道**は，C6からT11に位置し，頸部では**喉頭と気管**，胸部では**心臓と気管**の**背側**を走行．
- 3か所の**生理的狭窄部**は，**食道入口，気管分岐部，食道裂孔**．

- 3か所の生理的狭窄部　頻出：食道入口，気管分岐部，食道裂孔通過部．
- 組織構造：粘膜上皮（**重層扁平上皮**），粘膜固有層，粘膜筋板，粘膜下組織（食道腺），筋層（内輪，外縦），外膜（漿膜なし）．
- 病理：食道は漿膜で覆われていないため，食道癌は周囲に転移しやすい．門脈圧亢進時には**食道静脈瘤**が発生しやすい．

6）胃（Stomach）（図6-5）

> **ここがポイント**
> - 胃の入口は**噴門**，出口の**幽門**には逆流防止の**幽門括約筋**があり，**胃底部**は噴門より上位に位置．
> - 胃底腺には，**副細胞**（胃粘膜保護の粘液分泌），**壁細胞**（胃酸・内因子分泌），**主細胞**（ペプシノーゲン分泌）．
> - 胃の筋層は，**内斜**，**中輪**，**外縦**の3層．

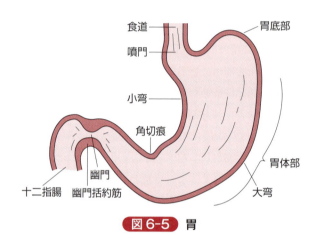

図6-5 胃

- 入口（食道側）：**噴門**
- 出口（十二指腸側）：**幽門**（括約筋）
- その間：**胃底**，**胃体**（大弯，小弯）
  ＊胃底部は噴門の近くであることに注意．

a) **粘膜上皮** 頻出
(1) 胃底腺を構成する上皮細胞（単層円柱上皮）（図6-6）
  - 表層粘液細胞：粘液分泌
  - **副細胞**：粘液分泌
  - **壁細胞**：**胃酸**分泌，**内因子**分泌（回腸からのビタミン B_{12} の吸収に必須）
  - **主細胞**：ペプシノーゲン分泌（胃の内腔において胃酸の作用でペプシンになる）
  - 基底顆粒細胞：消化管ホルモン（ガストリンはG細胞から分泌される）

b) **粘膜固有層，粘膜筋板，粘膜下組織，筋層** 頻出 （内斜，中輪，外縦），漿膜

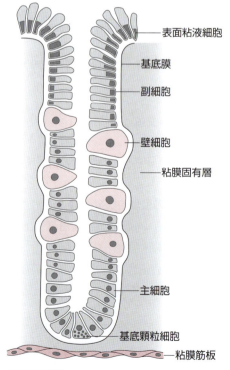

図6-6 胃底腺を構成する上皮細胞

7）小腸（Small Intestine）（図6-1）

- 小腸は，**十二指腸**と**空腸・回腸**に区分．
- **十二指腸**には膵頭部がはまり込み，**大十二指腸乳頭**（ファーター乳頭）には，総胆管（胆汁）と膵管（膵液）が開口．
- 小腸には表層に腸絨毛のある**輪状ヒダ**がみられる．
- **空腸**と**回腸**の境界は不明瞭であるが，回腸には**パイエル板**がある．
- **回腸**から盲腸（大腸）への移行部には**逆流防止の回盲弁**．

①十二指腸（Duodenum）（図6-7）頻出

上部，下行部，水平部，上行部からなり，十二指腸空腸曲までをさす．このコの字のへこみに膵頭部が入り込んでいる．この部分では肝，胆からの**総胆管**と膵からの**膵管**が**大十二指腸乳頭**（ファーター乳頭）で開口している．

②空腸（Jejunum）と回腸（Ileum）

十二指腸空腸曲から大腸の盲腸に移行するまでをいう．空腸と回腸の境界は不明瞭．回腸から盲腸への移行部には**回盲弁**が存在する（図6-8）．**回腸**末端には集合リンパ小節である**パイエル板**が存在する．

小腸の組織像は部位により多少の違いはあるが，共通する構造は下記の通りである（図6-9）．

- **輪状ヒダ**：粘膜下組織が芯となって形成．
- **腸絨毛**：粘膜固有層が芯となって形成．

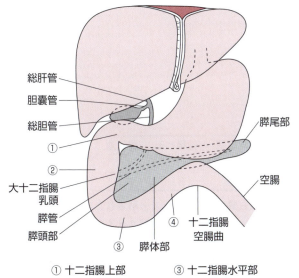

図6-7　十二指腸

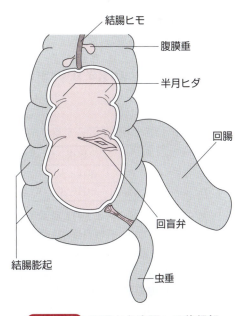

図6-8　回腸から盲腸への移行部

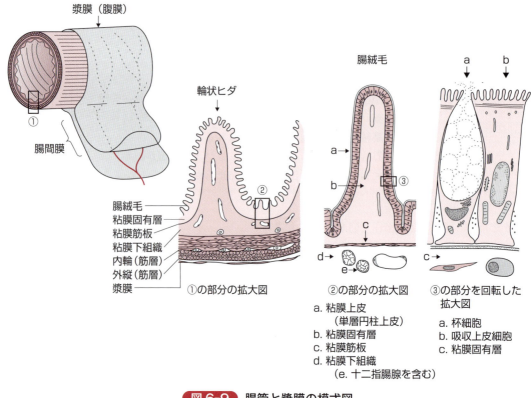

図 6-9 腸管と漿膜の模式図

- 粘膜上皮：単層円柱上皮からなる**吸収上皮細胞**と**杯細胞**からなる．
- 粘膜固有層：結合組織
- 粘膜筋板：平滑筋
- 粘膜下組織：十二指腸腺（ブルンナー腺）
- 筋層（内輪，外縦），漿膜

8）大腸（Large Intestine）

ここがポイント

- 小腸と大腸を区分するポイント

	ヒダ	絨毛	粘膜上皮細胞	結腸ヒモ	腹膜垂
小腸	輪状ヒダ	あり	吸収上皮細胞が主	なし	なし
大腸（結腸）	半月ヒダ	なし	杯細胞が主	あり	あり

＊小腸で吸収される糖質は単糖類まで，蛋白質はアミノ酸まで分解されないと吸収できない．分解過程の途中までは小腸へ分泌される消化酵素で分解されるが，その最終段階の基質の分解は吸収上皮細胞の微絨毛表面で行われている．

- 大腸：**盲腸**，**結腸**，**直腸**と続く．盲腸の後壁下端から**虫垂**．結腸は**上行結腸・横行結腸・下行結腸・S状結腸**に区分される．直腸下端の出口が**肛門**．
- 肛門には，内肛門括約筋（平滑筋・不随意）と外肛門括約筋（骨格筋・随意）がある．

①盲腸（Cecum）（図6-8）頻出

回腸（小腸）に続く部分．回腸末端の盲腸との移行部には回盲弁がある．

a) **虫垂（appendix）**：盲腸の下端から伸びる部分，大腸と同様の組織構造をもつ．リンパ球の浸潤，**リンパ小節**が認められる．

b) **マクバーネー圧痛点**：右上前腸骨棘と臍を結んだ線を3等分した外側1/3の点．虫垂炎の際，圧痛を示す．

②結腸（Colon）（図6-8）頻出

上行結腸，**横行結腸**，**下行結腸**，**S状結腸**を区別する．横行結腸の前半までは上腸間膜動脈支配，後半以降は下腸間膜動脈支配になる．

a) **粘膜上皮**：杯細胞が主となる．
b) **粘膜固有層，粘膜筋板，粘膜下組織（半月ヒダを形成）**．
c) **筋層**：外縦筋層が集まって，3つの**結腸ヒモ**（大網ヒモ，自由ヒモ，間膜ヒモ）を形成．
d) **漿膜または外膜**：腹膜（**腹膜垂**を形成）．

③直腸（Rectum）

下端の出口を**肛門**という．

a) **粘膜上皮**：**単層円柱上皮**から**重層扁平上皮**に移行．
b) **粘膜固有層（粘膜下組織）**：静脈叢があり，痔疾の一因となる．
c) **筋層**：**内肛門括約筋＋外肛門括約筋**．

   ＊一口メモ：胃はストレスやヘリコバクター・ピロリなどの感染で慢性胃炎や胃潰瘍を起こしやすく，胃粘膜の壁細胞が減少する病態が生じることが多い．そのような場合，壁細胞からの内因子の分泌量が低下し，**ビタミンB_{12}の吸収量が減少**すると，その影響は造血機能の低下を招き，**悪性貧血**が生じることもある．

9）肝臓（Liver）（図6-10）

- 肝臓は，人体最大の腺で**右葉，左葉，方形葉，尾状葉**の4葉．
- 肝門では，**門脈**（消化管からの静脈血），**固有肝動脈**（動脈血）が入り，**肝管**（胆汁）が出る．**肝静脈は肝門を通らず肝臓上後面から下大静脈へつながる**．
- 肝小葉で**血流は周辺部から中心部**，**胆汁分泌は中心部から周辺部**の方向．
- **肝臓の機能**は，①**胆汁の生成**，②消化管から吸収された**栄養素**（グルコースなど）を**グリコーゲン**として**貯蔵**，また必要に応じてグルコースに分解，③**解毒作用**，④**血液の貯蔵**など．

右葉，左葉，方形葉，尾状葉を区別する．図6-11に肝臓の血流を示す．

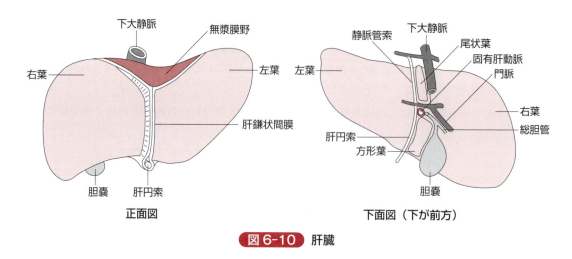

正面図　　下面図（下が前方）

図 6-10 肝臓

腹腔動脈 → 総肝動脈 → 固有肝動脈 → 肝臓（小葉間動脈 → 類洞 → 中心静脈 → 小葉下静脈）→ 肝静脈

腹腔動脈 → 脾動脈 → 脾 → 脾静脈 → 門脈 → 肝臓（小葉間静脈）→ 類洞

上腸間膜動脈 → 小腸，大腸 → 上腸間膜静脈 → 門脈

下腸間膜動脈 → 大腸 → 下腸間膜静脈 → 門脈

図 6-11 肝臓の血流

①肝小葉

中心静脈を中心に放射線状に拡がる肝細胞索が，**小葉間結合組織**（グリソン鞘）によって囲まれた領域をさす．

a) **血流の方向**：肝小葉周辺部から中心部へ

b) **胆汁分泌の方向**：肝小葉中心部から周辺部へ

　　＊肝の毛細血管の特徴：類洞の構造をとる

②小葉間結合組織（グリソン鞘）の構成（図 6-12） 頻出

・トライアッド（三つ組み）

　小葉間胆管：毛細胆管の続き

　小葉間動脈：固有肝動脈の枝

　小葉間静脈：門脈の枝

③門脈（Portal Vein） 頻出

胃，腸，脾臓からの静脈血がいったん，門脈に集められ，その後，肝臓で新たな毛細血管を形成する．

肝硬変などで門脈圧が亢進すると側副路（食道静脈，腹壁静脈，直腸静脈）に血液が流れ，「メデゥーサの頭」＊を形成したり，さらに食道静脈瘤や痔からの出血を起こしやすくなる．

　　＊臍を中心として放射線状に伸びた皮静脈を「メデゥーサの頭」と表現する．

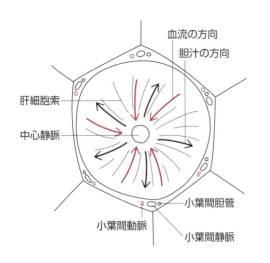
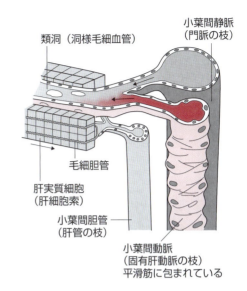

肝小葉と小葉間結合組織：図の六角形状の組織が
肝小葉，それぞれの角が小葉間結合組織

図6-12 小葉間結合組織（グリソン鞘）の配列と構成

10）胆嚢（Gall Bladder）

胆汁は胆嚢で濃縮される．胆嚢壁には平滑筋は少ないが，食物摂取刺激で収縮し，濃縮された胆汁が十二指腸に送り出される．
・胆路：肝→肝管→（胆嚢管→胆嚢→胆嚢管）→総胆管→（大十二指腸乳頭）→ 十二指腸

11）膵臓（Pancreas）

- 膵臓は，膵頭，膵体，膵尾に区分．膵頭は十二指腸の弯曲した部分にはまり込む．
- 膵液（外分泌腺から分泌）は，膵管に集まり，総胆管（胆汁）とともに大十二指腸乳頭から十二指腸内に注ぐ．
- ランゲルハンス島（内分泌腺）は，血糖値を低下させるインスリン，血糖値を上昇させるグルカゴン，それらの分泌を抑えるソマトスタチンを分泌．

全体は膵頭部，膵体部，膵尾部と分けることができる．膵頭部は十二指腸の弯曲した部分にはまり込んでいる．膵外分泌部は消化酵素を含む膵液を腺房から導管を通って膵管に分泌する．膵管は総胆管と合流して，十二指腸腔内に膵液を注いでいる．膵内分泌部はランゲルハンス島（膵島）から周囲に分布する毛細血管に各種のホルモンを分泌している．

①外分泌腺
a）腺房：膵液の消化酵素を合成，介在部，導管に向かって分泌．
b）介在部：膵液中の電解質成分を分泌．

表6-1 膵液の消化酵素が分解する基質と酵素名

基　質		酵素名
糖　質	デンプン	膵アミラーゼ
脂　質	乳化されたトリグリセリド	膵リパーゼ
蛋白質	蛋白質	トリプシン カルボキシペプチダーゼ
核　酸	DNA	デオキシリボヌクレアーゼ
	RNA	リボヌクレアーゼ

　膵液中の消化酵素の多くは膵外分泌細胞内では活性はなく，いわゆる**チモーゲン**と呼ばれる前駆体の状態で存在する．そして，細胞外に分泌され，腸内の別の酵素によって活性型になる（表6-1）．

②内分泌細胞　頻出
　ランゲルハンス島（膵島）．
a）**A（α）細胞**：グルカゴンを分泌．
b）**B（β）細胞**：インスリンを分泌．
c）**D（δ）細胞**：ソマトスタチン→グルカゴン，インスリンの分泌を抑える．
　　＊一口メモ：肝臓には類洞と肝実質細胞との間のディッセ腔にビタミンA貯蔵細胞（伊東細胞）がある．この細胞はビタミンAの貯蔵とともに，肝硬変の際に組織を線維化する過程で重要な役割を演ずるとされる．

2. 呼吸器系（Respiratory System）

鼻から肺までの気道と肺胞を扱う．

1）鼻腔（Nasal Cavity）

気道は外鼻孔から始まり，鼻腔に以降する．鼻腔を取り囲む各壁は以下のとおり．
・前方－外鼻孔：皮膚の延長で粘膜に以降する．鼻毛，鼻軟骨．
・後方－後鼻孔：咽頭鼻部につながる．
・外側－**上鼻甲介（篩骨），中鼻甲介（篩骨），下鼻甲介**．各甲介直下の空間はそれぞれ，上鼻道，中鼻道，下鼻道という．
・内側－**鼻中隔**（**篩骨**垂直板，鋤骨）．
・上方－**篩骨篩板**で覆われる．篩板の穴から**嗅神経**が鼻腔粘膜に分布．
・下方－前部は硬口蓋（上顎骨，口蓋骨），後部は軟口蓋となる．
・鼻腔を覆う粘膜上皮は一部，重層扁平上皮，大部分は**多列線毛上皮**　頻出　からなる．

2）副鼻腔（Paranasal Sinus） 頻出

鼻腔につづく骨のなかの空洞．炎症を起こすと副鼻腔炎になる．
- 前頭洞，上顎洞，篩骨洞（前部，中部，後部），蝶形骨洞
　　［←　　　　中鼻道に開口　　　→ ←上鼻道に開口→］

3）喉頭（Larynx）

- 喉頭を構成する**甲状軟骨**，**輪状軟骨**，**披裂軟骨**は**硝子軟骨**，**喉頭蓋軟骨**は**弾性軟骨**．
- **甲状軟骨**の背側には**声帯**があり，**声帯**を動かす筋は主に**迷走神経**の枝の**反回神経**（下喉頭神経）支配．この神経が損傷すると**嗄声**になる．

甲状軟骨＋輪状軟骨＋披裂軟骨→いずれも硝子軟骨（図6-13）． 頻出

輪状軟骨の高さはだいたい食道の入口と同じ．**声帯**は前庭ヒダ（室靱帯）と声帯ヒダ（声帯靱帯）からなる．声帯靱帯は輪状軟骨上の披裂軟骨と甲状軟骨との間に張られている．

- 声門を開く唯一の筋→**後輪状披裂筋**
- 喉頭蓋：**弾性軟骨**でできている．
- 声帯周囲の炎症→**声門浮腫**→呼吸困難→**気管切開**が必要となる．

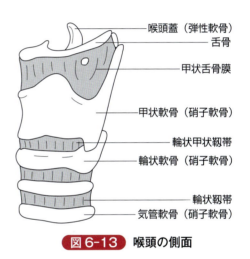

図6-13 喉頭の側面

4）気管・気管支（Trachea・Bronchus）

- **気管**は，食道の前（腹側），心臓の後（背側）を走行．
- **右気管支**は左に比べて，**太く，短く，傾斜角度が鋭角**なため**誤飲**時に**異物**が入りやすい．

- 周囲の構造との位置関係：気管は胸骨，胸腺の後，食道の前→食道の生理的狭窄部．
- 粘膜上皮：**多列線毛上皮**．
- 粘膜固有層＋粘膜下組織：馬蹄形の**気管軟骨**，平滑筋（→**膜性壁**）．
- 気管支分岐部の高さ：T4〜5レベル．
- 形態的特徴と異物との関係：右気管支は太く，気管からの傾斜角度は少ないため，**異物は右気管支に入りやすい**．

5）肺（Lung）

- 肺は右が**水平裂**と**斜裂**で**3葉**，左は**斜裂**で**2葉**に分かれる．
- 肺門では，肺動脈（静脈血），肺静脈（動脈血），気管支，気管支動脈（肺の栄養血管）が出入する．
- 胸膜：**臓側胸膜**と**壁側胸膜**．両者間の**胸膜腔**には**胸膜液**がある．
- 呼吸時は胸膜腔が**陰圧**になり，肺が広がると空気が肺に引き込まれる．陰圧が保てなくなると，**気胸**となる．
- 最後の細気管支は終末細気管支でなく，呼吸細気管支である．

①肺の構造

実質は胸膜に包まれ，**右は3葉，左は2葉**に分かれる 頻出．気管支が2度めに枝分かれするところは，すでに肺の内部である．

```
        肺門        二次気管支（葉）        三次気管支
気管─┬─左気管支→（上葉，下葉）気管支　　　→区域気管支→細気管支→終末（細）気管支
     └─右気管支→（上葉，中葉，下葉）気管支→区域気管支→細気管支→終末（細）気管支
                                                            （軟骨なし）
```

②胸膜 頻出

臓側胸膜（肺胸膜）と**壁側胸膜**があり，その間の**胸膜腔**には胸膜液を入れる（図6-14）．各葉は臓側胸膜に包まれ，左肺は**斜裂**で，右肺は**水平裂**および**斜裂**で分けられる．胸膜腔には肋骨縦隔洞や肋骨横隔洞などの比較的広い空間を残している．

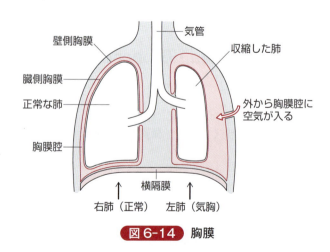

図6-14 胸膜

③呼吸のメカニズム

胸郭を広げる筋を吸気の筋，狭める筋を呼気の筋とする．吸期において胸郭が広がれば，壁側胸

膜が広がり，胸膜腔が陰圧となり，受動的に臓側胸膜に包まれた肺が広がり，空気が肺に引き込まれる．

④呼吸に関わる筋 頻出
本来，肺は収縮しようとする性質があり，安静時の呼気ではほとんど筋を使わない．
- 吸気に働く筋：外肋間筋，横隔膜，斜角筋
- 呼気に働く筋：内肋間筋，胸横筋，肋下筋，腹直筋
- 吸気時の外気は次の順で肺胞まで到達する．

    気管→気管支→葉気管支→区域気管支（9～10本）→（小葉間）**細気管支**→**終末細気管支**→**呼吸細気管支**→肺胞管→肺胞嚢→肺胞
- 細気管支より先では**軟骨がなくなり**，平滑筋による影響が強く現れる．

    交感神経優位：気管支拡張

    副交感神経優位：気管支収縮

⑤肺胞を構成する細胞 （図6-15） 頻出
a) **肺胞Ⅰ型上皮細胞**（扁平肺胞細胞）
b) **肺胞Ⅱ型上皮細胞**（大肺胞細胞）：分泌顆粒の一種である層板小体を内腔に分泌し，肺胞被覆層の主成分である**肺胞表面（界面）活性物質（サーファクタント）**を供給．
c) **毛細血管内皮細胞**
d) **塵埃細胞**（肺胞大食細胞）：肺胞マクロファージが肺胞内の塵埃や余分なサーファクタントを処理する．

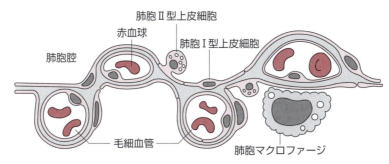

図6-15 肺胞を構成する細胞

⑥呼吸器系の病態
- **気胸**：胸膜腔が大気と交通し，陰圧を保てなくなり，肺が収縮し，肺が十分換気できなくなった状態（図6-14）．

    ＊一口メモ：肺には心臓から大量の血液が送られてくるが，この血液は肺胞の毛細血管でガス交換をするための静脈血であり，肺組織を栄養していない．肺は気管支動脈により養われていて，肺を養った後の静脈血は肺静脈に流れ込む．したがって，肺静脈にはわずかであるが，二酸化炭素を含んだ血液が必ず含まれている．

3. 泌尿器系（Urinary System）

・尿路：腎臓→尿管→膀胱→尿道

1）腎臓（Kidney）（図6-16）

- 腎臓は，**後腹膜臓器**で**左右一対**（**右腎**は，肝臓の右葉が大きいため，左腎より**底位**）．
- 腎単位（ネフロン）は，**腎小体**（糸球体とボウマン嚢）と**1本の尿細管**．
- **尿の流れ**：糸球体→ボウマン嚢（原尿）→近位尿細管→ヘンレのワナ→遠位尿細管→集合管（尿）→腎乳頭の孔から腎杯→腎盤（腎盂）→（尿管）．
- レニン・アンギオテンシン・アルドステロン系は，**血圧上昇**にかかわる．

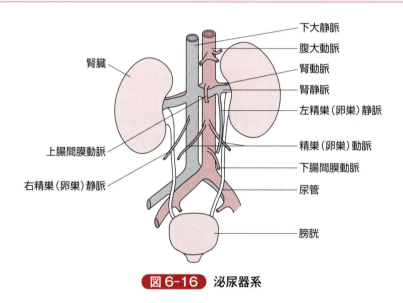

図6-16 泌尿器系

①左右の位置 頻出

後腹膜に位置し，左右に一対あり，通常，**右腎は左腎よりやや低い位置にある**．
- 右腎：12肋骨に覆われる．
- 左腎：11，12肋骨に覆われる．

②組織構造

腎葉→腎乳頭→腎杯（小腎杯が集まって，大腎杯が形成される）→腎盂．腎臓の実質は皮質と髄質からなる．髄質は腎杯に向かってその先端が細くなっているので腎錐体と呼ばれる．

a) **血流**：腎臓の組織構造と関係が深い．
- **腎動脈**：腹大動脈から左右に1本ずつ腎臓を養う
  ↓
- **葉間動脈**：腎動脈から分かれて，腎葉の間を分けて走行
  ↓

- **弓状動脈**：葉間動脈から方向を約90°曲げ，皮質と髄質の間を走行
  ↓
- **小葉間動脈**：弓状動脈から多くの小葉間動脈を皮質方向に伸ばし，糸球体を形成．したがって，2本の小葉間動脈の間が小葉組織となる．
  ↓
- **輸入細動脈**：糸球体の直前で血管壁に傍糸球体細胞が現れ，傍糸球体細胞からは血中にレニンが分泌．
  ↓
- **糸球体毛細血管**：血漿の一部は足細胞間のスリットを通って，ボウマン腔に排出．メザンギウム細胞は毛細血管同士を固定．
  ↓

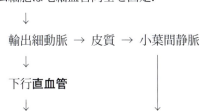

　　上行**直血管**　→　　　→　**弓状静脈**　→　葉間静脈　→　＊腎静脈

　＊腎静脈：左腎静脈は左精巣（左卵巣）静脈を受け，腹大動脈を越えて下大静脈に合流．一方，右精巣（右卵巣）静脈は直接下大静脈に合流．

b) **ネフロン** 頻出 ：腎の組織単位．**腎小体から遠位尿細管まで**をさす（図6-17）．
(1) **腎小体**：糸球体とボウマン嚢から構成．
- **糸球体** 頻出 ：毛細血管内皮細胞＋**メザンギウム細胞**＋**足細胞**（図6-18）．

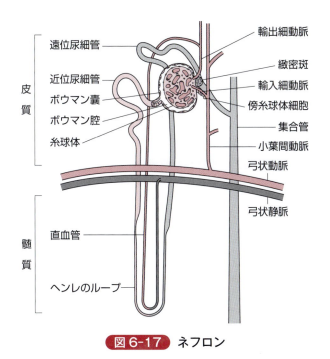

図6-17 ネフロン

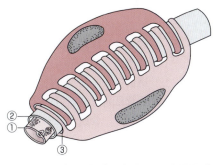

二つの隣り合う足細胞の小足の間から原尿が濾されてくる．
①毛細血管内皮細胞
②基底膜
③足細胞の小足

図6-18 糸球体毛細血管と足細胞との関係図

- ボウマン嚢：ボウマン腔を取り囲む単層扁平細胞からなるが，尿細管に移行．
- 傍糸球体装置：傍糸球体細胞＋緻密斑＋糸球体外メザンギウム細胞．

(2) 尿細管 頻出
- 近位尿細管：原尿から水分，電解質，糖質など，大部分の再吸収を行う．
- ヘンレのワナ（ヘンレ下行脚＋ヘンレ上行脚）：原尿中の水分が間質へ移行．
- 遠位尿細管：アルドステロンや抗利尿ホルモン（ADH）の作用を受け，ナトリウムや水の再吸収を行う．

(3) 集合管：抗利尿ホルモン（ADH）の作用を受け，水の再吸収を行う．

③尿の流れ

糸球体→ボウマン嚢→近位尿細管→ヘンレのワナ（ヘンレ下行脚→ヘンレ上行脚）→遠位尿細管→集合管．血中の酸素が少なくなると，尿細管周囲の組織からは赤血球の造血を促す**エリスロポエチン**が分泌される．そのため腎実質組織が失われる慢性腎炎では貧血になりやすい．

④レニン・アンギオテンシン・アルドステロン（RAA）系 頻出

糸球体に流れ込む血液の減少は輸入細動脈壁の**傍糸球体細胞**からレニンの分泌を促進する．レニンは血液中でアンギオテンシンⅠを生じ，アンギオテンシンⅠは肺でアンギオテンシン変換酵素により，アンギオテンシンⅡに変化する．アンギオテンシンⅡは血管の収縮に働き，さらにアルドステロンの分泌を促進する．アルドステロンは尿細管におけるナトリウムの再吸収を促進するため，この系は全体として血圧上昇に働くことになる．

これに対して，循環血液量の上昇が心房壁を圧迫すると，**心房性ナトリウム利尿ペプチド（ANP）**が分泌され，尿細管におけるナトリウムの再吸収を阻害し，循環血液量は減少する．

2）尿管（Ureter）

- 尿管は，**蠕動運動**（4～5回/分）で尿を膀胱に送る．
- 尿管には3か所の**生理的狭窄部**（①腎盤と尿管移行部，②骨盤入口部，③膀胱貫通部）がある．
- **膀胱三角**（左右の内尿管口と内尿道口）の粘膜は**平滑**．
- 排尿は，**骨盤内臓神経**（副交感神経）の支配で，**膀胱筋**が**収縮**し，**膀胱括約筋**が**弛緩**する．

腎盂を出て，大腰筋の前，精巣（卵巣）動脈の後を通り，総腸骨動脈を斜めに横切り，膀胱の後方から膀胱に入る．

- 粘膜上皮（**移行上皮**），粘膜固有層，粘膜下組織，筋層，外膜

3）膀胱（Urinary Bladder）

膀胱は尖（頂），体，底からなる．膀胱内の左右の尿管口と内尿道口を結んだ三角形を**膀胱三**

角 **頻出** と呼び，シワのない粘膜部となっている．
- 膀胱の粘膜上皮 **頻出**：**移行上皮**からなり，尿が膀胱に充満すると薄い数層の上皮細胞となるが，膀胱に尿がない状態では多層の上皮細胞からなる厚い層を形成．
- 膀胱の上部：腹膜によって覆われる．

4）尿道（Urethra）

- 尿道は膀胱内の内尿道口から外尿道口までの管状構造．尿管と混同しないこと．
- **尿道の長さは男性 15〜20 cm，女性 3〜4 cm** 程度．
- **膀胱括約筋**は，**平滑筋**（不随意筋）で**下腹神経**（交感神経）と**骨盤内臓神経**（副交感神経）の支配，**尿道括約筋**は，**骨格筋**（随意筋）で**陰部神経**支配．

内尿道口から外尿道口までの管状構造をさす．
- **男性**：尿道に前立腺，射精管，尿道球腺（クーパー腺）からの開口部があり，**全体の長さは約 15〜20 cm** ほど．
- **女性**：尿道**全体の長さは約 3〜4 cm** ほど．
- 2か所の括約筋：それぞれの筋の支配は表6-2のとおり．

表6-2 膀胱・尿道における筋の神経支配

	膀胱筋（平滑筋）	膀胱括約筋（平滑筋）	尿道括約筋（横紋筋）
交感神経（下腹神経叢）	弛緩	収縮	作用なし
副交感神経（骨盤内臓神経）	収縮	弛緩	作用なし
体性神経（陰部神経）	作用なし	作用なし	収縮

膀胱括約筋 （内尿道括約筋）：膀胱から尿道に移行する部位に存在．
尿道括約筋 （外尿道括約筋）：下部の尿生殖隔膜に存在．

＊一口メモ：1日あたりの成人の尿量と排尿回数

正常時：500〜2,000 mL，正常時の排尿回数：4〜6回

多尿：2,000 mL 以上

乏尿：500 mL 以下

無尿：まったく尿が出ない状態

頻尿：10回以上

排尿回数は年齢によって大きく変化する．乳幼児では大脳による排尿反射の抑制ができていないので1〜4時間おきに反射的に行われる．高齢になると1日あたりの排尿回数は成人時よりも多くなり，1日6〜7回，夜間1回以上となる．

4. 生殖器系（Reproductive System）

1）男性生殖器 (図6-19)

- 精子は，精巣内の**曲精細管**で形成される．
- 精子は，**精巣→精巣上体→精管→射精管→尿道→外尿道口**の経路をたどる．
- 陰茎には，**尿道**と**陰茎海綿体**と**尿道海綿体**があり，海綿体には**陰茎深動脈**や**陰茎背動脈**などから**血液**が供給され，**勃起**する．
- 精液は，**精子**と**精囊**，**前立腺**，**尿道球腺**の分泌液からなる．

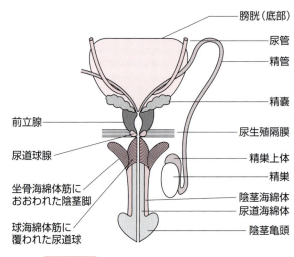

図6-19 男性生殖器（後方から見た図）

①精巣（Testis）

a) **精巣下降**：胎生期には精巣は後腹膜の組織であるが，陰囊が形成される時期には精巣は下降して腹膜との連絡が絶たれる．しかし，精巣には腹膜のなごりである精巣鞘膜が袋状になって精巣の一部を覆っている．精巣を包む3層の膜は腹壁から伸びた構造．外から外精筋膜（外腹斜筋由来），精巣挙筋（内腹斜筋由来），内精筋膜（横筋筋膜由来）を区別．

b) **精巣**：外側から白膜→精巣縦隔→精巣中隔→精巣小葉→曲精細管．

- 精子形成：**曲精細管**（図6-20）**頻出** で行われる．精祖細胞（2n）→（一次）精母細胞（2n）→（減数分裂）→二次精母細胞（精娘細胞）(n)→（減数分裂）→精子細胞(n)→精子．

  ＊上記の細胞の他に精細管には精子形成を助ける**セルトリ細胞** **頻出** がある．

  間細胞（ライディヒ細胞） **頻出**：曲精細管の外側の間質に存在し，テストステロンを分泌．

②精子の経路 **頻出**

- 曲精細管→直精細管→精巣網→精巣上体（精巣輸出管→精巣上体管）→精管→精管膨大部→射精管→精丘（前立腺）→尿道

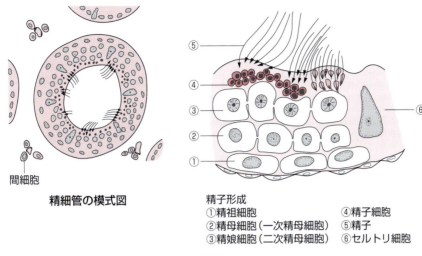

図6-20 曲精細管

精巣上体では精管は精巣上体管が集まって1本になったもので，伴行する組織とともに精索となって鼠径管を通過し，膀胱後面で精嚢からの導管と合流して射精管となり，前立腺内の尿道に開口する．

- **精索**：精管，精巣動脈，蔓状静脈叢，精巣神経叢，精巣挙筋を合わせた構造をさす．精嚢は果糖に富むアルカリ性の液を分泌．

③前立腺（Prostate）頻出

尿道と射精管を取り囲む．膠原線維と平滑筋からなる被膜および小葉を隔てる支質と固有腺とからなり，クエン酸，亜鉛に富むアルカリ性の液を分泌する．

④尿道球腺（カウパー腺）

尿生殖隔膜の中に埋まっている粘液腺．

- **精液**：約10％の精子からなる固形成分と約90％の精嚢，前立腺，尿道球腺などからの液性成分からなる．液性成分は**アルカリ性**で精子の運動性を高めたり，腟や尿の酸性を中和し，精子を保護する働きをもつ．

⑤陰茎（Penis）

2つの分かれた**陰茎海綿体**と1つの**尿道海綿体**，そしてそれらを包む結合組織性の白膜からなる．**亀頭**は尿道海綿体の延長である．陰茎海綿体は後方で分かれ，その表面は坐骨海綿体筋に覆われる．また尿道海綿体も後方でふくらみ，尿道球となって，その表面は球海綿体筋で覆われる．

- 内陰部動脈→**陰茎深動脈**＋**陰茎背動脈**（亀頭部に分布する）＋**尿道球動脈**＋**尿道動脈**：これらの動脈はラセン動脈となって海綿体に入り，海綿体洞に血液を注ぐ．海綿体洞は動静脈吻合をなし，その血液は，直接，深陰茎背静脈に注ぐが，急激な海綿体洞への血液の流入による海綿洞の膨張，白膜への圧迫は静脈還流を抑え，勃起が起こる．

2）女性生殖器（図6-21）

- 卵巣内の**卵胞**は，**原始卵胞**→1次・2次卵胞→成熟卵胞（グラーフ卵胞）→【**排卵**】→**黄体**→**白体**または**妊娠黄体**と変化する．
- **排卵**は，卵巣表面の腹膜を破って**腹膜腔**に放出．
- **受精**は，**卵管膨大部**で**卵娘細胞**（二次卵母細胞）に精子が侵入して起こる．
- **子宮**は，上部を**子宮底**，中央部を**子宮体**，腟につながる部分を**子宮頸部**．
- **胎盤**では母体血の酸素・栄養分と胎児血の二酸化炭素・老廃物を交換する．

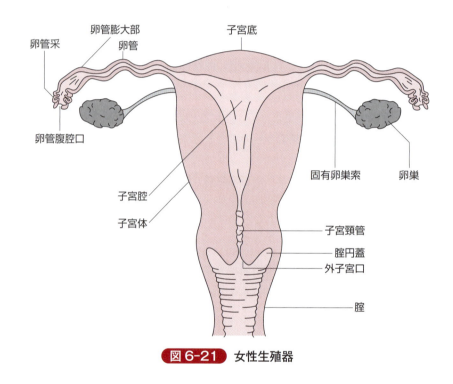

図6-21 女性生殖器

- 卵の輸送経路：卵巣（腹膜腔への排卵）→卵管采→卵管（受精）→子宮（着床）→腟

①卵巣（Ovary）頻出

(1) 卵胞の発達：**原始卵胞**→一次卵胞→二次卵胞→（胞状卵胞）→**成熟卵胞（グラーフ卵胞）**→（排卵）→**黄体**→白体あるいは妊娠黄体

- 排卵：卵巣表面の腹膜を破って**腹膜腔**に放出．
- 卵管采：卵管腹腔口を介して腹膜腔に開いていて，腹膜腔に放出された卵を取り込み，卵管を経て，子宮腔へと運ぶ．
- **卵祖細胞**：胎生期に数回の分裂を繰り返してすべての**卵祖細胞**が卵母細胞になる．
- **卵母細胞**：思春期まで静止状態にあるが，思春期に入ると一部の卵母細胞は栄養分をとって肥大しはじめ，排卵直前に減数分裂をして**卵娘細胞**（二次卵母細胞）になる．

- **卵娘細胞**：受精後，もう一度分裂して**卵子**になる．つまり卵母細胞から卵子になるまでの2回の分裂を通じて，1個の卵母細胞から1個の卵子と3個の**極体**ができる．したがって，卵子と呼ばれる状態では既に受精卵となっているので，精子と結合できる細胞をさすのではない．

② 卵管（Oviduct）
- 粘膜上皮（線毛細胞＋分泌細胞）：受精は**卵管膨大部** 頻出 で起こる．
- 粘膜固有層，内輪，外縦筋層，漿膜（腹膜）

③ 子宮（Uterus）
a) **構造**：非妊娠時の子宮の大きさはヒトのこぶしほどの大きさであり，そのほとんどは平滑筋からなる**子宮筋層**が占める．上部を**子宮底**，中央部を**子宮体**，腟につながる部分は**子宮頸部**と呼ぶ．通常，子宮頸部がやや前方に傾き（前傾），体部がさらに前方に屈曲（前屈）．

b) **表面**：腹膜で覆われ，前後の腹膜が一体化して子宮間膜や卵巣間膜が形成され，卵管付近で両者が卵管間膜に移行．

c) **内部**：子宮内腔があり，粘膜組織である**子宮内膜**で覆われている．子宮頸部ではその空間は管状になっており，子宮頸管と呼ばれ，子宮内腔側は内子宮口，腟側は外子宮口と呼ばれる．子宮頸部から腟に移行する部分は腟腔内に突き出ていて，腟円蓋を形成．また，子宮頸部の粘膜上皮は腟粘膜に移行する部位では単層円柱上皮から重層扁平上皮に突然移行する．この部分は子宮頸癌の好発部位．

- 子宮粘膜上皮：子宮支質に深く入り込み，子宮腺を形成．これは一種の粘液腺である．この内膜の厚さは月経の直前に最大となるが，この内膜に栄養を与えている**ラセン動脈**は収縮し，内膜は虚血に陥る．これがきっかけとなり，子宮内膜は一部を残して脱落し，月経が始まる．脱落してしまう層を**機能層**，残存する層を**基底層**と区別．月経が終了すると，ふたたび基底層から新たな機能層が形成される．

④ 腟（Vagina）
- 粘膜上皮（重層扁平上皮）：上皮細胞には**グリコーゲン**が多く含まれる．
- 粘膜固有層
- 内縦，外輪筋層

腟には嫌気性乳酸菌が常在しており，上皮の脱落により腟内にばらまかれたグリコーゲンを分解し，乳酸が生じる．この乳酸に基づく酸性環境は雑菌の侵入や繁殖を防ぐのに役だっている．これを**腟の自浄作用**と呼ぶ．腟粘膜上皮の脱落はエストロゲンの上昇により増加し，下降により減少するため，**排卵前期に腟内は酸性化が進み，排卵後期には酸性化は低下する**．またエストロゲンの分泌が低下している思春期前や閉経後には酸性度が低下するため，腟炎の発症が多くなる．

⑤ 会陰と外陰（表6-3） 頻出
a) **会陰**：左右の坐骨結節，恥骨結合，尾骨で囲まれた菱形の領域．外性器と肛門を含む．
b) **外陰**：女性の外性器をいう．恥丘，大陰唇，小陰唇，陰核，亀頭，前庭，外尿道口，小前庭腺，

大前庭腺（バルトリン腺）．
　陰核は男性の陰茎に相当する海綿体で，陰核亀頭と左右に分かれた陰核脚からなる．陰核脚の表面は坐骨海綿体筋で覆われている．また腟両側の大陰唇の深部には，男性の尿道海綿体に相当する前庭球があり，その表面は球海綿体筋で覆われる．

表6-3　外生殖器の男女相同器官

男性		女性
陰茎	⇔	陰核，小陰唇
陰嚢		大陰唇
陰茎海綿体		陰核海綿体
尿道海綿体		前庭球
尿道球腺		大前庭腺

⑥胎盤（Placenta）（図6-22）
　胎児血が母体血より酸素と栄養分を受け取り，二酸化炭素と老廃物を母体血に渡す器官で，胎児組織と母体組織が接する部位．
- **胎児側組織**：羊膜，臍帯，絨毛膜板，**絨毛**
- **母体側組織**：基底脱落膜，胎盤中隔，**絨毛間腔の血液**
- 胎盤関門：絨毛間腔の血液と絨毛内の毛細血管との間の組織をさす．合胞体性栄養膜，細胞性栄養膜とその基底膜，絨毛中軸の結合組織，胎児毛細血管内皮細胞とその基底膜からなる．

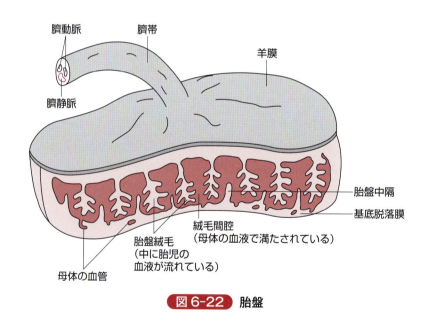

図6-22　胎盤

⑦乳腺（Mammary Gland）
　乳腺葉，小葉，終末部は腺房または腺房管と呼ばれ，妊娠，出産時に分泌細胞が増加する．
- 腺房周囲には筋上皮細胞があり，オキシトシンの刺激を受けて乳汁の分泌に働く．腺房は，小葉間導管を経て，各葉から1本の乳管となり，乳管洞を経て，乳頭の乳口となって終わる．
- 乳輪：乳頭周囲のメラニンの沈着した部分．アポクリン腺であるモントゴメリー腺が存在．
- 初乳：授乳直後に出る母乳．脂肪成分が少なく，特にIgAを豊富に含むため，乳児の免疫力を助ける働きがある．

5. 内分泌系 (図6-23)

- 松果体：**松果体細胞**は**メラトニン**を分泌.
- 下垂体：多くの**ホルモン**を分泌.
- 甲状腺：T_3, T_4, **カルシトニン**を分泌. T_3, T_4分泌亢進で**バセドウ病**.
- 上皮小体：甲状腺の背部に位置. **パラトルモン**を分泌し，血中カルシウム濃度を高める働きをもつ.
- 副腎：**クッシング症候群**，**アジソン病**などと関連.

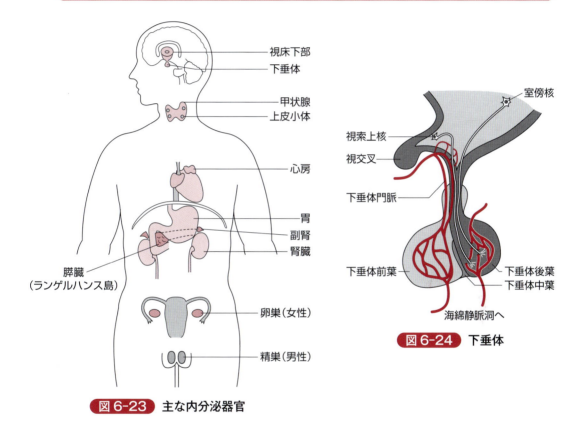

図6-23 主な内分泌器官

図6-24 下垂体

1）松果体（Pineal Body）

第三脳室の脳室蓋から発生するので，脳の一部である．表面は脳軟膜で覆われる．
- 構造：松果体細胞とグリア細胞からなる．思春期になると松果体細胞は退化，縮小．
- 松果体細胞：メラトニンを分泌．メラトニン→視床下部（性腺刺激ホルモン放出ホルモンの分泌を低下させる）．分泌は概日リズムを示し，昼間に少なく，夜間に増加する．

2）下垂体（Hypophysis, Pituitary Gland）(図6-24)

神経性下垂体である後葉と腺性下垂体である前葉とに分かれ，その間に中間葉がある．本来，後

葉は視床下部の一部であり構造上の連続性を保っているが，前葉は口腔から遊走してきた組織であり間脳との連続性はなく，下垂体門脈系を介してその影響を受けている．

①後葉 頻出

神経線維＋神経膠細胞（後葉細胞と呼ぶ），ヘリング小体が含まれる．ホルモンは**視床下部**（視索上核，室傍核）のニューロンで産生され，そこから後葉へ軸索が伸び，分泌される．

a) **抗利尿ホルモン（ADH）**：バゾプレシンともよばれ，腎（遠位尿細管，集合管）からの水の再吸収を促進．

b) **オキシトシン**：乳腺の筋上皮細胞，子宮の平滑筋を収縮．

②前葉 頻出

視床下部の下垂体門脈系を介して液性因子によって前葉の細胞を制御する．

a) **甲状腺刺激ホルモン（TSH）**→甲状腺→T_3, T_4（サイロキシン）の分泌促進．
TSHの分泌は視床下部のサイロトロピン放出ホルモン（TRH）により分泌刺激される．

b) **副腎皮質刺激ホルモン（ACTH）**→副腎皮質→糖質コルチコイド分泌促進．
視床下部からコルチコトロピン放出ホルモンが分泌され，ACTHの分泌が促進される．

c) **卵胞刺激ホルモン（FSH）**
　→（女性）：卵胞膜細胞→エストロゲン↑，プロゲステロン↑
　→（男性）：セルトリ細胞→精子形成↑

d) **黄体化ホルモン（LH）**
　→（男性）：**間細胞（ライディッヒ細胞）**→テストステロン↑
　→（女性）：黄体細胞→プロゲステロン，（エストロゲン）．
LHの分泌が排卵刺激になる．黄体からのプロゲステロン分泌促進．

e) **乳汁分泌刺激ホルモン（プロラクチン：PRL）**→乳腺．
妊娠時にはエストロゲンの濃度が高まり，視床下部からプロラクチン放出ホルモンにより分泌．
非妊娠時には視床下部からプロラクチン抑制ホルモンがプロラクチンの分泌を抑制．

f) **成長ホルモン（GH）**：→肝臓→IGF（insulin-like growth factor）→骨格筋，骨，脂肪細胞．
GHの分泌は視床下部の成長ホルモン放出ホルモン（GHRH）と成長ホルモン抑制ホルモン（GHIH）の両者によって制御．
　・血中グルコース↓　→　GHRH↑
　・血中グルコース↑　→　GHRH↓，GHIH↑

③中間葉

メラニン細胞刺激ホルモン（MSH）は皮膚のメラノサイトにおけるメラニン合成を高める．

3）甲状腺（Thyroid Gland）（図6-25）

発生期に口腔底に甲状腺憩室が形成され，下降し，間をつなぐ甲状舌管が途切れて，甲状腺となる．口腔底には舌盲孔が痕跡的に残る．甲状腺は右葉，左葉とそれらをつなぐ峡部からなるが，峡

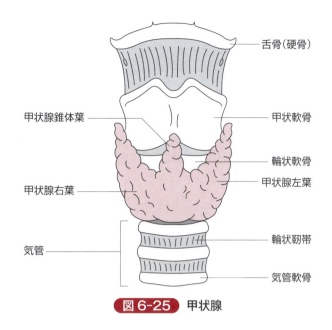

図 6-25　甲状腺

部の上に錐体葉，甲状舌管が残存することがある．

①組織構造

被膜，中隔，小葉間結合組織となり，腺全体を多くの小葉に分ける．
- 濾胞（follicle）：単層の濾胞上皮細胞で内部の**コロイド**を取り囲む．

②甲状腺ホルモンの分泌　頻出

下垂体からのTSHが分泌されると，濾胞細胞におけるヨウ素の取り込み，サイログロブリンの合成，ヨウ素化，コロイド再吸収などが促進され，トリヨードサイロニン（T_3），サイロキシン（T_4）などが遊離され，血管に拡散する．TSHはカルシトニンの分泌には影響を与えない．

甲状腺内の傍濾胞細胞は**カルシトニン**を分泌する．カルシトニンはパラトルモンと拮抗的に働き，血中のカルシウム濃度を低下させ，破骨細胞の活動を抑える．カルシトニン分泌は血液中のカルシウムイオン濃度によって調節される．

③病理

- バセドウ病（Grave's disease）：甲状腺機能亢進．甲状腺腫，眼球突出，頻脈が三大症状．自己免疫疾患といわれ，抗体がTSH様作用をして，機能亢進に働く．

4）上皮小体（Parathyroid Gland）　頻出

上皮小体は副甲状腺とも呼ばれ，甲状腺の背部に位置し，その表面，あるいは甲状腺実質に埋もれている．

- 主細胞：**パラトルモン**（PTH）を分泌．骨，腎に作用し，骨細胞および**破骨細胞**による骨融解，尿細管のカルシウム再吸収を促進し，**血液中のカルシウム濃度を高める**働きがある．パラトル

モンの分泌は血液中のカルシウム濃度によって調節される.

5）副腎（Adrenal Gland） 頻出

　副腎は膠原線維からなる被膜で覆われ，さらに外側には脂肪からなる結合組織で包まれている．副腎実質は表層の皮質と中心部の髄質に分けられる．皮質は腹膜上皮の増殖により形成された中胚葉由来の組織であるのに対し，髄質は交感神経幹細胞由来の組織である．

　皮質は表層から順にその細胞の配列パターンにより，下記のように区別される．
- **球状帯**：電解質コルチコイドである**アルドステロン**を分泌．
- **束状帯**：糖質コルチコイドである**コルチゾール，コルチコステロン**を分泌．
- **網状帯**：細胞内にリポフスチン顆粒を持つものが多い．**男性ホルモン**を分泌．

　電解質コルチコイドはレニン-アンギオテンシン系で分泌が調節され，糖質コルチコイドは下垂体の ACTH によって分泌が促進される．

　髄質は多角形の細胞が不規則な索状配列を作り，細静脈や洞様毛細血管が分布する．髄質細胞の分泌顆粒はアドレナリンやノルアドレナリンなどのカテコラミンがクローム親和性示すことから，クロマフィン細胞とも呼ばれる．この部位には交感神経節細胞もある．

①病理
a) **クッシング症候群**：**副腎皮質機能亢進**．満月様顔貌（がんぼう），皮膚線条，高血圧などをきたす．
b) **アジソン病**：**副腎皮質機能低下**．低血糖，全身倦怠を示す．ACTH の分泌亢進とともに，MSH の分泌も亢進し，色素沈着を伴う．抗副腎抗体による自己免疫疾患もアジソン病の病因となる．
c) **クロム親和性細胞腫**：アドレナリン産生細胞の腫瘍．発作高血圧の症状を示す．

第7章 神経系

1. 神経系とは

1）中枢神経系と末梢神経系

中枢神経系と末梢神経系は下記のように区分される．
- 中枢神経系：脳，脊髄
- 末梢神経系：脳神経（12対），脊髄神経（31対）

2）神経系の発生（図7-1）

外胚葉が落ち込んで**神経管**を形成する．
- 神経管の前部→脳
　　　　　後部→脊髄

神経堤の細胞は，移動し神経節を作る．

3）脳の進化と発生

①**魚の脳**（図7-2）

前から前脳（大脳），中脳，後脳（小脳）の3つのふくらみがある．それぞれ，嗅覚（前脳），視覚（中脳），平衡覚（小脳）を処理するために生じた．
- **進化**：脳は，魚の基本的な脳のうえに，新しい機能が付け加わって進化してきた．

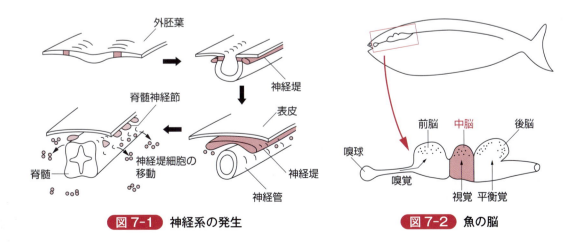

図7-1 神経系の発生　　　　図7-2 魚の脳

②ヒトの脳の発生（図7-3）

神経管の前部が膨らんで脳ができる．最初，魚と同じく3つのふくらみ（前脳，中脳，菱脳）が生じる．これらは，終脳，間脳，中脳，後脳，髄脳となる．後脳の背側からは小脳が，また，腹側からは橋ができる．

- **終脳**：ヒトでもっとも発達．成長が速すぎて，前方で額にぶつかり，背側後方に回り込み，間脳，中脳から小脳の半分を覆う．

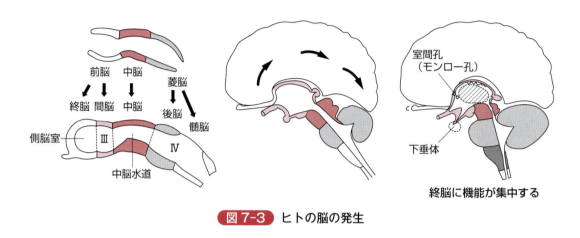

図7-3 ヒトの脳の発生

2. 中枢神経系

- **中枢神経系**は**脳**と**脊髄**で構成される．
- **灰白質**にはニューロンの細胞体が集まっている．
- **白質**は主に神経線維で構成される．

中枢神経系には約1,000億のニューロン（神経細胞）とその10倍の神経膠細胞（グリア細胞）が存在する．

1）灰白質と白質（図7-4）

脳や脊髄の断面に，灰色（**灰白質**）と白色（**白質**）の部位が区別される．
- **灰白質**：ニューロンが集合し，多数のシナプスが存在．情報を受け，処理，発信する場所．
- **白質**：神経線維の束が走っており，灰白質に出入りする情報を伝える電線のような役割．

灰白質が白質のなかに点在する場合，その灰白質を**核**（神経核），大脳や小脳のようにその表面を覆う灰白質を**皮質**（大脳皮質，小脳皮質）という．橋や延髄の第四脳室（Ⅳ）の直下には多くの**脳神経の核**が存在する．

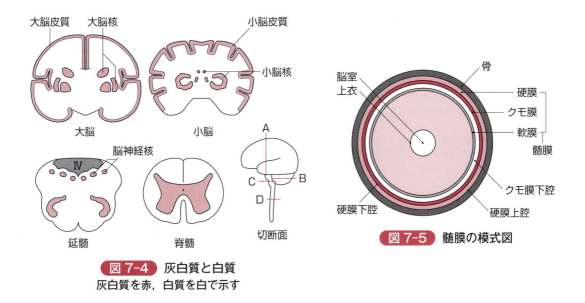

図 7-4 灰白質と白質
灰白質を赤，白質を白で示す

図 7-5 髄膜の模式図

2）髄膜とクモ膜下腔，髄液（図 7-5） 頻出

脳・脊髄は 3 枚の髄膜で覆われる（外側から**硬膜，クモ膜，軟膜**）．
- **クモ膜下腔**：クモ膜と軟膜との間の広い腔．**髄液**（脳脊髄膜）が存在するので，脳や脊髄は水に浮かぶ．

3）脳室（図 7-6） 頻出

脳室・中心管は，もとは神経管の内腔である．脳が膨れて発達したため，脳室も拡大した．特に，終脳（大脳）の発達に伴い，側脳室も後方に回転し，奇妙な形となる．
- 脳室の下方：脊髄の**中心管**に続く．
  中心管は，ヒトでは細く閉塞．
    側脳室－終脳（大脳）
    第三脳室－間脳
    中脳水道－中脳
    第四脳室－橋，延髄

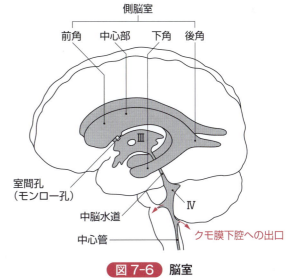

図 7-6 脳室
Ⅲ：第三脳室，Ⅳ：第四脳室

4）髄液（脳脊髄液）の経路 (図7-7) 頻出

- 髄液は第四脳室脳室からクモ膜下腔に流出する．
- 髄液の経路が閉塞すると脳圧が高まり，**水頭症**や**脳圧亢進症**が生じる．

　髄液の経路は，脈絡叢→脳室→（正中口，外側口：第四脳室の出口）→クモ膜下腔→静脈である．

- 室間孔や中脳水道，第四脳室の出口は狭く，閉塞することがある．この場合，脳圧が高まり，胎児・乳幼児では**水頭症**，成人では**脳圧亢進症**（頭痛，嘔吐）が生じる．

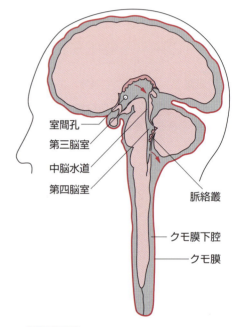

図7-7 クモ膜下腔と髄液の流れ
脳，脊髄の正中断面
側脳室と第三脳室との連絡は室間孔＝モンロー孔

3. 脳

- 脳は**大脳**（終脳），**間脳**，**中脳**，**橋**，**延髄**，**小脳**で構成される．
- **脳幹**（中脳，橋，延髄）は脳の幹を作り，その頂上に大脳が，脳幹の背側に小脳が乗っている．

　脳のニューロンは100億個以上であり，重量には男女差がある（年齢でも差，質の違いがある）．脳は大脳，小脳，脳幹を総合した概念であるが，あいまいな言葉も多い．
　嗅覚・視覚・平衡覚の3つの感覚と脳の発達には関連があり，嗅覚は大脳，視覚は中脳，平衡覚は小脳と関連する．
　霊長類では小脳の新皮質が発達し，また終脳に機能が集中，統合されている．

1）大脳（終脳）

終脳の「終わり」とは端っこの意味であり（端脳），すなわち**大脳**を意味する．本来嗅覚の中枢として発達した脳であり，その先端には嗅球がある．哺乳類になって新皮質が飛躍的に発達した．

①大脳の表面　頻出

大脳表面のしわを回と溝（コウ）という．回とは，しわのうち，高くなっているところをさす．表面のしわによって大脳の表面積は約4倍になっている．

大脳表層は主要な溝によって葉に分かれる（図7-8）．溝によって，図7-9のように細かく区分される．

＊ブロードマンの脳地図：「しわ」による区分けは外からみえるので便利だが，機能との関連については心もとない．20世紀の初めに，ブロードマンは大脳皮質のニューロン構成に基づいて，52の区画に分類した．脳科学の進展によって，この分類が大脳皮質の特定の機能と対応することが明らかとなってきた．しかし，大脳皮質の52の区画のうち，多くの部位の機能は，まだよくわかっていない．

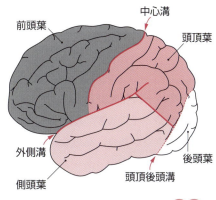

図7-8　大脳表層の区分　

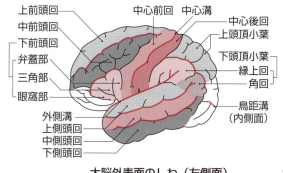
大脳外表面のしわ（左側面）

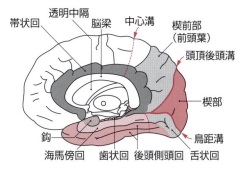
大脳 内側表面のしわ（右半球）：脳梁は断面を表す

図7-9　大脳表層の溝と葉

a) **大脳皮質**：表層の灰白質（厚さ約3mm）．**脳の最高中枢**であり，このレベルではじめて明確な意識が生じる．

b) **大脳皮質の機能局在**　頻出

（1）**一次中枢**（図7-10）：感覚の情報が最初に大脳皮質に入る部位や，骨格筋を動かす命令を発する領域．

・次の（　　）の部位に局在：**運動領（中心前回），体知覚領（中心後回），視覚領（鳥距溝とその周辺），聴覚領（側頭葉のヘッシュル横回）**（これらは，**一次運動野，一次体知覚野，一次視**

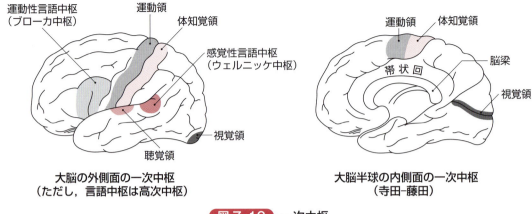

図 7-10 一次中枢

覚野，**一次聴覚野**ともいう）．
(2) **連合野とその役割**：脳の高次機能に関わる大脳皮質．一次中枢に隣接する部位に，二次中枢，三次中枢があり，高度な処理が行われている．
- 高度処理の事例（あいさつ）：後頭葉の鳥距溝の周辺にやってきた視覚情報（光の情報）→隣接する二次中枢で色，形，位置，動く方向を分析→過去の記憶と照合し，誰の顔，何という文字という認識→誰か分かると声をかける．このような簡単なあいさつにも，記憶との照合，状況判断，適切な言葉の選択，行動の実行など複雑な脳の働き（**脳の高次機能**）が組み合わさる．
(3) **大脳の左と右**（脳梁など交連線維で連絡）：大脳皮質の高次機能には，左右の半球に役割の違いがみられるものがある．
(4) **優位脳**：言語中枢（ブローカ中枢，ウェルニッケ中枢）の存在する大脳半球．通常，左半球に存在するが，少数の人は右半球．
(5) **大脳辺縁系**（図 7-11）：古い皮質（帯状回，海馬体など）やそれに関連する核（扁桃体など）の総称．自律神経系や情動に関与．**海馬**は**新しい記憶の形成**に必要．
(6) **新皮質**：進化的に新しく発達した大脳皮質．ヒトでは大脳皮質の大部分を占める（一方，大脳辺縁系の古い皮質は新皮質の発達によって，大脳の外表面から見えない）．

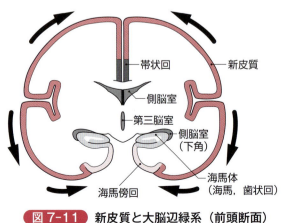

図 7-11 新皮質と大脳辺縁系（前頭断面）

②大脳の内部（図7-12）

大脳の内部には白質があり，そのなかに大脳の核（灰白質）が含まれている．大脳の外側から表面を削り，白質を掘り進むと，レンズ核（灰白質）が出現する．

- **放線冠**（corona radiata）：レンズ核の周辺から放射状にのびる神経線維の束（白質）．大脳皮質に達する．太陽（レンズ核）が放つコロナに似る．

さらに，深部には，尾状核や視床（間脳の灰白質）が存在する（図7-12の破線部）．放線冠の神経線維の多くは，レンズ核と尾状核，あるいはレンズ核と視床の間隙（**内包**）から伸び出している．

- **視放線**：放射冠の神経線維のうち，後頭葉の一次視覚野に向かう線維の束．
- **聴放線**：放射冠の神経線維のうち，側頭葉の一次聴覚野に向かう線維の束．

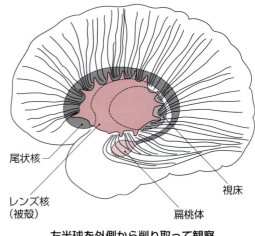

図7-12 大脳の内部（左半球を外側から削り取って観察）

a) **大脳の核** 頻出：尾状核，被殻，淡蒼球，扁桃体（図7-13）．
- **尾状核**：側脳室の外側に接している細長い核．
- **被殻・淡蒼球**：レンズ核を形成する．
- **線条体** 頻出：被殻と尾状核の総称．
- **扁桃体（扁桃核）**：大脳辺縁系に属し，情動に関係．

(1) **大脳基底核（基底核，大脳核）** 頻出
- 役割：運動の調節
- 構成：

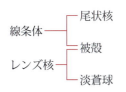

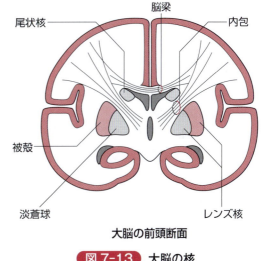

図7-13 大脳の核（大脳の前頭断面）

* 機能の関連から視床下核，黒質を加えることがある．
* 扁桃体（扁桃核）：位置的に大脳の核であるが，機能の違いにより含めないことが多い（淡蒼球を古い線条体という場合もある）．
* **線条体**（尾状核，被殻）のなかを**内包**が通る．

(2) **大脳基底核の障害**：異常不随意運動と筋緊張の障害．
- パーキンソン病：黒質のドーパミンニューロンに変性がみられる．このニューロンの線維が

線条体を抑制性に調節しているため，線条体の活動が異常となる．
- ハンチントン舞踏病：線条体に変性がみられ，特に**尾状核の退縮**が顕著．これにより，踊るような不随運動が生じる．

b) 大脳の白質
(1) 大脳の3種の線維 頻出
- 投射線維（大脳皮質と下位の核と連絡）：**内包**を通る
- 交連線維（左右の半球を連絡）：主に**脳梁**を通る
- 連合線維（同じ半球の大脳皮質を連絡）

(2) 大脳の水平断：側脳室（前角後角）第三脳室，内包，脳梁を示す（図7-14）．

(3) 内包 頻出：レンズ核と尾状核，あるいはレンズ核と視床の間にある白質．投射線維が通る．ここに出血が起きると，半身麻痺や感覚障害が生じる．大脳の水平断面では「く」型．前脚，膝，後脚が区別される．膝には**皮質核路**，後脚には**皮質脊髄路**が走る（図7-15）．

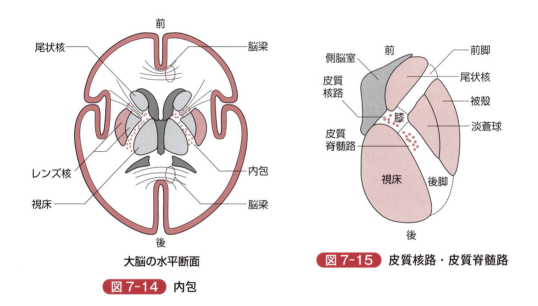

図7-14 内包

図7-15 皮質核路・皮質脊髄路

2）間脳

- **視床**は感覚情報を中継し，大脳皮質に伝える．
- 視床の**外側膝状体**が**視覚**，**内側膝状体**が**聴覚**を中継する．
- **視床下部**には小さな神経核が点在し，**体温調節**を行ったり，**摂食中枢**，**満腹中枢**として働く．**視交叉上核**は**日周リズム**を作る．
- 視床後部には**松果体**があり，**メラトニン**を分泌．

間脳は大脳（終脳）に覆われており，腹側（底部）のみが表面から見える．間脳は第三脳室の周辺部に存在し，主に視床と視床下部からなる（図7-16）．

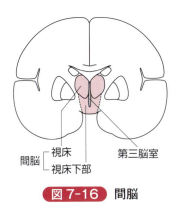

図7-16 間脳

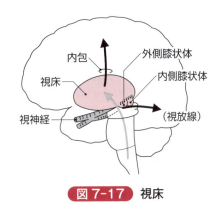

図7-17 視床

①視床 頻出

卵形の灰白質である．

a) **主な役割**：知覚伝導路の大脳皮質への中継（嗅覚以外のすべての感覚は視床を中継する）．感覚→視床→（内包）→大脳皮質（図7-17）．

b) **外側膝状体・内側膝状体** 頻出：視床の後ろにあり，視覚と聴覚をそれぞれ中継．
- 視覚：外側膝状体→（視放線）→一次視覚野
- 聴覚：内側膝状体→（聴放線）→一次聴覚野

②視床下部

小さな神経核が点在する（図7-18）．

a) **役割**：自律神経系の高位中枢，神経分泌→下垂体の支配（内分泌の項参照）．

b) **その他**：これらの核が体温調節や摂食中枢，満腹中枢として働く．
- **視交叉上核**：体内時計として日周リズムを作り出す．

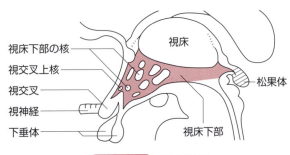

図7-18 視床下部

間脳の正中断面：視床下部の核は壁を透過して見ている

③視床後部

松果体があり，メラトニンというホルモンを分泌する．
- メラトニンの分泌：日周リズムを示す（夜は血中濃度が高い）．視床下部にある．視交叉上核が壊れると，メラトニンの日周リズムは消失．

〔脳幹〕

背側の被蓋は進化的に古い部位で，脳神経核や毛様体などが存在．また，腹側には大脳皮質からの運動性の伝導路（大脳脚や錐体）が通る．

a) **脳幹（中脳，橋，延髄）** 頻出：神経管の構造を保つ（図7-19）（脳幹に間脳を含める場合もある）．

b) **脳幹の要素**
（1）脳神経核：第四脳室や中脳水道の直下（腹側）に存在．
（2）伝導路：大脳皮質からの運動性伝導路（錐体路）と大脳皮質に向かう知覚性伝導路．
（3）網様体（図7-20）：脳幹の中心部の網状の線維群の中に散在する多様なニューロン集団．機能の異なる**上位網様体**と**下位網様体**に分かれる．
・下位網様体：脳神経核と連携し，運動，反射，自律神経系の働きをもつ．
・上位網様体：視床を介して，大脳皮質を覚醒．
＊網様体，両側の視床，広範な大脳皮質のいずれかを障害した場合，昏睡状態となる．

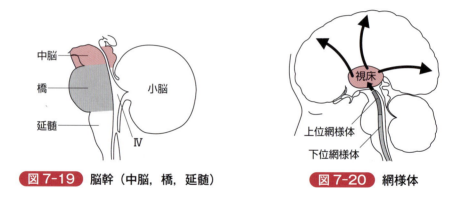

図7-19 脳幹（中脳，橋，延髄）　　図7-20 網様体

3）中脳（図7-21）

- **中脳**には**眼球運動**や**対光反射**など視覚器の調節に関連した中枢がある．
- 中脳の腹側部を**大脳脚**といい，大脳皮質と脳幹，脊髄を結ぶ**運動性の線維**が通る．
- 覚え方 **四丘体**：上司課長
　　　　　　　（上丘は視覚，下丘は聴覚に関与）

中脳は本来，**視覚の中枢**として発達した．ヒトを含め哺乳類では主な機能が終脳へ移行するが，眼球運動や対光反射などの働きは中脳に残存する．

①大脳脚（哺乳類で生じた新しい構造，白質） 頻出

大脳皮質と脳幹，脊髄を結ぶ運動性の線維が通る（**錐体路は中央2/3であり，その両側は皮質橋路**が通る）．

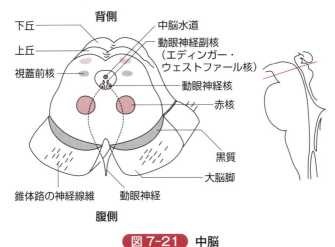

図 7-21 中脳
中脳の上丘レベルの断面を上から見る

②赤核
鉄を含むため赤い．

③黒質
ドーパミンニューロンがメラニンを含むため黒い．**パーキンソン病**患者には黒質のドーパミンニューロンに変性が見られる．

④四丘体（上丘と下丘）
上丘（視蓋）は視覚，下丘は聴覚に関与する．

a) **対光反射**：眼球に入る光の量を調節（眼に光があたると縮瞳する＝瞳孔が小さくなる）．網膜で感じる光の情報は視神経を通って，視床の外側膝状体に達するが，少数の神経線維は直接，中脳に向かう（図 7-22）．

- 網膜→視神経，視索→視蓋前核（視蓋前域）→エディンガー・ウェストファール核→動眼神経→毛様体神経節→瞳孔括約筋
    - ＊一側の眼から両側のエディンガー・ウェストファール核に情報がいく．そのため，片眼に光をあてた場合，両眼が縮瞳する．

b) **聴覚の伝導路**（下丘が中継する）：内耳→蝸牛神経→蝸牛神経核→**下丘**→内側膝状体→一次聴覚野（ヘッシュル横回＝側頭葉）．

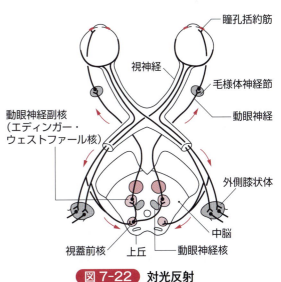

図 7-22 対光反射

4）延髄（図 7-23）

a) <u>延髄</u>：生命の維持（呼吸中枢，血管運動中枢など）に働く（＝網様体）．
 ・脳神経の核（第四脳室の底面に並ぶ）（図 7-24）
 ・下オリーブ核

b) <u>橋</u>：哺乳類にのみ存在．これは，大脳皮質から橋を中継して，小脳へ大量の線維が送られるようになり，橋の腹側がふくらみ，延髄と区別されるようになったため．

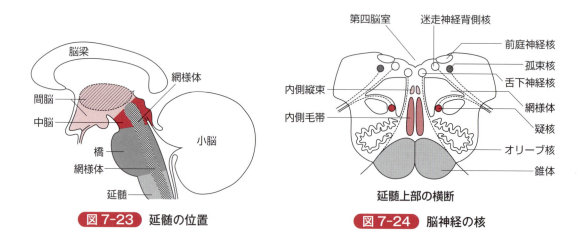

図 7-23 延髄の位置　　　**図 7-24** 脳神経の核

5）小脳

橋の上にあり（実際は発達のため延髄の上にもある），90％が新小脳である（大脳皮質からの制御）．

①小脳皮質の分類と機能（進化的に 3 つの機能）

平衡覚や深部感覚（非意識性）は小脳を経由し高次の中枢に至る．本来，無意識に処理されるこれらの感覚は**小脳を最高中枢**とし，平衡維持にあたる．

a) <u>原小脳</u>：前庭器官からの平衡覚が入力され，身体平衡を調節する．**片葉小節葉**．
b) <u>古小脳</u>：虫部とその周辺．筋の協調，緊張を調節．
c) <u>新小脳</u>：**大脳皮質との関係が強まる**．特に体肢の筋の力速度，範囲を補正，調節．**複雑な運動のプログラムを実行**．
 ・求心性のもの：大脳皮質（皮質橋路）→橋核→新小脳皮質
 ・遠心性のもの：新小脳皮質→**歯状核**→**視床**→**大脳皮質＝運動野**

d) <u>3 つの小脳脚</u>
（1）下小脳脚
 ・求心性：延髄，脊髄からの線維→小脳
 ・遠心性：古い小脳核→前庭神経核→脊髄，眼筋神経核
　　＊遠心性のものは**直接脊髄に向かうことはない**．

（2）中小脳脚（求心性：**橋からの線維→小脳**）
- 皮質橋路：大脳皮質→橋核→（交叉）→小脳

（3）上小脳脚：主に遠心性：小脳（皮質→歯状核）→（交叉）→視床→大脳皮質（運動野）

6）脳と血管（図7-25）

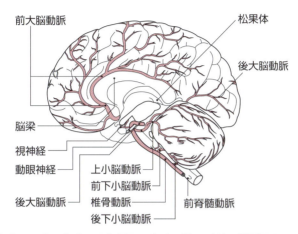

図7-25 脳の動脈の詳細

①大脳動脈輪（ウィリス動脈輪） 頻出

脳の血管は，内頸動脈系と椎骨脳底動脈系の2つの流れがある．
- 中大脳動脈：動脈瘤ができやすい〔クモ膜下出血，脳（内）出血，脳梗塞→**脳卒中**（脳の血管による脳の障害）〕．
  * クモ膜下出血：大脳動脈輪や脳底動脈はクモ膜下腔に存在し，その出血はクモ膜下腔に生じる．

②硬膜とその血管

a) 硬膜とそのヒダ（図7-26）：硬膜はヒダをつくり，脳の深い裂に入り込み，脳を支える．
- **大脳鎌**：左右の大脳を分ける裂（大脳縦裂）の硬膜．
- **小脳テント**：大脳と小脳との間の硬膜．基部には硬膜静脈洞が走る．

b) 血管
- 中硬膜動脈：顎動脈の枝で硬膜の大部分に分布．

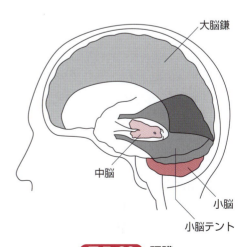

図7-26 硬膜

4. 脊髄

1）脊髄の概念（灰白質と白質）

- **脊髄**は，頸髄，胸髄，腰髄，仙髄に区分される．
- 頸髄と腰髄のふくらみを**頸膨大**，**腰膨大**という．
- 脊髄の灰白質は，腹側を**前角**，背側を**後角**，中間を**側角**という．
- 白質は神経線維で構成され，主に脊髄と脳を結ぶ情報を伝達．**後索**には上行性の伝導路が，**前索**と**側索**には，上行性と下行性の伝導路が通る．

成人の脊髄は**第2腰椎**の高さで終わっている．

胎生の前半では，脊髄は脊柱管のほぼ全長にわたって存在するが，脊柱の伸長が脊髄に比べて速いので，成長に伴い脊柱の下端は脊柱管を上昇していく．このため，脊髄から出る脊髄神経の根は，脊柱管の中を下方に向かって走り，椎間孔に達することになる．特に下端より下位の脊柱管には，下方に走る脊髄神経が束をなしており，この束を**馬尾**という．

- 頸髄，胸髄，腰髄，仙髄（副交感神経）

    脊髄は，脊髄神経（頸神経，胸神経，腰神経，仙骨神経）に対応して，頸髄，胸髄，腰髄，仙髄に区分される．

- 頸膨大，腰膨大

    脊髄から上肢と下肢に多数の神経が分布するため，頸髄と腰髄にふくらみが見られる（頸膨大，腰膨大）．

①灰白質：前角，後角

脊髄の横断面を見ると，中央に**中心管**（ほぼ閉塞している）があり，灰白質はその周囲にH状に存在する．灰白質は腹側に**前角**（運動性ニューロンが存在），背側に**後角**（感覚性ニューロンが存在），その中間に**側角**（交感性ニューロン）が区別される．なお，側角は胸髄と上部腰髄にのみ観察される．

前角からの運動性の神経線維は腹側から脊髄を出て，ヒゲのような**前根**が生じる．胸髄，上部腰髄から出る前根には運動性線維に加え，交感性線維が含まれる．また，脊髄の背側から感覚性の線維が入り，後角にある感覚性のニューロンに連絡する．この線維を**後根**という．

②白質

白質は縦に走る神経線維で構成され，主に脊髄と脳を結ぶ情報を伝えている．白質は，**後索**，**側索**，**前索**が区別される．後索には上行性の伝導路が，前索と側索には，上行性と下行性の伝導路が通る．

a) **上行性（感覚性）伝導路**：脊髄から脳に情報を伝える神経束．
b) **下行性（運動性）伝導路**：脳から脊髄に命令を伝える神経束．

後索を構成する上行性神経束には，上肢から多くの神経線維が加わり，下半身から上行してきた神経束が内側に押しやられる．そのため**頸髄の後索**では，内側を占める**薄束**（下半身からの神経束）と外側の**楔状束**（上半身からの神経束）の2つの部位が区別される（図7-27）．

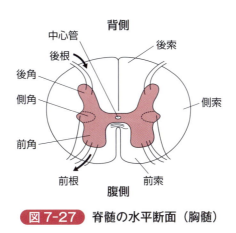

図 7-27　脊髄の水平断面（胸髄）

③**脊髄の動脈**（図7-28）
a) **椎骨動脈**：前，後の脊髄動脈を形成し，かつ頸部の根動脈を派生
b) **分節性動脈（根動脈）**：いくつかの肋間動脈と腰動脈の基部から8～10本が脊髄の前根，後根に沿って脊髄に達する

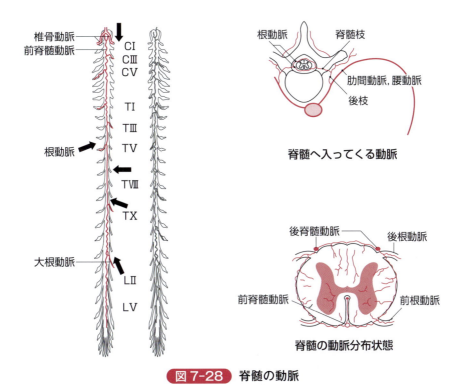

図 7-28　脊髄の動脈

④脊髄の硬膜（図 7-29）

脊髄の硬膜上腔は，脳の場合と異なり，広い腔をなし，脂肪と静脈叢が存在する（頭蓋と違って，脊柱は動くため，硬膜上腔とその脂肪は脊髄の保護に必要）．脊髄神経は硬膜を被って出る（脳神経も同様）．

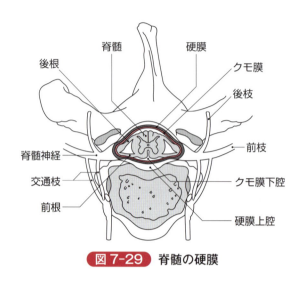

図 7-29 脊髄の硬膜

5. 伝導路

皮質脊髄路，脊髄視床路，延髄視床路，脊髄小脳路について解説する．

1）下行性伝導路

- **下行性伝導路**には**錐体路**と**錐体外路系**があり，両者が共同して働くことによって円滑な運動が行われる．
- **錐体路**は随意運動，**錐体外路系**は無意識に筋の協調に関与する．
- 体性感覚の伝導路は二次ニューロンの経路に特徴があり，この経路が**上行性伝導路**の名称となっている．

①錐体路　頻出

哺乳類にのみ存在し，随意運動を司る．2種類のニューロンで筋に達する（**上位運動ニューロン→下位運動ニューロン→筋**）．

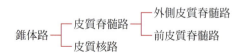

a) **皮質脊髄路**（図 7-30）　頻出：一次運動野→（交叉）→脊髄の前角→脊髄神経．
・特徴：内包を通り，一度交叉し反対側の前角に達するほとんどの線維は，**延髄の錐体交叉で交**

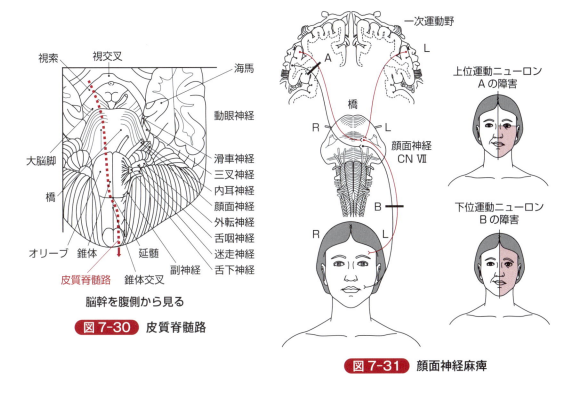

図7-30 皮質脊髄路

図7-31 顔面神経麻痺

叉し，脊髄の**側索**を下る（**外側皮質脊髄路**）．少数はそのまま脊髄の前索を下り，脊髄で交叉する（**前皮質脊髄路**）．
- **半身不随**：左半球の内包で出血があると，右の半身（反対側）に麻痺が生じる．

b) **皮質核路（皮質延髄路）** 頻出 ：一次運動野→脳神経核→脳神経．
- **両側性支配**：下位運動ニューロンは非交差性（例外：表情筋の顔面下部と，舌筋の運動→一側性で対側の皮質が支配）．
    *たとえば，顔面神経の場合，右大脳半球で上位運動ニューロンが障害すると，顔面上部の筋は正常だが，下部の筋は左側が麻痺する．下位運動ニューロンの障害の場合は，その同半側が全て麻痺する（図7-31）．

②錐体外路系

錐体外路系は筋の協調に関与し，意識することなく働いている．錐体路とともに働く（たとえば，「歩く」という随意運動では，多数の筋が無意識のうちに協調している）．

錐体外路系には，小脳，大脳核（線条体，淡蒼球），黒質，赤核などが関与する．

2）上行性伝導路 頻出

知覚を明確に意識するのは視床から大脳皮質（中心後回）に情報が到達することが必要となる．
- **体性感覚**（体性知覚，体知覚）
    皮膚知覚：温覚，痛覚，粗大触，圧覚，精細触，圧覚．
    深部感覚（＝固有感覚）：関節，筋，腱からの体肢の位置，動きの感覚．

①体性感覚の伝導路

一度交叉し，内包を通過する．3つのニューロンを介し，**対側の大脳皮質**に達する．

一次ニューロン　脊髄神経節
　　　　　　　　↓
二次ニューロン　脊髄または延髄
　　　　　　　　↓
三次ニューロン　視　床
　　　　　　　　↓（内包）
　　　　　　大脳皮質（体性感覚野）

a) **痛覚，温覚と非識別性（粗大）触覚，圧覚の経路**
- **脊髄視床路**：二次ニューロンの突起はすぐ白交連で交叉し，**反対側の前索，側索**を上行し，視床（VPL）に至る．

b) **識別性（精細）触覚，圧覚（振動覚）と意識性深部感覚**
- **延髄視床路（後索-内側毛帯路，後索路）**（図7-32）：後角から入った一次ニューロン線維は**同側の後索**を上行し，延髄の**後索核**に至る（下半身からの線維は**薄束核**，また上半身からは**楔状束核**に終わる）．後索核の二次ニューロンはすぐ延髄で交叉（**毛帯交叉**）し，**内側毛帯**を形成，視床（VPL）に至る．

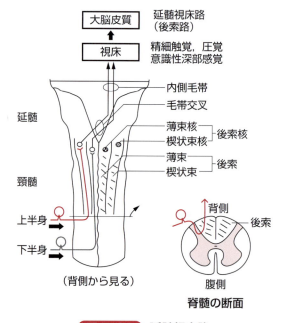

図7-32 延髄視床路

c) **頭部，顔面の体性感覚（三叉神経視床路）**：一次ニューロンは三叉神経として橋，延髄の三叉神経核に入る．識別性の触，圧覚は三叉神経主知核に終わり，温，痛覚や非識別性の触，圧覚は下行して，三叉神経脊髄路核に終わる．二次ニューロンは交叉して反対側を上行し三叉神経視床路となり**内側毛帯に加わって**，視床（VPM）に至る．

6. 末梢神経系

- 脳から出る神経を**脳神経**（12対），脊髄から出る神経を**脊髄神経**（31対）という．
- 1本の神経の中には機能の異なる**神経線維**（運動性，感覚性，自律性）が含まれている．
- **神経節**には**感覚神経節**と**自律神経節**の2種類がある．

末梢神経系は脳や脊髄の外にある神経系である（表7-1）．
- 脳から出る神経：**脳神経**
- 脊髄から出る神経：**脊髄神経**

表7-1 末梢神経系の分類

形態による分類	機能による分類	
脳神経（12対）	体性神経系	感覚神経 運動神経
脊髄神経（31対）	自律神経系	交感神経系 副交感神経系

a) **神経**（図7-33）：体内を走る白いひも．ピンセットでつまむことができる．内部には複数の**神経線維**が存在．多くは機能の異なる神経線維（感覚性，運動性，自律性）を含む（神経線維を単に「神経」という場合もあるが，区別して理解する）．
- 神経線維：軸索（神経細胞の長い突起）とシュワン細胞（軸索を包むさや）で構成．

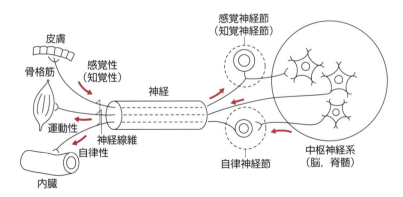

図7-33 末梢神経系（模式図）

b) **神経節**（図7-34）：神経の途中にあるこぶの部分．神経の中に神経細胞が含まれるために生じる．感覚（知覚）神経節と自律神経節の2種類に区別．

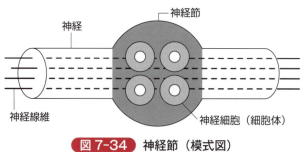

図 7-34 神経節（模式図）

1）脳神経（表 7-2）

- 脳神経は第Ⅰ〜Ⅻの番号がついている．
- 覚え方 脳神経：嗅いで視る動く滑車は三外の顔　内耳の舌は迷う副舌
  （Ⅰ：嗅神経，Ⅱ：視神経，Ⅲ：動眼神経，Ⅳ：滑車神経，Ⅴ：三叉神経，Ⅵ：外転神経，Ⅶ：顔面神経，Ⅷ：内耳神経，Ⅸ：舌咽神経，Ⅹ：迷走神経，Ⅺ：副神経，Ⅻ：舌下神経）

表 7-2 12 対の脳神経と主な機能

	運動性	知覚性	副交感性
Ⅰ	—	嗅覚	—
Ⅱ	—	視覚	—
Ⅲ	外眼筋	—	毛様体筋 瞳孔括約筋
Ⅳ	外眼筋（上斜筋）	—	—
Ⅴ	咀嚼筋（V3）	顔面の体知覚	—
Ⅵ	外眼筋（外側直筋）	—	—
Ⅶ	表情筋	味覚（舌前2/3）	顎下腺，舌下腺，涙腺
Ⅷ	—	聴覚平衡覚	—
Ⅸ	—	味覚（舌後1/3）	耳下腺
Ⅹ	咽頭の筋 喉頭の筋	味覚（喉頭蓋）	腹部の内臓
Ⅺ	胸鎖乳突筋 僧帽筋	—	—
Ⅻ	舌筋	—	—

　脳神経は 12 対．第Ⅰ脳神経から第Ⅻ脳神経まで番号がついている．基本的に脳幹（中脳—延髄）に出入りする（例外として第一脳神経は終脳に，第二脳神経は間脳に入る特殊な脳神経である）．

①嗅神経（Ⅰ）
　嗅上皮の突起→嗅球（図 7-35）．

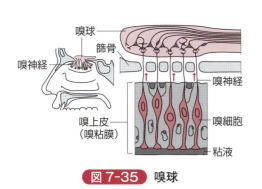

図 7-35 嗅球

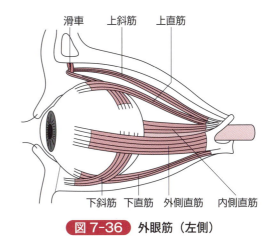

図 7-36 外眼筋（左側）

鼻腔の上端の粘膜にはにおいを感知する細胞（嗅神経）が存在する．この突起が集まり，20本ほどの嗅神経を形成する．

②視神経（Ⅱ）頻出
網膜の神経細胞→間脳の外側膝状体
網膜の神経細胞の軸索が眼球の後部に集まり，眼球を出て，視神経となる（図8-5，8-10参照）

③動眼神経（Ⅲ）頻出
以降の④と⑥とともに目の筋肉を動かす（中脳に由来）．
動眼神経は6種類の外眼筋のうち4種類（**上直筋，下直筋，内側直筋，下斜筋**）を支配する（図7-36）．また，上眼瞼挙筋にも分布し，うわまぶたを引き上げる（図8-4参照）．動眼神経には**副交感性**の線維も含まれ，**毛様体神経節**でニューロンを代え，眼球の**瞳孔括約筋**や**毛様体筋**といった平滑筋に分布する（図8-5参照）
- 副交感性神経線維（図7-22）：中脳のエディンガー・ウェストファール核→毛様体神経節→瞳孔括約筋，毛様体筋．

④滑車神経（Ⅳ）
中脳の背側から出る．外眼筋の上斜筋に分布する．

⑤三叉神経（Ⅴ）頻出
三叉神経は橋から出て，主に**顔面の感覚**に与る．感覚性の**三叉神経節**をもち，この神経節から前方に向かって3本の枝（眼神経，上顎神経，下顎神経）が出る．
a) 眼神経（V_1）：**上眼窩裂**を通って，眼窩に入り，前頭部（額）に達する．眼窩内で眼球とその周囲に分布する枝を出す．
b) 上顎神経（V_2）：**正円孔**を通って，上顎部の皮膚や歯，歯肉に分布し，その感覚に与る．
c) 下顎神経（V_3）：**卵円孔**を通って，下顎部と側頭部の皮膚や舌（前2/3），下顎の歯，歯肉に分布し，その感覚に与る．下顎神経には**運動性**の線維も含まれ**咀嚼筋**に分布．

⑥外転神経(Ⅵ)

外眼筋の外転筋に分布する.

- 上眼窩裂を通る神経をまとめると,4種類(Ⅲ,Ⅳ,Ⅴ₁,Ⅵ)となる(図7-37).

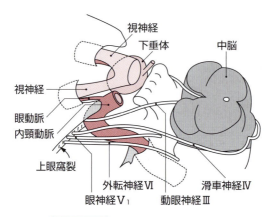

図7-37 眼窩に向かう脳神経

⑦顔面神経(Ⅶ) 頻出

顔の表情,味覚に関与し,涙や唾液を分泌する.

顔面神経は橋から出て,側頭骨の**内耳孔**に入り,茎乳突孔から頭蓋底に至る.頭蓋底に出た神経は運動性の線維からなり,顔面の**表情筋**に分布する.側頭骨の中で,顔面神経は**鼓索神経**という枝を出す.この枝は中耳の鼓室のなかを前方に進み,**舌の味覚**(舌の前2/3に分布)と**顎下腺,舌下腺の唾液分泌**(副交感性の線維)に関与する.もう一つの枝である**大錐体神経**(主に副交感性の線維を含む)は**翼口蓋神経節**を経て,涙腺の分泌に関与する.

　　＊**顔面神経痛**:顔面神経には痛覚を伝える神経線維が含まれないので,「三叉神経痛」というのが
　　　正しいであろう.

⑧内耳神経(Ⅷ)

聴神経ともいう.内耳からの感覚神経.蝸牛から聴覚(蝸牛神経),前庭器から平衡覚(前庭神経)を運ぶ.

⑨舌咽神経(Ⅸ)

顔面神経と相補的な機能をもつ.味覚(舌の後1/3)に関与し,唾液(耳下腺)を分泌する.運動性の線維も含まれ,咽頭の一部の筋に分布する.

⑩迷走神経(Ⅹ)(図7-38) 頻出

- 副交感性線維(最大):食道に沿って横隔膜を通過→胸腹部の内臓(骨盤内臓には分布しない).
- 喉頭に分布する神経の枝:反回神経(→下喉頭神経),上喉頭神経→輪状甲状筋のみ.
　　6対の内喉頭筋(横紋筋)に分布し発声に関与する.反回神経の障害は嗄声を引き起こす.

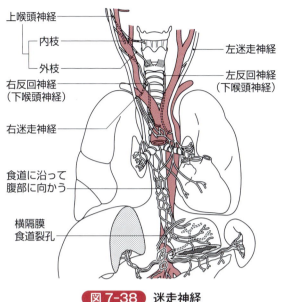

図 7-38 迷走神経

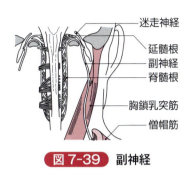

図 7-39 副神経

⑪ 副神経（Ⅺ）（図 7-39）

a) **脊髄根**（外枝，本来の副神経）：胸鎖乳突筋，僧帽筋（外枝の根は頸神経の前根と同じ場所から現れる）
b) **延髄根**（内枝→迷走神経→主に咽頭，喉頭の筋）
　　＊延髄根は迷走神経に含まれる．

⑫ 舌下神経（Ⅻ）

舌筋（横紋筋）を動かす．

2）脊髄神経（図 7-40）

- **脊髄神経**の後枝は細く，ほとんどが無名である（一部に例外）．
- 前枝は太く，神経叢を作る．
- 主に**頸部**に分布：**頸神経叢**．頸神経の上位（C1-C4）から形成．
- **上肢**に分布：**腕神経叢**．頸神経の下位と第 1 胸神経（C5-T1）で形成．
- **下肢**に分布：**腰神経叢・仙骨神経叢**．腰神経叢は骨盤の前から神経を派生し，大腿の前部に分布．仙骨神経叢は骨盤の後ろから神経を派生し，臀部，大腿の後部，下腿と足のすべてに分布．

- 31 対：頸神経（8 対），胸神経（12 対），腰神経（5 対），仙骨神経（5 対），尾骨神経（1 対）　頻出
- すべてが**混合性神経**→ 1 本の神経のなかに運動性，知覚性，交感性の神経線維が混ざっている（すべての**脊髄神経に交感性線維が含まれている**）．
- 前根と後根（図 7-41）：前根は運動性，後根は感覚性（知覚性）の神経線維で構成される．

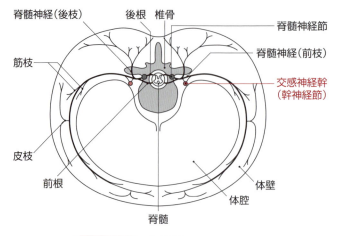

図7-40 脊髄神経の構成と分布

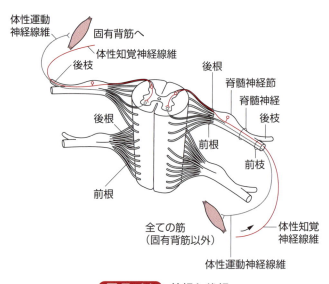

図7-41 前根と後根

また，一部の**前根は交感性神経線維も含む**（胸髄，上部腰髄）．
- 皮枝とデルマトーム（皮膚分節）（図7-42）：
  皮膚への脊髄神経の分布は，体幹では水平面に沿った帯状の区域に対応する．この個々の区域を**デルマトーム**という．体肢のデルマトームは少し複雑であるが，体幹から体肢が水平に伸びる姿を想像すると理解しやすい．
  T4-T5：乳頭を通る区域
  L1-L2：ももの付け根
  C1 は皮膚に分布しない
- 前枝と後枝
  脊髄神経の後枝（→固有背筋，背中の皮膚）：枝に由来する神経は細く，一般に名称がついていない．例外：**C1 後頭下神経**（筋枝のみ），**C2 大後頭神経**

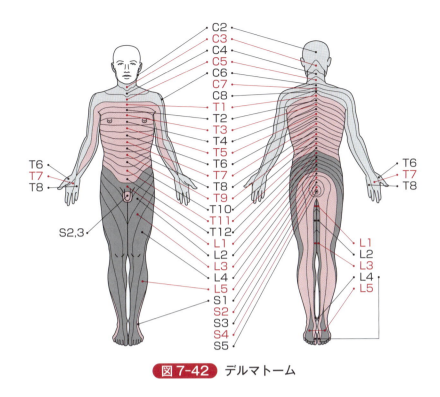

図7-42 デルマトーム

脊髄神経の前枝：太い．**名前のついた神経**はほとんど前枝の神経．**神経叢（前枝のみ）**を作る（胸神経を除く）

①頚神経叢（C1-C4）頻出

a) 皮枝
- 大耳介神経
- 小後頭神経
- 頚横神経
- 鎖骨上神経（肩の痛み）

b) 筋枝
- **横隔神経** C3-5：前斜角筋の前を下り，心臓の横を通り横隔膜へ（知覚枝：心膜，胸膜，横隔腹膜からの痛覚は鎖骨上神経の分布域＝肩に痛み）
- 頚神経ワナ（舌骨下筋の支配）：上根（C1, 2），下根（C2, 3）

②腕神経叢（C5-T1）（図7-43）頻出

上肢の筋，皮膚に分布する大きな神経叢．**斜角筋隙**を通る（鎖骨下動脈とともに）．
- 構成（神経幹と神経束）：3本の神経幹は鎖骨下部でそれぞれ背側，腹側に二分する背側のものは1本に集まり**後神経束**を形成する．

a) 上肢帯とその周辺に分布する神経
- 8本（肩甲3，胸筋2，胸筋2，鎖骨）：長胸神経（中斜角筋の中から外へ），肩甲背神経，肩甲

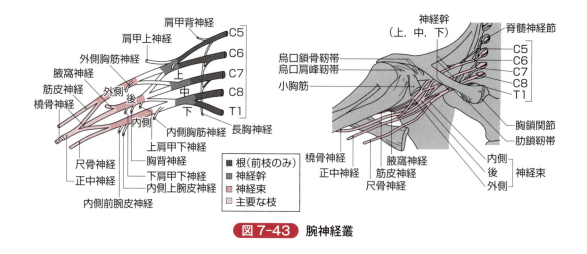

図 7-43　腕神経叢

上神経，鎖骨下筋神経，外側胸筋神経，内側胸筋神経，肩甲下神経，胸背神経

b) **自由上肢の神経**（5本の神経）：上位神経由来のものは**外側**，**上腕**に，下位のものは**内側**，**前腕**から手に分布．

(1) **腋窩神経** 頻出 （C5-6）：外側腋窩隙→三角筋，小円筋（外科頸の骨折で腋窩神経が損傷する）
(2) **筋皮神経** 頻出 ：上腕の屈筋（烏口腕筋を貫く，上腕筋，上腕二頭筋）
　　＊上腕筋は橈骨神経と二重支配．
　外側前腕皮神経（図 7-44）

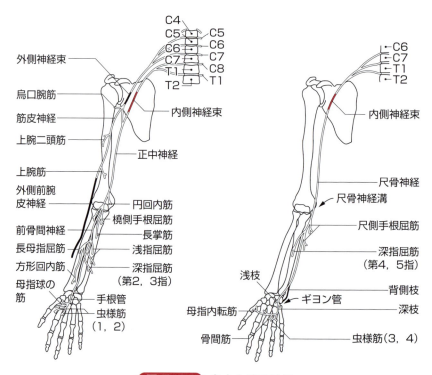

図 7-44　自由上肢の神経

(3) **正中神経** 頻出 (図 7-43, 7-45):上腕には分布しない,皮枝は手のみ.
- 筋枝:前腕の屈筋
- 皮枝:手掌の大部分(小指側を除く)
- 交感神経線維が多い="手に汗握る面白さ"(肘部で円回内筋の二頭間を通過し,**浅,深指屈筋**の間を通過し手掌に分布)
- 走行中深部に**前骨間神経**を分岐:**深層の屈筋**(深指屈筋,長母指屈筋,方形回内筋)に分布
- **手根管を通る**(掌枝は手根管の上)
    皮枝:橈側の指
    筋枝:母指球の筋(母指内転筋を除く)
    第 1-2 虫様筋:掌枝は手掌の皮膚(基部)に分布→手根管症候群からまぬがれる

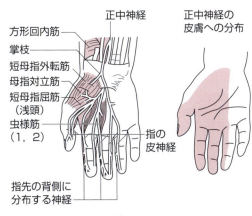

図 7-45 正中神経

(4) **尺骨神経**(図 7-44, 7-46) 頻出:上腕には分布しない,皮枝は手のみ(**正中神経**とペアで対比し,理解).肘の**尺骨神経溝**(内側上顆の後ろ)を通尺側手根屈筋に覆われて,深指屈筋の表面を尺骨動脈とともに下行.

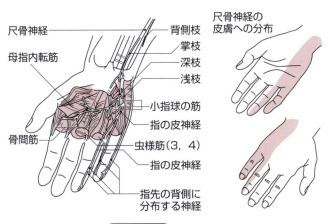

図 7-46 尺骨神経

- 前腕の筋枝：→深指屈筋（尺側），→尺側手根屈筋
    前腕の下 1/4 程で**手背枝**を分岐→手背の尺側
- 本幹は**手根で浅枝と深枝**に分かれる：深枝→小指球の筋，→中手の筋，すべての骨間筋，第 3,4 虫様筋（弓状になって母指内転筋に）
    ＊深枝は**ギヨン管**（有鉤骨鉤と豆状骨の間）を通って手の筋に分布する．浅枝→手掌尺側（皮枝）．
- 尺骨神経の障害
    骨間筋と虫様筋の麻痺：第 2-5 指の内転，外転ができない→薬指と小指の MP 関節の過伸展と IP 関節の屈曲．

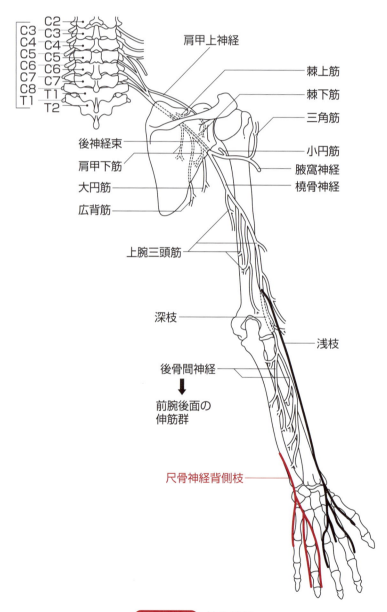

図 7-47　橈骨神経

母指内転筋の麻痺：母指と手掌橈側で紙を挟むと，内転できないので母指のIP関節の屈曲がみられる（フロマン徴候）．

＊手掌の大部分の皮膚は正中神経が，母指球を除く筋へは尺骨神経が分布する．

(5) **橈骨神経**（図7-47）頻出：腕神経叢でもっとも太い神経．**筋枝も皮枝も上肢の伸側のすべてに分布**．

・筋枝：上腕，前腕の伸筋（手の筋には分布しない）

＊そもそも手背には筋は存在しない．

・上腕では上腕深動脈とともに骨に接して走る：肘関節の外側で浅枝と深枝に分かれる．

・前腕の浅枝と深枝（図7-48）

深枝：回外筋の浅，深頭間を通り背側へ，前腕の伸筋の浅，深層間を下る（回外筋を通過した後は**後骨間神経**という．ただし，骨間膜は通過しない）．

浅枝：**手の皮枝**（腕橈骨筋に覆われて下行→手背の橈側の皮膚）．

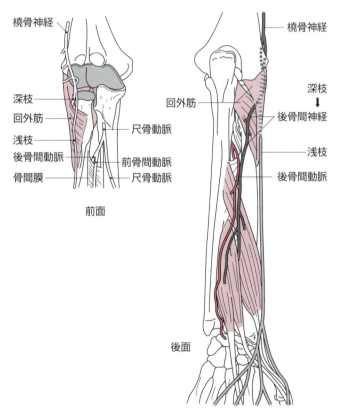

図7-48 前腕の浅枝と深枝

(6) 内側上腕皮神経：上部肋間神経T1-3からの枝もうける．
(7) 内側前腕皮神経

・**手の皮神経**（図7-49）：

尺側−尺骨神経

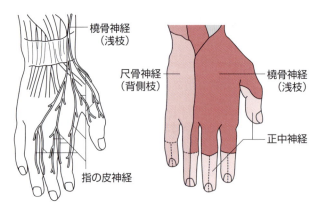

図 7-49　手背の皮膚と神経支配

橈側手掌－正中神経
橈側手背－橈骨神経

③胸神経（T1-T12）

・**前枝＝肋間神経**という：胸神経は 12 本あるが，肋間神経は 11 本だけである．
　T7-12：肋間を通って**お腹の筋へ**
　T12：肋下神経

a) **腰神経叢と仙骨神経叢**：神経は，ともに骨盤を出て，下肢に分布．腰神経叢は骨盤の前方に神経を出し，大腿の前面と内側に，仙骨神経叢は骨盤の後方に神経を出し，大腿後面と下腿，足のすべてを支配．

④腰神経叢（T12-L4）（図 7-50）

a) **大腿神経（L2-4）** 頻出：腰神経叢で最大の神経
　・筋枝：大腿の伸筋（注目：恥骨筋）
　・皮枝：前皮枝（大腿の後面以外），
　　伏在神経 頻出 （下腿の内側面：内転筋管→下腿の内側面），膝蓋下枝
　　＊内転筋管（内側広筋，大内転筋，広筋内転筋膜）
　　＊腰神経叢の神経のうち，下腿まで伸びるのは，この伏在神経のみ．

b) **閉鎖神経**：骨盤→閉鎖孔→大腿の内転筋．

c) **外側大腿皮神経**（図 7-51）

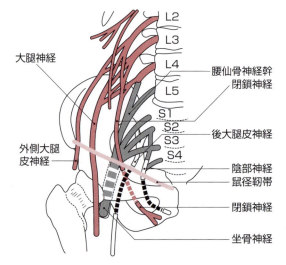

図 7-50　腰神経叢（赤色）と仙骨神経叢（灰色）

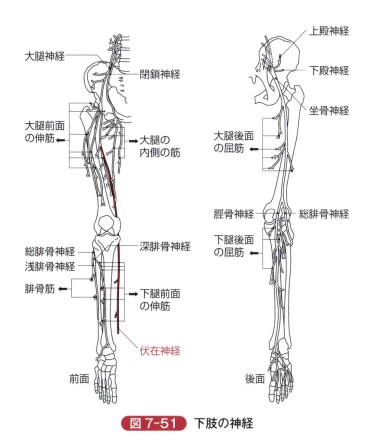

図 7-51 下肢の神経

⑤**仙骨神経叢** 頻出 （L4-S5）（図 7-52, 7-53）

骨盤→大坐骨孔（骨盤の後方から．cf：腰神経叢）（梨状筋下孔，上孔）．
- 筋枝：殿部の筋（外寛骨筋），大腿の屈筋，下腿と足のすべて
- 皮枝：大腿の後面，下腿の内側を除くすべて，足のすべて

a) **坐骨神経** 頻出 （L4-S3）：ヒトで最大の神経．大腿の屈筋，下腿と足のすべての筋（膝窩の上方で2つに分かれ下腿，足へ）に分布．膝窩の上方で総腓骨神経と脛骨神経に分かれる（図7-51）．

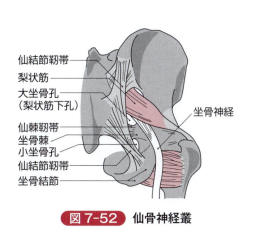

図 7-52 仙骨神経叢

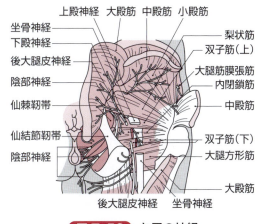

図 7-53 お尻の神経

```
              ┌→総腓骨神経─┬→浅腓骨神経（腓骨筋群）
              │          └→深腓骨神経（下腿の伸筋群）
              └→脛骨神経（下腿の屈筋群）
```

(1) **総腓骨神経** L4-S2：下腿の外側と足背の筋と皮膚．総腓骨神経は腓骨頸の外側を通って浅と深の腓骨神経に分かれる．

- 浅腓骨神経
    - 筋枝：長，短の腓骨筋
    - 皮枝：足背の知覚
- 深腓骨神経（下腿の伸筋へ，**前脛骨動脈と伴行**）
    - 筋枝：下腿の伸筋（前脛骨筋，長指伸筋，長母指伸筋），足背の伸筋
    - ＊長時間，正座すると足がしびれる：これは総腓骨神経麻痺が生じるためで，足関節の背屈や外反が一時的に不能となる．

(2) **脛骨神経** 頻出 （後脛骨動脈と伴行）L4-S3
- 筋枝：下腿の屈筋，足底の筋
- 皮枝：足底
- **足底の神経**（足底の筋と皮膚）

内側足底神経と外側足底神経：足底には2本の神経，内側と外側の足底神経が分布．手掌との類比では，内側は正中神経，外側は尺骨神経に相当．足底の短趾（指）屈筋は，手の浅指屈筋に相当．この原則を知っておくと，筋の神経支配を理解しやすい．

b) **陰部神経** 頻出 （S2-S4）：骨盤臓器と会陰に分布（骨盤出口の**横紋筋**に分布：外肛門括約筋，尿道括約筋）（外生殖器の知覚：陰茎背，陰核）．
　　　＊陰部神経の麻痺：便，尿の失禁（随意的な制御できない）．

c) **上殿神経**（L4-S1）：梨状筋上孔→中殿筋，小殿筋．中殿筋の麻痺で**トレンデレンブルク徴候**

d) **下殿神経**（L5-S2）：梨状筋下孔→大殿筋

e) **後大腿皮神経**（S1-S3）：梨状筋下孔→膝窩（大腿後面の皮膚），→下殿皮神経
　　　＊**脊髄神経の後枝**：上殿皮神経，中殿皮神経
- 足の**皮神経**：
    - 足背の大部分－浅腓骨神経支配
    - 足底－脛骨神経支配

7. 自律神経系（植物神経系）

末梢神経系を機能的に分類すると，体性神経系と自律神経系に分けられる．これらは脳神経や脊髄神経の個々の神経のなかに混在している．

a) **自律神経系**：内臓，血管，腺，平滑筋に分布．これらの機能を無意識のうちに調節．自律神経は2つのニューロンによって臓器に達する．その細胞体は中枢神経系（脳，脊髄）と自律性神経節に存在し，それぞれ一次ニューロン，二次ニューロンという（図7-33）．中枢神経内の一次ニューロンの分布を図7-54に示す．自律神経系は交感神経系と副交感神経系に分けられる．
- **交感神経系**：**交感神経幹**という独自の構造を形成．交感性の神経線維はすべての脊髄神経に含

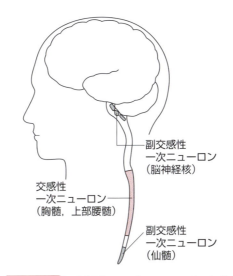

図 7-54　中枢内の一次ニューロンの分布

まれ，骨格筋や皮膚の血管，汗腺，立毛筋（平滑筋）に分布．
・**副交感神経系**：副交感性の神経線維は一部の脳神経（動眼神経，顔面神経，舌咽神経，迷走神経）に存在．仙骨神経にも含まれ，これらは骨盤内臓神経を形成．

1）交感神経系（胸腰系）

胸髄と上部腰髄の側角に細胞がある（副交感神経系は脳幹と仙髄に一次ニューロンがあるため頭仙系ともいう）．二次ニューロンは神経堤に由来し，**幹神経節，椎前神経節**を作る（図 7-55）．

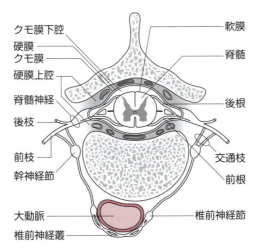

図 7-55　幹神経節・椎前神経叢

①交感神経幹

交感神経幹は，脊柱の両側を走る．下端は尾骨の前面で合する．**幹神経節**（20 対あまり）は，**交感神経幹**のなかにできた数珠玉のような膨らみ（発生的には脊髄神経節と同数生じるが，上下の

幹神経節が融合し，数が減少する．特に，頸部では3対と著しく少ない）．
(1) 交感性神経線維の経路
　　・筋，皮膚に向かうもの：脊髄神経に戻る．
　　・内臓に向かうもの：独自の内臓神経を形成．
(2) 3種類の経路と2種類の交感神経節（図7-56）

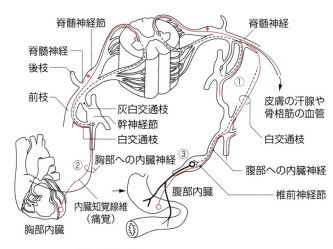

図7-56 交感性神経線維の経路

①脊髄神経にふたたび戻るものは**幹神経節**でニューロンをかえる（→筋と皮膚）
　　＊体壁＝骨格筋皮膚の血管，立毛筋などに分布する．
②頭頸部，胸部の内臓に分布する神経は**幹神経節**でニューロンをかえる．
③腹部内臓，骨盤臓器へ行くものは幹神経節を通過し，**椎前神経節（腹腔神経節，上腸間膜動脈神経節，下腸間膜動脈神経節）**でニューロンをかえる．
・脊髄神経と幹神経節の**2種の交通枝**
　　白交通枝（節前線維－有髄，内臓知覚神経線維を含む）
　　灰白交通枝（節後線維－無髄）→脊髄神経に戻り皮膚，筋に分布
・節前線維の細胞：胸髄，腰髄上部（T1-L2）にある．これに対応する神経節に線維を出し，ここから頸神経節，仙骨神経節には神経幹のなかを通して送られる．

a) **頭頸部の幹神経節**：頸部だけでなく頭部も支配．
　　・頸神経節でシナプス，出るのは節後線維．
　　・3つの頸神経節→心臓，肺神経叢．
　　　＊**頭部には血管に沿って分布**する（cf：副交感神経線維は脳神経として分布）．
(1) 上頸神経節（最大の神経節）：C2,C3横突起の前に存在する．ここから出る神経は，**内頸動脈，外頸動脈**にそって上行し，頭蓋腔，顔面に分布（節後線維）．
(2) 中頸神経節：小さく欠けることがある．
(3) 下頸神経節：第一胸神経と融合して大きい**星状神経節**を作ることが多い（80％）．

b) **胸腰部の幹神経節**：T1-L3にだけ白交通枝がある（灰白交通枝はすべてにある）．腹大動脈の周

りに神経叢．
(1) 胸神経節
- 上部（T1-4）：胸部の内臓に分布．大部分は交感神経幹を上行し，頸神経節でシナプスし，頸内臓神経となる．
- 下部：腹部の内臓に分布．
  大内臓神経（T5-9），小内臓神経（T10-12）→腹腔神経節
  小内臓神経→上腸間膜動脈神経節
(2) 腰神経節（腰内臓神経）→下腸間膜動脈神経節
  　　　　　　　　　　→下腹神経叢にも線維を送る
  ＊内臓の神経叢には迷走神経も参加．

c) **骨盤部の幹神経節**
- 仙骨神経節：小さく痕跡的（欠けることもある）．腰部から下行してくる交感性の線維は，副交感性の骨盤内臓神経の枝とともに**骨盤神経叢**を形成し，骨盤内臓に分布．

②副交感神経系（頭仙系）

a) **頭部**（4つの脳神経に含まれる）：副交感性神経節の特徴：臓器の近傍に存在．
- 動眼神経（中脳から）：（毛様体神経節）→瞳孔括約筋，毛様体筋
- 顔面神経：→涙腺，口蓋，鼻腔腺
  　　　　　→顎下腺，舌下腺
- 舌咽神経：→耳下腺
- 迷走神経（最大の副交感性神経）：胸と腹部の内臓に分布（骨盤内臓を除く）．消化管は咽頭から横行結腸の右側 2/3 まで

b) **仙髄部**（脊髄）：**骨盤内臓神経**．10本くらいの細枝となって骨盤神経叢に合流（生理学，臨床では**骨盤神経**）．直腸（排便），膀胱（排尿），陰茎（勃起）などの骨盤内臓に分布．消化管には横行結腸（左側 1/3），下行結腸から直腸まで（迷走神経の分布域と対比せよ）．
- 内肛門括約筋の弛緩（交感神経は収縮）
- 膀胱＝壁の収縮と膀胱括約筋の弛緩
- **内臓知覚神経線維**：自律神経性線維とともに走る（自律神経系に分類しないこともあるが広い意味での自律神経系に含める）．
- **内臓の痛覚線維**：交感性の内臓神経に含まれ，**脊髄視床路**を通り痛覚を伝える．

  この線維は**脊髄神経節**に細胞体をもち，**白交通枝**をへて脊髄後角に至る．脊髄後角（胸髄，上部腰髄 T1-L2）でニューロンをかえ，皮膚痛覚に与るニューロンと連絡する．そのため臓器の痛覚刺激がその神経の達する脊髄の高さに支配される**皮節**（デルマトーム）に痛みを感ずることがある（**関連痛**）．

第8章 感覚器

感覚は以下のとおり分類される．
（1）特殊感覚：嗅覚，視覚，味覚，聴覚，平衡覚（顔の特殊な器官でのみ受容する感覚：皮膚では感じない）
（2）一般感覚
　・体性感覚：皮膚感覚，深部感覚
　・内臓感覚
本章では，視覚器と平衡聴覚器について解説する．

1. 視覚器

- 光情報の経路：**網膜**で受容され，**視神経**（→視交叉→視索）→視床の**外側膝状体**→**一次視覚野**（後頭葉），**大脳**で視覚情報が処理される．
- 視神経のなかの一部の神経線維は直接**中脳**に向かう．無意識のうちに視覚器が調節（瞳孔括約筋や水晶体の調節）される．

1）視覚器の形（図8-1）

鏡で自分の眼を見ると，瞳孔（黒色），虹彩（茶色），強膜（白色）が区分される．実際は瞳孔と虹彩の表面を角膜が覆っているが，角膜は透明のため認識できない．瞳孔は眼球に光が入る孔である．

①眼窩とその周辺

眼球が眼窩脂肪体の中に位置する（図8-2）．

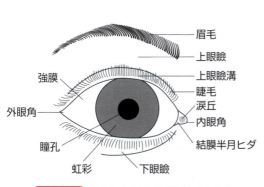

図8-1　外から見た視覚器（右側）

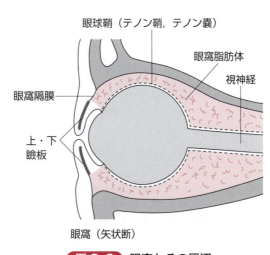

図8-2　眼窩とその周辺

②眼瞼

a) 結膜（図8-3）：薄い粘膜で透き通る．（眼）瞼結膜と（眼）球結膜ー結膜円蓋→粘液．内部の血管が透けて見える．眼瞼の後表面を覆い（眼瞼結膜），反転して（円蓋結膜），強膜（白目）の前面を覆う（眼球結膜）．これらの上皮は角膜上皮（重層扁平上皮）に移行する．

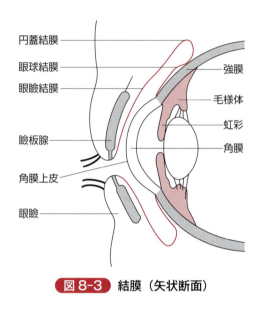

図8-3 結膜（矢状断面）

b) 瞼板：図8-4に示す．
・マイボーム腺（瞼板腺＝脂腺）
・モノモライ（麦粒腫）：マイボーム腺やまつ毛の根もとの脂腺の化膿性炎症．

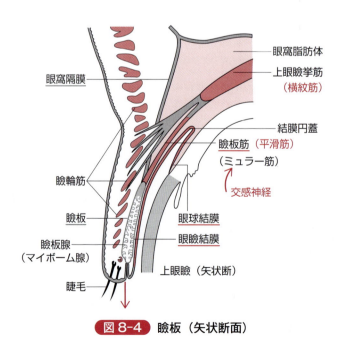

図8-4 瞼板（矢状断面）

- まぶたを開く：上眼瞼挙筋（横紋筋）（動眼神経）．大きく開けるには額の筋（前頭筋）が補助する．
- まぶたを閉じる：眼輪筋（顔面神経）

2）眼球（図8-5）

角膜の頂点を前極，後方強膜の中心を後極という（図8-5）．

前部は光量の調節，フォーカスの調節を行い，後部はカメラでいうフィルムの役割（CCD，画像の受容）を果たす．

①眼球壁 頻出

眼球は外膜，中膜，内膜の3層から構成される．

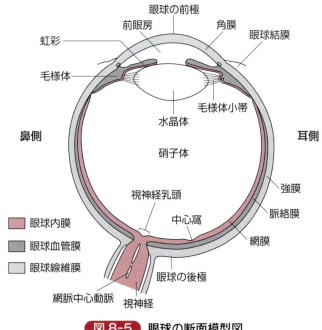

図8-5 眼球の断面模型図
右眼を水平断して上から見たもの

a) **外膜**（眼球線維膜）：強膜と角膜で構成．
（1）強膜（白色）：幼児の白目には青みがある（幼児では膠原線維が十分発達していないため脈絡膜が少し透けている）．
（2）角膜（図8-6）：透明で血管を欠く．光の屈折→乱視．豊富な無髄神経が分布し痛覚に鋭敏．
b) **中膜**（眼球血管膜＝葡萄膜）：脈絡膜，毛様体，虹彩で構成．血管とメラニン色素に富むため，黒い．
c) **内膜**（網膜） 頻出：光を感知する層．しかし，虹彩と毛様体の内面を覆う部位は光を受容できないので網膜盲部という（図8-5）．網膜の神経細胞から伸びた視神経線維は集まって**視神経**

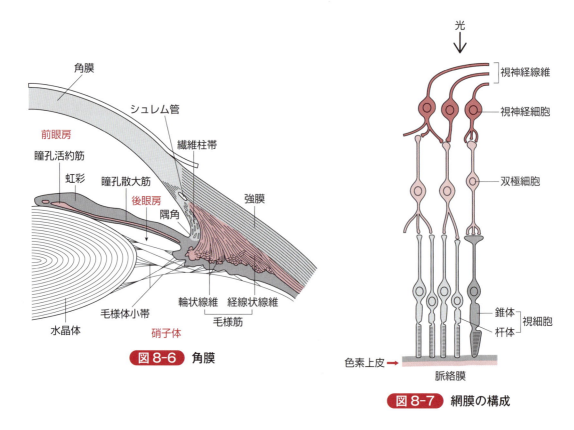

図 8-6 角膜

図 8-7 網膜の構成

乳頭を作る．ここは受容細胞が欠けており，光を感知できない．
(1) 網膜の構成（視部）（図 8-7）：視細胞（光受容体細胞）には杆体（杆状体）と錐体（錐状体）の2種がある．色彩を感受するのは錐体．
(2) **黄斑**（図 8-8） 頻出：**中心窩**とその周辺の黄色を呈する部分．視野の中心に存在し，中心窩はほぼ錐体のみで構成．網膜の1％未満だが，脳の視覚皮質での面積は50％以上．少し耳側に偏在（図 8-5）．

②眼球の内容
a) **水晶体**：加齢とともに水分を失い，弾性が減少する．
　・老眼：40代後半から60歳まで進行．
　・白内障：レンズが濁る40代から進行．
b) **硝子体**：ゼリー状の物質を含む．
c) **(眼) 房水** 頻出：毛様体で作られる．眼圧10〜20 mmHgを保つ（図 8-9）．毛様体→後眼房→前眼房→隅角（線維柱帯→シュレム管）の順に循環．
　・緑内障（glaucoma）：房水の流れに障害→眼圧が高まる→網膜の神経細胞，視神経の障害．

3）眼の動脈

眼球とその周辺に分布するのは眼動脈の枝である．
　眼動脈（視神経管を通る）←内頸動脈

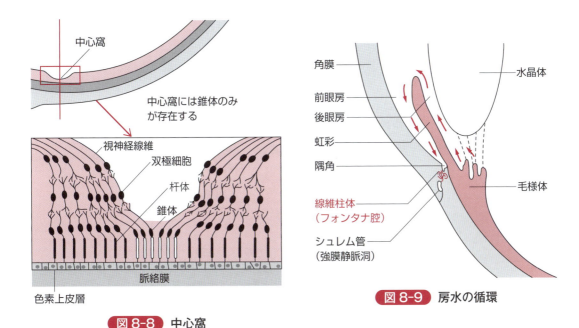

図 8-8　中心窩

図 8-9　房水の循環

　網膜中心動脈は眼動脈の枝で，眼球の後ろ 1 cm ほどで視神経のなかに入り，**視神経乳頭**から網膜に分布する．
　網膜中心動脈－終動脈

4）眼と神経

　眼や眼窩には，視神経，動眼神経，滑車神経，外転神経，眼神経，交感性神経線維が分布する．

①視覚反射（中脳）

　視神経の少数の線維は直接，中脳に情報を送る．これによって，眼球に入る光の量や，水晶体の厚さの調節を行っている．
a) 対光反射：視神経線維→視蓋前核→エディンガー・ウェストファール核→毛様体神経節→瞳孔括約筋（上丘）．
b) 遠近調節：近くを見る時水晶体が厚くなる（毛様体筋の収縮）．

②視覚の伝導路　頻出

　網膜→視神経→（視交叉）→視索→外側膝状体→視放線→一次視覚野（図 8-10）．
　・同名（性）半盲：両眼の同側半分の視野が消失する状態（図 8-10 D）．視索，視放線，視覚野の半側の障害で起きる．

③眼筋と神経　頻出

a) 眼を動かす筋：外眼筋（6 本）（図 7-36）
b) 起始と停止（表 8-1）

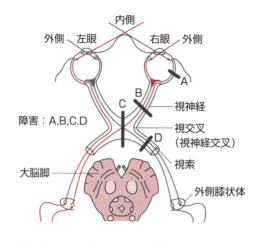

(A) 右眼の内側に暗点
(C) 両眼の外半側に視野欠損
(B) 右眼に視覚障害
(D) 両眼の左半側に視野欠損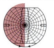

視野障害
（赤色部に視野欠損）

図 8-10 視覚経路の障害と視野

表 8-1 外眼筋と神経支配

外眼筋	内側直筋	外側直筋	上直筋	下直筋	上斜筋	下斜筋
神経支配	動眼神経	外転神経	動眼神経	動眼神経	滑車神経	動眼神経

眼窩には別に上眼瞼挙筋があり，動眼神経支配である

2. 平衡聴覚器

- 平衡聴覚器が側頭骨に存在する．
- **内耳**：骨の中に複雑な管（骨迷路と膜迷路）を形成，リンパで満たされている．
- 内耳の膜迷路には，受容細胞（有毛細胞）が存在．**聴覚器（蝸牛）**は振動を，**平衡覚器（前庭，半規管）**は体の傾きや，加速度を感知する．
- 聴覚器には外界の音（空気の振動）を内耳のリンパに伝える仕組みがある．
- 外耳から中耳には耳小骨の振動，内耳にはリンパの振動として伝わる．
- 覚え方　**耳小骨**：3つの骨がつきあっている
　　　　　　　　（ツチ骨，キヌタ骨，アブミ骨）

平衡覚と聴覚器は同じ内耳に存在する（図8-11）．

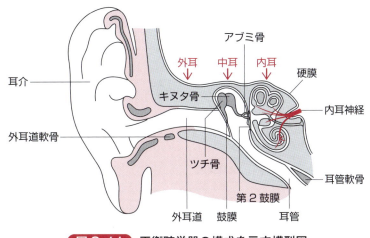

図8-11 平衡聴覚器の構成を示す模型図

1）聴覚器

聴覚（音の伝導）**頻出**（図8-12）は，外耳→（鼓膜）→中耳→（前庭窓）→内耳（蝸牛）→（蝸牛窓）の順に伝わる．

　　＊前庭窓＝卵円窓
　　＊蝸牛窓＝正円窓＝第2鼓膜

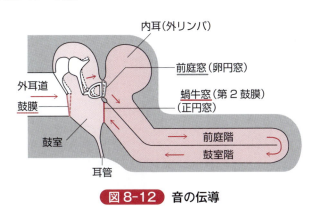

図8-12 音の伝導

①外耳
a) **耳介**（弾性軟骨）：血管，脂肪が少なく凍傷にかかりやすい．みみたぶには軟骨がなく，脂肪組織が存在．
b) **外耳道**：外界から鼓膜までの管．

②中耳（図8-13）
中耳は鼓膜の奥にあり，鼓室と耳管で構成されている．

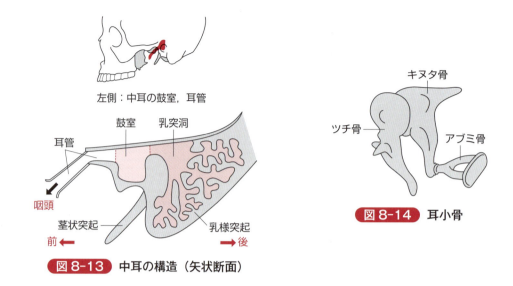

図 8-13 中耳の構造（矢状断面）

図 8-14 耳小骨

a) **鼓膜**（鋭敏な痛覚）
b) **鼓室**
- **耳小骨**（図 8-14）**頻出**：ツチ骨→キヌタ骨→アブミ骨．ツチ骨が鼓膜に，アブミ骨が前庭窓につく．アブミ骨筋は顔面神経が支配→麻痺で聴覚過敏．
c) **耳管**：咽頭に連絡（通常閉じているが，ものをのみ込む際，一時的に開く）．乳幼児では耳管が太く短いため，のどの炎症が耳管を通して鼓室に及びやすい（中耳炎）．

③ **内耳**（図 8-15）

リンパで満たされている（cf：中耳）．側頭骨に存在し，迷路のような複雑な構造をとる．

a) **リンパと内耳**：骨迷路は外リンパを容れる（膜迷路が水に浮いている状態）．膜迷路は内リンパ

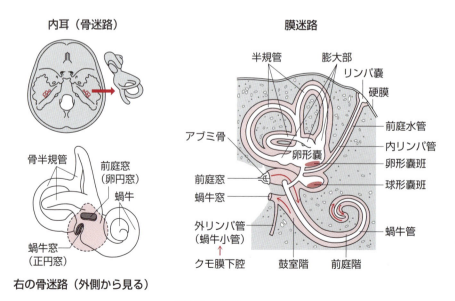

図 8-15 内耳

を容れる．
  - 外リンパ（図8-15：薄い赤色の部分）：透明な水溶液．液を容れる空間は外リンパ管を介して，外リンパはクモ膜下腔と連絡．
  - 内リンパ（図8-15）：透明で粘性の溶液．外リンパと内リンパの間は連絡がない．
b) **骨迷路**：薄い緻密骨の壁で形成される骨洞（図8-15）．
  - 前庭
  - 骨半規管：互いに直交する半円状の3本の管よりなる．
  - 蝸牛（図8-16）：2回半回転するラセン管．

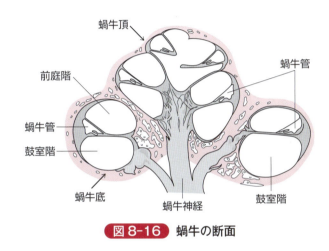

図8-16 蝸牛の断面

c) **膜迷路**（図8-15）：内腔表面に有毛細胞で構成される感覚上皮がある．蝸牛のなかに蝸牛管という膜迷路がある．蝸牛管にはコルチ器（図8-17）が存在．
  - 基底板（基底膜）：蝸牛管の底部の板．コルチ器をのせる．頂上にいくほど幅広くなっており，基部から頂部に至るほどより低い音に対応する固有振動数をもつ．

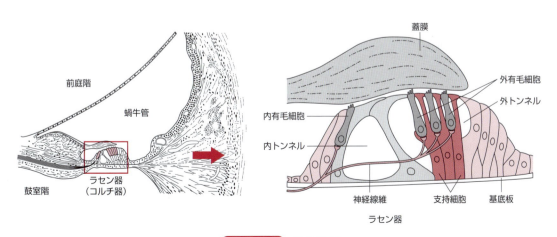

図8-17 コルチ器

d) **内外の有毛細胞の役割の違い**
- 内有毛細胞：音を伝える（数千個の細胞）．
- 外有毛細胞：振動を感じると，高頻度で収縮する．そのことにより，内有毛細胞を振動させる（増幅器）．

高齢者は高い音が聞こえにくい傾向がある．

e) **音の伝導** 頻出 ：音→鼓膜→耳小骨→前庭窓→前庭階→鼓室階→蝸牛窓（図8-12）

f) **聴覚路**：有毛細胞→ラセン神経節→蝸牛神経→蝸牛神経核→下丘→内側膝状体→聴放線→一次聴覚野（側頭葉）

2) 前庭器 （図8-18）

前庭器は平衡覚に関与する．

a) **卵形嚢・球形嚢（膜迷路）**：前庭のなかにあり，そのなかに平衡斑という感覚上皮が存在．
- 平衡石（平衡砂＝耳石）：感覚上皮にのるゼリー状の物質で，頭が傾くと石が動き，それを有毛細胞が感知し，体の傾きを感知（図8-18）．

b) **骨半規管**：内部に同型の膜半規管があり，その付け根に膨大部が存在．膨大部には膨大部稜という感覚上皮があり，頭の回転などを感知．

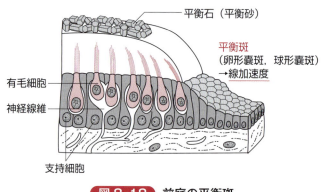

図8-18 前庭の平衡斑

第9章 運動からみた局所解剖学

1. 頭頸部

1）顎（顎関節）の動き

- 顎関節（側頭骨の**下顎窩**と下顎骨の**下顎頭**）は，**顆状関節**．
- **下顎**を動かす**4種の咀嚼筋**は，三叉神経（第5脳神経：Ⅴ）の**下顎神経（V3）**支配．
- 口を開く（**開口**）は，**重力・外側翼突筋・内側翼突筋・舌骨上筋群・舌骨下筋群**の働き．
- 口を閉じる（**閉口**）は，**咬筋・側頭筋・内側翼突筋**の働き．

①顎関節の構造（図9-1） 頻出

　顎関節は，側頭骨の**下顎窩**と下顎骨の**下顎頭**とで形成される**顆状関節**である．関節腔は**関節円板**によって上下の2腔に分けられ，**下顎神経**（三叉神経の第3枝：V₃）に支配される**咀嚼筋**である**咬筋・側頭筋・外側翼突筋・内側翼突筋**の4つの筋により主に動く．

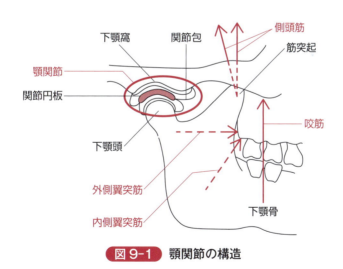

図9-1 顎関節の構造

②顎関節の運動（図9-2）

a) **前進と後退**：下顎骨の前進と後退は，下顎窩を関節円板と下顎頭とが一体となって前方および後方に動く滑走運動．
- 前進：外側翼突筋・内側翼突筋
- 後退：側頭筋の後部

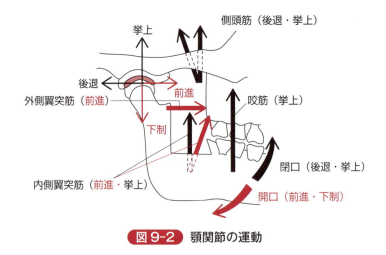

図 9-2 顎関節の運動

b) **挙上と下制**：下顎骨の挙上と下制は，関節円板と下顎頭との間の動き．
・挙上：咬筋・側頭筋・内側翼突筋
・下制：下顎を挙上する筋の弛緩と重力・舌骨上筋群・舌骨下筋群（積極的な開口）

c) **磨臼運動（臼磨運動）**：一側の下顎骨の前進と反対側の下顎骨の後退が同時に起こることで，下顎骨が臼歯部で食物を磨り潰す運動．

d) **開口・閉口運動** 頻出：開口は下顎骨の**前進**と**下制**が同時に起き，**閉口**は**後退**と**挙上**が同時に起こる運動．

③顎関節の脱臼（下顎脱臼）（図9-3）

よく言われる「顎がはずれる」ことで，大きな欠伸や大笑いをすると下顎窩内の下顎頭が大きく前進し，**関節結節**を乗り越えて結節前方のくぼみである**側頭窩**に移動してしまうことである．脱臼すると挙上に働く咬筋などが緊張するため，整復するには一度下顎骨を下に引き，下顎頭が関節結節を越えてから戻さなければならない．

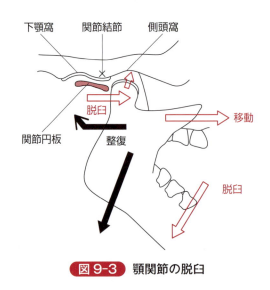

図 9-3 顎関節の脱臼

④顎関節症

顎関節症とは「顎関節や咀嚼筋の疼痛, 関節（雑）音, 開口障害ないし顎運動異常を主要症状とする慢性疾患群の総括診断名であり, その病態には咀嚼筋障害, 関節包・靭帯障害, 関節円板障害, 変形性関節症などが含まれる」と定義されている（日本顎関節学会 1996）.

2）嚥下運動

- 嚥下では, 食塊を舌の随意運動で咽頭に, 不随運動の咽頭反射と食道の蠕動運動とで胃に送る.
- 胃以降の消化管でも副交感神経で促進する蠕動運動により飲食物は送られる.

嚥下運動は, 口腔内の液体や食物が咽頭を通って食道, さらに胃に送られる運動であり, 下記の4期に分けられる（図9-4）.

a) **準備期（咀嚼期）**：口腔内で食物を咀嚼し, 嚥下できる食塊にする.
b) **口腔期**：舌の随意運動で食塊を咽頭に送る.
c) **咽頭期** 頻出：食塊が咽頭に触れると延髄の嚥下中枢を介して, 次の反射運動が起こる.
 - A：舌根が上がることによって口腔前方への方向が塞がれる.
 - B：軟口蓋（口蓋帆）が口蓋帆挙筋の作用で上がり鼻腔への方向が塞がれる.
 - C：舌根が後退し, 喉頭が上がって喉頭蓋が閉鎖することで喉頭への方向が塞がれる.
 - D：咽頭の筋が収縮することで咽頭の内圧が上昇し咽頭収縮筋が弛緩して食道の入口が開き, 咽頭にある食塊が食道に送られる.

d) **食道期**：食塊は, 食道の自動的な蠕動運動で, 胃の方向に運ばれる. 食塊が胃の噴門部に到達すると噴門が開き, 食塊は胃に入る.

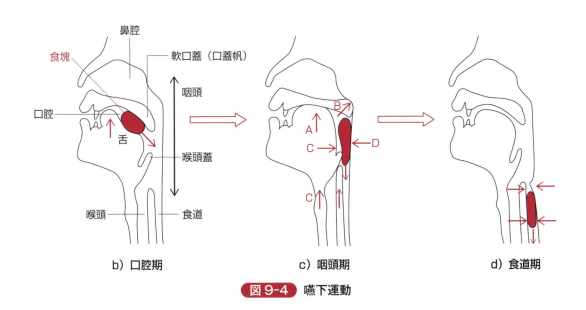

図9-4 嚥下運動

3）頸部の動き

- 前・後屈と側屈は，頸部のすべての関節を使う動き．
- 回旋は，正中環軸関節で軸椎の歯突起を軸に動く．

①頸部の構造（図9-5）

a) **環椎後頭関節** 頻出：後頭骨の後頭顆と環椎の上関節面とが作る**楕円関節**．関節包はゆるく，関節の周囲には**前・後環椎後頭膜**があり靱帯のように作用．

b) **正中環軸関節** 頻出：環椎の**歯突起窩**と軸椎の**歯突起**と**環椎横靱帯**とで作る**車軸関節**．関節包はゆるい．

c) **外側環軸関節**：環椎の下関節面と軸椎の上関節面とが作る**平面関節**．関節包はゆるい．

d) **ルシュカ関節（鈎状関節）**：第3頸椎〜第7頸椎間で，椎体上面の鈎状突起が上位椎体と形成する関節．頸椎を安定させる．しかし，この関節は，頸椎の椎間孔前壁を形成していることから，変性変化や骨棘形成により椎間孔狭窄が起こり，通過する脊髄神経根を圧迫して頸部神経根症の原因となることがある．

e) **項靱帯** 頻出：後頭骨の**外後頭隆起**と**第7頸椎棘突起**を結ぶ強靱な靱帯．第1頸椎から第6頸椎の棘突起の先端が二分された間を通り，頸椎の安定化に関与．

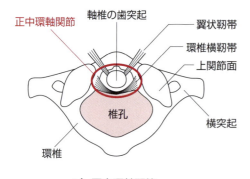
b）正中環軸関節

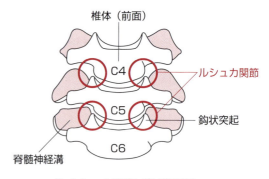
d）ルシュカ関節（鈎状関節）

図9-5 頸部の構造

②頸部の運動（図9-6）

a) **前屈（屈曲）と後屈（伸展）**：頸部の関節すべてを使って行う動きで，可動域は前屈が約60°，後屈が約50°．
- 前屈：胸鎖乳突筋・椎前筋群・斜角筋群・舌骨筋群
- 後屈：板状筋群・脊柱起立筋・後頭下筋群・僧帽筋（上部）

b) **側屈（左屈・右屈）**：頸部全体で行う側屈は，頭頂と仙骨中線とを結ぶ線で第7頸椎棘突起を中心とする動きで，可動域が左右とも約50°．
- 側屈：胸鎖乳突筋・頭板状筋・斜角筋群・肩甲挙筋・脊柱起立筋・後頭下筋群・僧帽筋（上部）

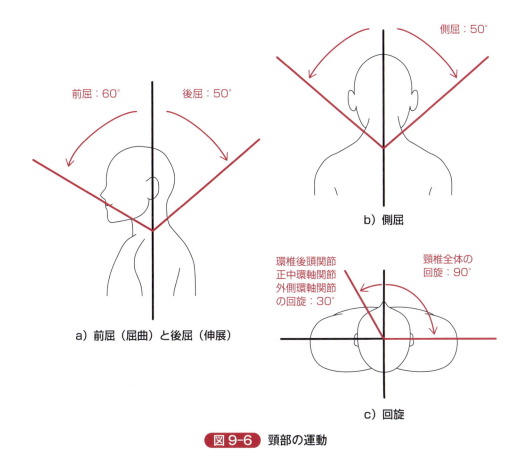

図9-6 頸部の運動

c) **回旋** 頻出：**環椎後頭関節**と**正中環軸関節**と**外側環軸関節**との共同の作用で軸椎の**歯突起**を軸に回旋し，可動域は片側約 30°，さらに第 3 頸椎以下の頸椎も作用すれば左右約 90°回旋できる．
・回旋：胸鎖乳突筋・頭板状筋・脊柱起立筋・後頭下筋群・僧帽筋（上部）

③環軸椎亜脱臼

正中環軸関節に関与している**環椎横靱帯**が何らかの原因でゆるんだり切れたりすることによって環椎と軸椎との位置関係が不安定になり，頸部を前屈させた時などに環椎が前方に，まれに後方にずれたりする関節が外れかかった状態のことをいう．

・症状：脊柱管が狭められることで脊髄が圧迫・損傷された場合は手足の運動麻痺，感覚麻痺，呼吸障害，排尿障害などが起こり，後頭神経の圧迫症状では後頭部痛，椎骨動脈の圧迫障害では強いめまいなどが起こる．また，慢性関節リウマチ，ダウン症，急性外傷（歯突起骨折），環椎頭蓋癒合症，歯突起形成不全などに合併する．

2. 体幹

1）脊柱の動き

- 脊柱は平面関節で，連結するのは，椎間円板・椎間関節・6つの靱帯（棘上靱帯・棘間靱帯・黄色靱帯・横突間靱帯・前縦靱帯・後縦靱帯）．
- 前・後屈と側屈は，頸椎と腰椎で大きい．
- 同側回旋は，内腹斜筋・脊柱起立筋，反対側回旋は，外腹斜筋・横突棘筋群の働き．
- 腰椎の椎体はもっとも大きく，椎間円板も大きいためもっとも可動性が高いが回旋はあまりできない．

①脊柱の構造（図9-7）頻出

脊柱は，成人では7個の頸椎，12個の胸椎，5個の腰椎，1個の仙骨と1個の尾骨の間に椎間円板をはさむ．上下の椎骨の関節突起間の椎間関節と棘上靱帯・棘間靱帯・黄色靱帯・横突間靱帯・前縦靱帯・後縦靱帯の靱帯で連結し，環椎（第1頸椎）は頭蓋とつながり，下方の仙骨と尾骨は寛骨と骨盤を作る．

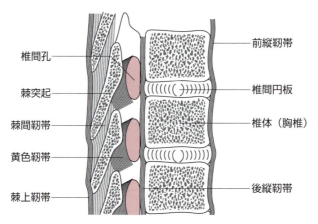

図9-7 胸椎と周囲の靱帯（正中矢状面）

②脊柱の運動（図9-8）

脊柱の動きは，椎骨間の動きが総合されたもので，隣り合う椎骨間の動きは小さいものの脊柱全体ではかなり大きくなる．また，これらの動きは椎間円板の厚さ，関節面の方向，関節突起や棘突起の形，靱帯で制約される．

a) 前屈（屈曲）と後屈（伸展）頻出：前屈は脊柱の前方への屈曲運動で頸椎と腰椎とで大きい．後屈は後方へ反らす運動で頸椎と腰椎とで大きい．これらの可動域を制限するのは椎体周囲にある棘上靱帯・棘間靱帯・後縦靱帯と棘突起の形態．頸部を除いた胸腰部の前屈の可動域は，股関節の動きが入らないようにして仙骨後面を軸として約45°，後屈は約30°．

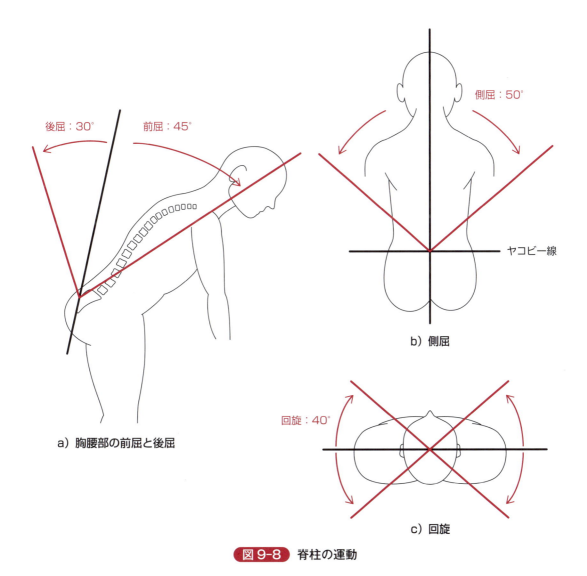

図9-8 脊柱の運動

- 前屈（屈曲）：腹直筋・外腹斜筋・内腹斜筋
- 後屈（伸展）：脊柱起立筋・横突棘筋群

b) **側屈（右屈・左屈）** 頻出：側屈は側方への屈曲運動．頸椎と腰椎が主に動き，胸椎はほとんど動かない．頸部の動きを抜かした側屈は**ヤコビー線**の中点に立てた垂直線に対して左右とも約50°．この時，もっとも働いているのは脊柱起立筋の**腸肋筋**．

- 側屈：外腹斜筋・内腹斜筋・腰方形筋・脊柱起立筋・横突棘筋群

c) **回旋**：主に頸椎の**環軸関節**で行われ（頸部の動きを参照），その他の部位では椎骨の関節突起のためにその動きは制限されるが，**胸腰部の回旋**は座位で骨盤を固定した状態で約40°．

- 同側回旋：内腹斜筋・脊柱起立筋
- 反対側回旋：外腹斜筋・横突棘筋群

③脊柱の各部の運動
a) **頸椎**：頸部の動きを参照．
b) **胸椎**：もっとも可動性が低く，肋骨との**肋椎関節（肋骨頭関節・肋横突関節）**があるので回旋はほとんどできず，側屈もかなり制限される．前屈と後屈も関節突起や棘突起が下方に伸びているためあまり可動しない．
c) **腰椎**：腰椎間の**椎間円板**は厚みがあるので**前屈・後屈**と**側屈**はかなりできるが，回旋は関節突起がしっかりしていてさらに前を向いているために，あまりできない．

④脊柱側弯症
脊柱が，ねじれにともなって側方に曲がってくる疾患である．もっとも多いのは小学生高学年から中学生にみられる**突発性側弯症**である．突発性側弯症は，側弯症の約70％を占めるが，原因不明で成長とともに徐々に症状が進み，重症になると心臓や肺が圧迫され，いろいろな障害が起こる．治療も時間がかかるので早期に発見し，本人，家族はもとより整形外科医，装具メーカー，理学療法士の協力のもと適切な治療を行うことが大切である．

2）胸郭の動き

- 胸郭は，胸部内臓を保護．
- 肋骨下縁の**肋骨溝**に沿って**内肋間筋**と**最内肋間筋**との間に上から**肋間静脈・動脈・神経（VAN）**と走行（図9-9）．
- 吸気は，**外肋間筋（胸式呼吸）**と**横隔膜（腹式呼吸）**の**収縮**．
- 呼気は，外肋間筋と横隔膜の**弛緩**．
- **強制吸気と強制呼気**を行う筋に注意．

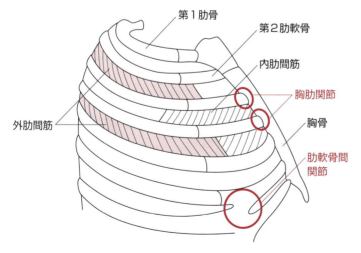

a）胸肋関節と肋軟骨間関節（右側）　　肋間動・静脈と神経

図9-9 胸郭の構造

①胸郭の構造（図9-9）

胸郭は背側に12個の**胸椎**，両側に12対の**肋骨**とそれに付随する**肋軟骨**，腹側に1個の**胸骨**で作られる円錐形の籠状の形態で，胸部内臓の**保護**と**胸式呼吸**を行う．

a) **胸肋関節**と**肋軟骨間関節**：胸骨と第1〜7肋軟骨は直接つながり**胸肋関節**を作り，第8〜10肋軟骨は上位の肋軟骨と肋軟骨同士で連結し**肋軟骨間関節**を作る．第11，12軟骨は胸骨とは連結しない．

b) **肋骨頭関節**：第2〜10**肋骨頭**には肋骨頭稜によって分けられる**上・下肋骨頭関節面**があり，上肋骨頭関節面は1つ上の番号の胸椎の下肋骨窩と関節を作り，下肋骨頭関節面は同じ番号の胸椎の上肋骨窩と関節を作る．第1，11，12**肋骨頭**はそれぞれ1つの関節面をもち，同じ番号の**胸椎肋骨窩**と関節を作る．

c) **肋横突関節**：肋骨の**結節関節面**は同じ番号の胸椎の**横突肋骨窩**と関節を作り連結するが，この関節は胸郭の矢状面に対して約**45°**傾いている．

②胸郭の運動（図9-10）

胸式呼吸では，肋骨が**肋骨頭関節**と**肋横突関節**を結んだ線を運動軸として**回転運動**をすることで胸郭の形を変え**吸気**と**呼気**とを行う．

a) **吸気** 頻出：**胸式呼吸**の**吸気**では，**上位肋骨**は運動軸が前頭面に近いために前方に動き，**下位肋骨**は運動軸が矢状面に近いために胸郭の左右方向つまり横の径を大きくするように，**中間の肋骨**は前方および左右に**動き胸郭が広がる**ことで肺に空気が入る．さらに運動時や呼吸不全時，

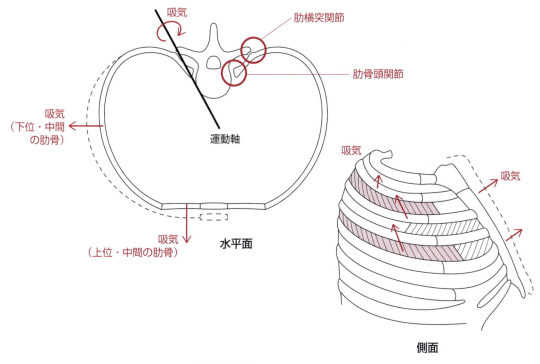

図9-10 胸式呼吸の吸気

妊娠時など肩を上げて息を吸うことを強制吸気という．
  * **腹式呼吸** 頻出：胸腔の下を形成する**横隔膜**が収縮し，胸腔の容積が増加することで**吸気**が起こる．
  ・吸気：外肋間筋・横隔膜
  ・強制吸気：外肋間筋・横隔膜・内肋間筋前部・胸鎖乳突筋・斜角筋群・大胸筋・小胸筋・僧帽筋・脊柱起立筋
b) **呼気** 頻出：通常，**外肋間筋**や**横隔膜**などの吸気筋の**弛緩**によって胸郭が元に戻ろうとする動きでほとんど自動的に起こる．これに対して思い切り息を吐く**強制呼気**の場合は，**内肋間筋**と腹圧を高めるために腹部の筋とが働く．
  ・強制呼気：内肋間筋・腹直筋・外腹斜筋・内腹斜筋・腹横筋

3）骨盤の動き

- 骨盤は**左右**の**寛骨**と**仙骨・尾骨**で作られ，**仙腸関節**と**恥骨結合**で連結するため，ほとんど動きはない．

骨盤は，左右の寛骨と仙骨・尾骨で作られ，仙腸関節と恥骨結合で連結する．
a) **仙腸関節**：仙骨の耳状面と寛骨（腸骨）の耳状面との関節で両耳状面は線維軟骨に覆われ，関節包も骨膜と密着している**半関節**．前仙腸靭帯・後仙腸靭帯・腸腰靭帯・仙結節靭帯・仙棘靭帯の5つの靭帯で補強されているため，ほとんど可動性はない．
b) **恥骨結合**：左右の寛骨（恥骨）が正中部で**恥骨間軟骨（線維性軟骨）**をはさんで連結．恥骨結合の上・下縁にはそれぞれ**上恥骨靭帯**と**恥骨弓靭帯**があって結合を補強しているため，ほとんど動かない．

3. 上肢

1）鎖骨の動き

- **胸鎖関節**は，体幹と上肢を連結する**唯一の関節**．
- 胸鎖関節の運動：**挙上と下制**，**前方牽引と後退**，**回旋**．

肩の運動は，胸鎖関節，肩鎖関節，肩関節（肩甲上腕関節）の動きによって行う．

①**胸鎖関節と肩鎖関節の構造**（図9-11）
a) **胸鎖関節** 頻出：鎖骨の**胸骨端**と胸骨柄の**鎖骨切痕**との**鞍関節**で，第1肋軟骨とも**肋鎖靭帯**で連結．また，関節包内にある**関節円板**は関節の結合力を高めるばかりでなく衝撃の吸収も行う．
b) **肩鎖関節**：鎖骨の**肩峰端**と肩甲骨の**肩峰関節面**との**平面関節**．関節円板が見られることもある．

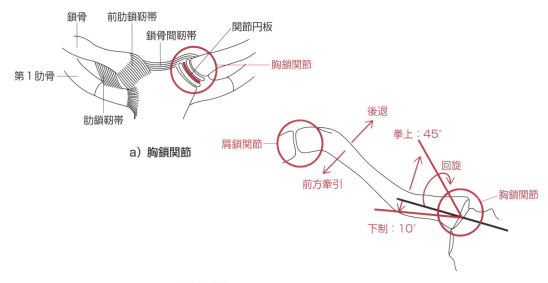

図 9-11 胸鎖関節と肩鎖関節の運動

②胸鎖関節と肩鎖関節の運動（図9-11） 頻出

胸鎖関節での鎖骨の動きは，**挙上**が約45°，**下制**が約10°，また水平方向に**前方牽引・後退**し，鎖骨の長軸方向に**回旋**することもできる．

肩鎖関節は運動性に乏しいが，鎖骨の動きを肩甲骨に伝えて**回旋運動**の支点になる．

2）肩甲骨の動き

- 肩甲骨は，直接体幹と連結していない．
- 肩甲骨の運動：**挙上**と**下制**，**外転**と**内転**，**上方回旋**と**下方回旋**．
- 下角が脊柱から遠ざかる動きである肩甲骨の**挙上**と**上方回旋**により，関節窩が上方を向くことで肩関節（上肢）の**外転**が90°以上できる．

①肩甲骨の関節の構造

肩甲骨は**肩鎖関節**で鎖骨と連結するが，鎖骨は**胸鎖関節**だけで体幹の骨である胸骨とつながっているため，肩甲骨は直接体幹との連結をもたないことが大きな特徴である．このことが肩甲骨の動きの制約を少なくする．

②肩甲骨の運動（図9-12） 頻出

肩甲骨の運動は，**挙上**と**下制**，**外転**と**内転**，**上方回旋**と**下方回旋**である．

a) **挙上と下制**：挙上は肩甲骨を上方に引き上げる，つまり肩をすくめる運動．下制は肩甲骨を下方に引く運動．
  - 挙上：僧帽筋上部・肩甲挙筋・大菱形筋・小菱形筋
  - 下制：小胸筋・広背筋・前鋸筋・僧帽筋下部

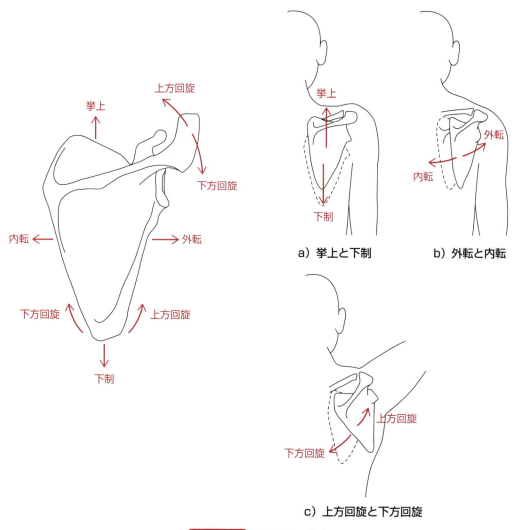

図 9-12 肩甲骨の運動

b) **外転と内転**：**外転**は肩甲骨が胸郭に沿って後方から前外方へ移動する運動．**内転**は肩甲骨が胸郭を前方から後内方に動く運動．
- **外転**：前鋸筋・小胸筋
- **内転**：僧帽筋中部・大菱形筋・小菱形筋・広背筋

c) **上方回旋と下方回旋**：**上方回旋**は，肩甲骨関節窩を上方に向ける運動．この時は，**挙上**も伴い**下角**が脊柱から上外側に遠ざかる．これによって上腕骨の可動域が広がり，**上肢を外転**し頭の上に上げることができる．上肢を外転する時は開始時または外転約 30°から肩甲骨の**上方回旋**が起こり，上肢の**外転**の 2°ごとに 1°ずつ**上方回旋**する．**下方回旋**は，肩甲骨関節窩を下方に向ける運動．下角が脊柱に近づく動きで，肩甲骨の下制が伴う．
- **上方回旋**：僧帽筋上部・僧帽筋下部・前鋸筋
- **下方回旋**：肩甲挙筋・大菱形筋・小菱形筋（開始時には**小胸筋**が関与する）

③翼状肩甲骨

　上肢を上げる時に肩甲骨が浮き上がって，天使や鳥の羽のように見えるので，このように呼ばれる．テニスのサーブ，ゴルフのスイングのようなスポーツやほお杖をついての側臥位で本を読むなどが原因で**長胸神経**に障害が起き，支配されている**前鋸筋**に麻痺が生じることで肩甲骨の**内側縁**が浮き上がり，**肩関節**の**外転**や屈曲ができなくなる．長胸神経の不全麻痺の場合は，上記の運動などを避け，障害が強い場合は肩甲骨固定装置などの装具を着用することが，治癒には有効である．

3）肩（肩関節）の動き

- 肩関節は**球関節**で**可動域が広い**反面，**脱臼**を起こしやすい．それを防ぐ構造は，**関節唇・烏口肩峰弓・回旋筋腱板**（rotator cuff）．
- rotator cuff：**棘上筋・棘下筋・小円筋・肩甲下筋**の停止腱．
- 三角筋と小円筋は**腋窩神経**，棘上筋と棘下筋は**棘上神経**，大円筋と肩甲下筋は**棘下神経**で支配．
- 肩関節の運動：**屈曲と伸展，外転と内転，外旋と内旋，水平屈曲と水平伸展，描円運動**．

①肩関節の構造（図9-13）頻出

　肩関節（肩甲上腕関節）は，肩甲骨の関節窩が浅くて狭く，**上腕骨頭**が大きいことから可動域が広い反面，**脱臼**しやすい構造である．この脱臼を防ぐために，関節窩は**関節唇**（線維軟骨）がつくことで約2倍の深さとなり，肩関節の上方には**肩峰・烏口突起・肩峰靱帯**により**烏口肩峰弓**が作られ，周囲は**回旋筋腱板**（Rotator cuff：棘上筋・棘下筋・小円筋・肩甲下筋の腱）によって囲まれている．

　また，上腕骨頭の**頸体角**や**後捻角**，肩甲骨の関節窩が前外側を向いていることにより，上腕骨を身体の前で動かすことが容易にできる構造となっている．

- **頸体角**：上腕骨頭軸が，上腕骨長軸に対して135～140°上方に向く．
- **後捻角**：上腕骨頭軸が上顆間線に対して約20°後方を向く．

②肩関節の運動（図9-14）頻出

　肩関節（肩甲上腕関節）の運動は，**屈曲と伸展，外転と内転，外旋と内旋，水平屈曲と水平伸展**が基本で，総合運動として**描円運動**がある．

a) **屈曲（前方挙上）と伸展（後方挙上）**：**屈曲**は上腕をまっすぐ前方に上げること，**伸展**は後方に引くことであり，可動域は屈曲が約180°，伸展が約50°．
- 屈曲：三角筋前部・大胸筋鎖骨部・烏口腕筋・上腕二頭筋短頭
- 屈曲にはまた肩甲骨の関節窩が上方に向く**上方回旋**の必要性があるので，僧帽筋上・下部，前鋸筋が作用
- 伸展：三角筋後部・大円筋・広背筋・上腕三頭筋長頭

b) **外転（側方挙上）と内転**：**外転**は上腕を側方に上げ，**内転**は側方から体幹に近づける運動．可

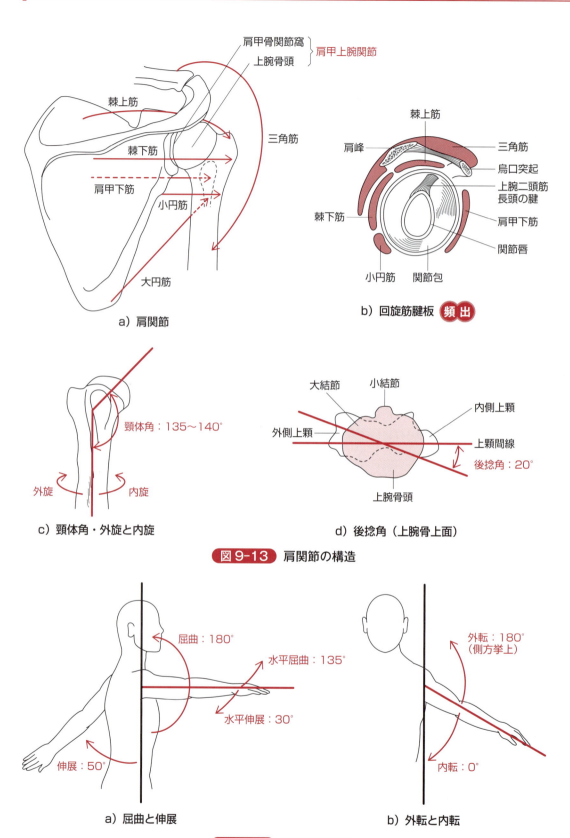

図 9-13 肩関節の構造

図 9-14 肩関節の運動

動域は外転が約180°，内転は体幹に接して止まるため0°.
- 外転：三角筋中部・棘上筋・上腕二頭筋長頭

外転にはまた肩甲骨の上方回旋が伴うので僧帽筋上・下部，前鋸筋が作用
- 内転：大胸筋・広背筋・大円筋・烏口腕筋

c) **外旋と内旋**：肩関節の垂直軸を運動軸にする運動．**外旋**は上腕を外側に回旋，**内旋**は内側に回旋する運動．肘関節を90°に屈曲して行う．
- 外旋：三角筋後部・棘下筋・小円筋
- 内旋：大胸筋・広背筋・肩甲下筋・大円筋

d) **水平屈曲と水平伸展**：水平屈曲は外転90°から上肢を前方に動かす可動域が約135°の動き．水平伸展は後方に動かす運動で可動域は約30°．
- 水平屈曲：三角筋前部・大胸筋・烏口腕筋・肩甲下筋，（外転90°までは外転筋の働きによる）
- 水平伸展：三角筋中部・後部・棘下筋・小円筋・広背筋・大円筋，（外転90°までは外転筋の働きによる）

e) **描円（分回し）運動**：肩関節で，**屈曲**と**伸展**，**外転**と**内転**および**外旋**と**内旋**の総合運動として円を描くように動かす運動．

③ 腕神経叢損傷

腕神経叢の**損傷**は，交通事故や分娩時の過大な牽引，腫瘍や放射線障害などで起こる．その損傷部位により大きく4つに分かれるが，実際はこれらの損傷が各神経で混在することで治療が困難となる．

a) **引き抜き損傷**：脊髄から神経が引き抜かれた状態．もっとも重篤であり，手術による縫合はできない．
b) **断裂**：神経が脊髄より末梢で損傷すること．神経移植などにより回復することができる．
c) **軸索損傷**：神経外周の連続性は維持されているのに神経の軸索が損傷した場合．3か月ぐらいで自然回復する．
d) **神経虚脱**：神経が形態的には損傷を受けていないのに神経自体がショックを受け麻痺すること．3週間以内に麻痺は回復する．

④ 五十肩

五十肩は，肩関節周囲の**炎症**が原因で起こる疾患で，40歳代後半から50歳代にピークがみられる．症状の特徴は，肩から上腕にかけての痛みと上腕の動きが制限されることで，頸部の痛みを伴う場合の多くは五十肩ではなく他の疾患である．治癒には痛みが起こってから3か月から1年くらいかかり，苦痛を感じず通常の生活ができるようになれば治癒と考えられるが，炎症が治まる過程で線維性の物質が出て**回旋筋腱板**周囲が癒着し，**運動障害**が残ることもある．

4）肘（肘関節）の動き

- 肘関節は複関節（腕尺関節：蝶番関節，腕橈関節：球関節，上橈尺関節：車軸関節）．
- 肘関節の靱帯：外側・内側側副靱帯，橈骨輪状靱帯．
- 肘関節の運動：屈曲と伸展，肘関節だけの動きである回内と回外．

①肘関節の構造（図9-15）頻出

肘関節は，上腕と前腕の間の関節で，共通の関節包のなかに**上腕骨・橈骨・尺骨**が入る3つの関節からなる**複関節**である．

a) **腕尺関節**：上腕骨の**滑車**と尺骨の**滑車切痕**とで作る**蝶番関節**．作用は**屈曲**と**伸展**．
b) **腕橈関節**：上腕骨の**小頭**と**橈骨頭関節窩**とで作る**球関節**．作用は**屈曲**と**伸展**，**回内**と**回外**．
c) **上橈尺関節**：**橈骨頭関節環状面**と尺骨の**橈骨切痕**で作る**車軸関節**．作用は**回内**と**回外**．
d) **肘角（運搬角）**：肘関節を完全に伸展して前腕を**回外**すると上腕骨の長軸と前腕骨の長軸は直線

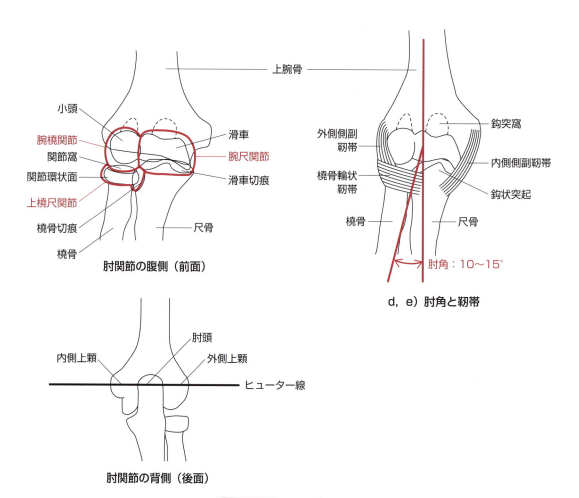

図9-15 肘関節の構造

状になく，前腕は約 10〜15°橈側に**外反**する．この角度を**肘角**と呼ぶ．これにより食物を口に運びやすくなるなどの働きがある．

e) **靭帯**
- **外側側副靭帯**：上腕骨の**外側上顆**と尺骨の**橈骨切痕**の前・後縁とを結ぶ**靭帯**．関節包の外側を補強．
- **内側側副靭帯**：上腕骨の**内側上顆**と肘頭の**内側面**および**鈎状突起**とに張る**靭帯**．関節包の内側を補強．
- **橈骨輪状靭帯**：尺骨の**橈骨切痕**前縁と後縁を結ぶ**靭帯**．上部より下部が細くなって**橈骨頭関節環状面**を取り囲むことで**橈骨頭**が下方に抜けないようになっている．

②肘関節の運動（図9-16） 頻出

肘関節の運動は，**屈曲と伸展，回内と回外**である．

a) **屈曲と伸展**：屈曲は，腕尺関節が主に行う運動で，尺骨の**滑車切痕**が上腕骨の**滑車**に沿って動き，前腕が上腕に近づき，**伸展**は前腕が上腕から遠ざかる動き．屈伸運動時に腕橈関節で上腕骨の**小頭**に沿って**橈骨頭関節窩**が動くのは補助的運動．屈曲は尺骨の**鈎状突起**が上腕骨の**鈎突窩**にぶつかるまでが最大で，**伸展**は肘頭が肘頭窩に衝突するまでの約 5°，可動域は 120〜150°．
- **屈曲**：上腕二頭筋・上腕筋・円回内筋・腕橈骨筋・前腕屈筋群
- **伸展**：上腕三頭筋・肘筋・前腕伸筋群

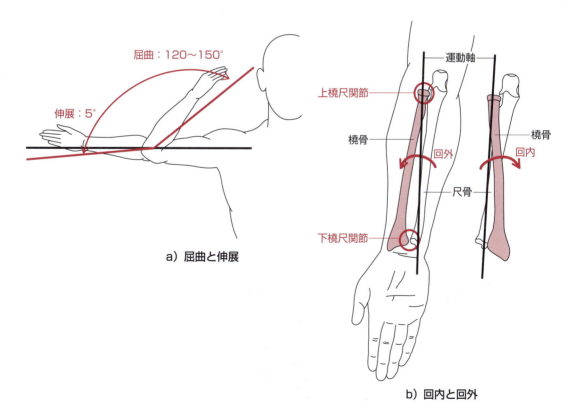

図9-16 肘関節の運動

b) **回内と回外**：前腕でのみ見られる運動．上・下橈尺関節が主に働き，**腕橈関節**が補助．回内は，**上橈尺関節**で橈骨頭関節環状面が橈骨輪状靱帯と尺骨の**橈骨切痕**とに囲まれたなかで**回旋**し，補助的に上腕骨の**小頭**は橈骨頭関節窩の上で軸を変えないで**回転**（軸旋運動）し，それに伴い**下橈尺関節**では橈骨の尺骨切痕が尺骨頭関節環状面に沿って**回旋**することで，橈骨体が尺骨体とX状に交叉する位置に移動．回外は反対に，橈骨と尺骨が平行に並ぶように動くことで，両者の可動域は170〜180°．また，**運動軸**は橈骨頭の中点と尺骨茎状突起を結ぶ線で，運動時に尺骨はほとんど動かないのが特徴．

- 回内：円回内筋・方形回内筋・橈側手根屈筋・腕橈骨筋
- 回外：回外筋・腕橈骨筋・上腕二頭筋（肘関節を90°屈曲時に回内から回外運動をすると上腕二頭筋の隆起の動きが触診できる．つまり，**上腕二頭筋**はこの状態で**回外運動**を行う時が最大の力を出していることが分かる）

5）手首（手関節）の動き

- 手関節は，**橈骨手根関節**（楕円関節）と**手根中央関節**（楕円関節と平面関節）が主であり，**尺骨は関与しない**．
- 手関節の運動：**掌屈と背屈**，**橈屈と尺屈**，**分回し運動**．
- 手根管内：**正中神経**，**浅指屈筋・深指屈筋・長母指屈筋・橈側手根屈筋**の停止腱．

①**手関節の構造**（図9-17）頻出

手関節は，**橈骨手根関節**を主として，**手根間関節・手根中央関節**を含め1つの関節包内にある**複関節**である．

a) **橈骨手根関節**：橈骨の**手根関節面**と尺骨側の**関節円板**を関節窩として，近位手根骨の**舟状骨・月状骨・三角骨**の近位面を関節頭とする**楕円関節**．尺骨は直接この関節には関係していない．

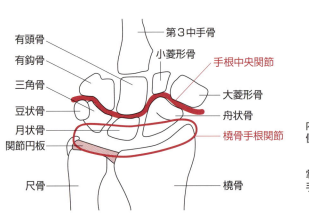

a）橈骨手根関節とc）手根中央関節

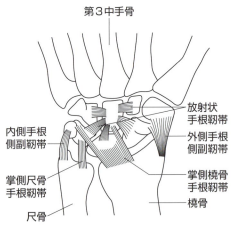

d）靱帯

図9-17 手関節の構造（掌側）

b) **手根間関節**：手根骨の豆状骨を除く近位列の**舟状骨・月状骨・三角骨**間の**平面関節**と遠位列の**大菱形骨・小菱形骨・有頭骨・有鈎骨**間の**平面関節**の**複関節**の総称．
c) **手根中央関節**：手根骨の**遠位列**と近位列との間の**複関節**．手根の中央を横断するようにＳ状に関節腔があり，**月状骨と三角骨**とが関節窩となり**有頭骨と有鈎骨**とを関節頭とする**楕円関節**および**大・小菱形骨**とが関節窩となり，**舟状骨**を関節頭とする**平面関節**を作る．
d) **靱帯**：掌側・背側橈骨手根靱帯，掌側尺骨手根靱帯，内・外側手根側副靱帯，放射状手根靱帯などがある．

②手関節の運動（図9-18）頻出

手首の運動は，掌屈（屈曲）と背屈（伸展），橈屈（外転）と尺屈（内転），分回し運動である．

a) **掌屈（屈曲）と背屈（伸展）**：掌屈は手を前腕の掌側に曲げる運動で，その可動域は約90°．背屈は背側に曲げる運動で可動域は約70°．
  ・掌屈：橈側手根屈筋・尺側手根屈筋・長掌筋・母指と指の屈筋群
  ・背屈：長橈側手根伸筋・短橈側手根伸筋・尺側手根伸筋・母指と指の伸筋群
b) **橈屈（外転）と尺屈（内転）**：橈屈は手を橈側に曲げ，尺屈は尺側に曲げる運動である．可動域は**橈屈が約25°，尺屈が約55°**と尺屈が橈屈より大きいのは，尺骨の茎状突起が橈骨のそれより近位だからである．

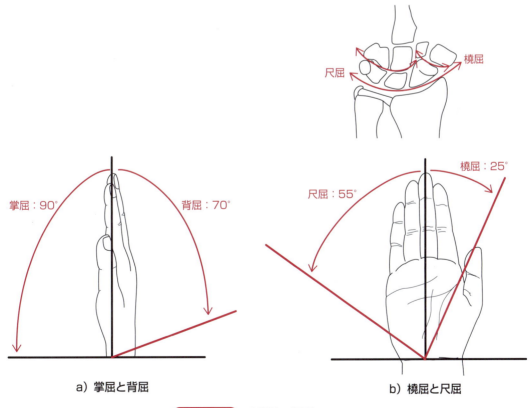

図9-18 手関節の運動

・橈屈：長橈側手根伸筋・短橈側手根伸筋・長・短母指伸筋・長母指外転筋・橈側手根屈筋
・尺屈：尺側手根屈筋・尺側手根伸筋

c) **分回し運動**：橈骨手根関節の掌屈，背屈，橈屈，尺屈を総合した運動．手首を回すように動かす．

③ **手根管**（図9-19） 頻出

　手根管は，手掌側で豆状骨と有鉤骨鉤で作られる**内側手根隆起**と舟状骨結節と大菱形骨結節からなる**外側手根隆起**の間のくぼみである**手根溝**およびその隆起間に張る靱帯である**屈筋支帯（横手根靱帯）**に囲まれた管腔をいう．内部を**浅指屈筋・深指屈筋・長母指屈筋・橈側手根屈筋の停止腱・正中神経**が通る．また，屈筋支帯の上を**長掌筋**の停止腱が走行するため，手根の掌側で一番はっきり腱が確認できるのは**長掌筋**である．

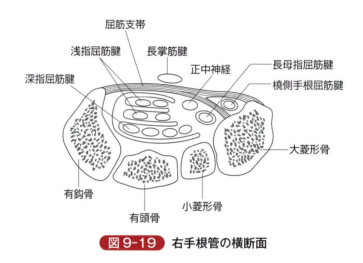

図9-19　右手根管の横断面

④ **手根管症候群と猿手**（図9-23参照）

　正中神経と前腕屈筋群の停止腱はともに**手根管**のなかを通るため，手根骨の骨折，腱を包む腱鞘の炎症などによる手根管内の変化を受けやすい．このうち**正中神経**が受けた圧迫などの影響で現れる症候を**手根管症候群**という．症状としては，正中神経の皮枝の分布域である母指・示指・中指の掌側面の感覚障害や感覚消失および，手の正中神経の支配筋である母指球筋に麻痺と萎縮が起こる．
　このような**正中神経**の損傷が続くと，母指の感覚や運動が著しく障害され，手の機能が大きく損なわれる．また，この時，母指球は萎縮のため扁平になり，母指も対立，屈曲，外転ができず示指に沿うような伸展位になるため，**正中神経麻痺**はその形態的特徴から**猿手**と呼ばれる．

6）指の動き（母指以外）

- 中手指節関節（MP関節）は**顆状関節**.
- 近位指節間関節（PIP関節）・遠位指節間関節（DIP関節）は**蝶番関節**で，**側副靱帯**のため運動は**屈曲と伸展のみ**.
- 総指伸筋の4つの停止腱の間には**腱間結合**があるため**中指**と**薬指**は単独でMP関節を**伸展**するのは難しい.
- **虫様筋**は MP関節の屈曲，PIP・DIP関節の伸展.

①指の構造（図9-20） 頻出

手の示指（第2指）から小指（第5指）の関節は，それぞれ近位側から**手根中手関節（CM関節）**，**中手指節関節（MP関節）**，**近位指節間関節（PIP関節）**，**遠位指節間関節（DIP関節）**の4つである.

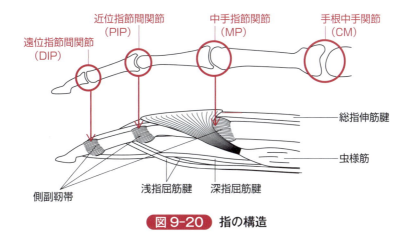

図9-20 指の構造

a) **手根中手関節（CM関節：carpometacarpal joints）**：手根の遠位列（大・小菱形骨，有頭骨，有鈎骨）と第2〜5中手骨底との間の**平面関節**.

b) **中手間関節**：第2〜5中手骨底それぞれの対向面の間に作られる**半関節**. 関節包は手根中手関節のものと共通.

c) **中手指節関節（MP関節：metacarpophalangeal joints）**：第2〜5中手骨頭と第2〜5基節骨底を関節窩とする**顆状関節**. 関節包周囲に靱帯（**側副靱帯・掌側靱帯・深横中手靱帯**）が発達.

d) **近位指節間関節（PIP関節：proximal interphalangeal joints）**：第2〜5基節骨頭と第2〜5中節骨底との間の**蝶番関節**.

e) **遠位指節間関節（DIP関節：distal interphalangeal joints）**：第2〜5中節骨頭と第2〜5末節骨底との間の**蝶番関節**.

f) **側副靱帯**：中手骨頭と基節骨底の側面および近位指節骨頭と遠位指節骨底の側面との間で関節包の外に張る靱帯. 横方向への安定を図り，関節包を補強する. 中手指節関節では屈曲時に緊張.

②指の運動（手根中手関節と中手指節関節）（図9-21）頻出

手根中手関節では，第2, 3中手骨の手根中手関節は可動性がほとんどなく，手全体の安定した中央の支柱となる．第4, 5中手骨との関節は若干の可動域があり，母指との対立運動時に働く．

中手指節関節は，関節包周囲に発達した靱帯や腱が走行し運動を制限するため回旋はできず，**屈曲と伸展，外転と内転，分回し運動**をする．

a) **屈曲と伸展**：手根中手関節での第1中手骨以外の可動域は第4, 5中手骨で屈曲が約10°，伸展が約20°で，第2, 3中手骨は可動性がほとんどない．**中手指節関節**だけの**屈曲**は示指が約90°，

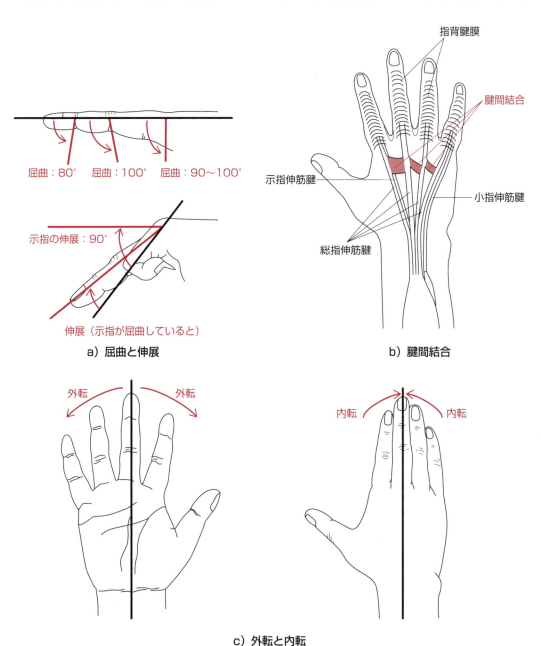

図9-21 指の運動

小指は約110°で小指側ほど可動域が大きい．**伸展**は約20°〜30°の可動域で過伸展は少ない．また，**側副靱帯**はその形状から屈曲位で緊張し，伸展位で弛緩するため，指は屈曲位で安定することから握りがしっかり維持できる．
- **屈曲**：中手指節関節の屈曲は**虫様筋**と**掌側・背側骨間筋**が主要筋，浅指屈筋・深指屈筋
- **伸展**：（総）指伸筋・示指伸筋・小指伸筋

b) **腱間結合**と**中手指節関節の動き** 頻出：総指伸筋の4本の停止腱は手背で隣の腱と斜走する**腱間結合（線維束）**によって互いに結合しているため，中指と薬指は単独で**中手指節関節**を完全に伸展することは難しい．しかし，示指と小指は腱間結合が片側で，さらにそれぞれ**示指伸筋**と**小指伸筋**とをもつことから，単独での伸展が容易である．

c) **外転と内転**：中手指節関節の運動で，中指（第3指）を中心に指を開く，つまり中指から示指と薬指と小指を遠ざける運動が**外転**．指を閉じる，つまり中指にそれぞれの指を近づける運動が**内転**．
- **外転**：背側骨間筋・小指外転筋
- **内転**：掌側骨間筋

d) **分回し**：中手指節関節で屈曲と伸展，外転と内転を複合した運動で，指を回すように動かす．

③指の運動（近位・遠位指節間関節）（図9-21） 頻出

近位・遠位指節間関節の運動は，ともに関節包の両側に発達した**側副靱帯**があるため，**屈曲・伸展**のみである．

a) **屈曲と伸展**：示指から小指までの**近位指節間関節**の屈曲の可動域は約100°であり，**遠位指節間関節**の可動域は約80°で，**伸展**は指がまっすぐな状態でともに0°．
- **屈曲**：浅指屈筋・深指屈筋，遠位指節間関節の屈曲は深指屈筋のみ
- **伸展**：（総）指伸筋・示指伸筋・小指伸筋，（近位指節間関節のみ：虫様筋・掌側骨間筋・背側骨間筋）

④中手筋による指の運動 頻出

手内在筋である中手筋の**虫様筋**と**掌側・背側骨間筋**は停止が**指背腱膜**であり，骨間筋は同時に動かすとそれぞれの外転と内転が相殺される．そのため，中手筋の運動時は，**虫様筋の作用である第2〜5指の中手指節関節（MP関節）の屈曲と指節間関節（PIP・DIP関節）の伸展**が同時に起こる．

7）母指の動き

ここがポイント
- **母指の運動**： 橈側外転と尺側内転 ， 掌側外転と掌側内転 ， 対立 ， 分回し運動 ， 屈曲と伸展 ．
- 猿手 ：正中神経の損傷， 鷲手 ：尺骨神経の損傷， 下垂手 ：橈骨神経の損傷．

①母指の構造

母指の関節は，手根中手関節（CM関節），中手指節関節（MP関節），指節間関節（IP関節）の

3つである.
a) **手根中手関節（CM 関節）**：大菱形骨と第 1 中手骨底との間で作られる**鞍関節**．他の指の関節包からは独立し，広くゆるい．また，他の指の手根中手関節とともに，**手根アーチ**と**骨頭列のアーチ**を形成．
b) **中手指節関節（MP 関節）**：第 1 中手骨と第 1 基節骨との**顆状関節**．
c) **指節間関節（IP 関節）**：第 1 基節骨と第 1 末節骨との**蝶番関節**．

②**母指の運動**（図 9-22）頻出

母指の運動は，**橈側外転**と**尺側内転**，**掌側外転**と**掌側内転**，**対立**および総合した**分回し**で，可動域は大きい．

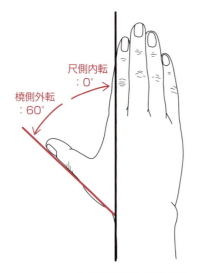

a) 橈側外転と尺側内転

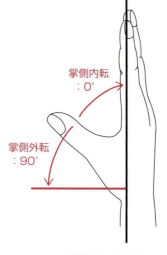

b) 掌側外転と掌側内転

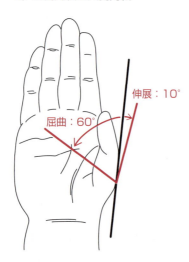

e) 中手指節関節の屈曲と伸展

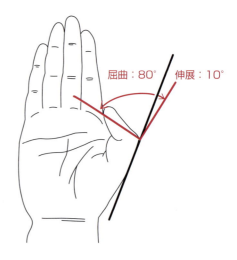

e) 指節間関節の屈曲と伸展

図 9-22 母指の運動

a) **橈側外転と尺側内転**：**橈側外転**は，母指を橈骨に近づける運動で，可動域は約 60°，示指に近づけるのが**尺側内転**で可動域は 0°．
- 橈側外転：長母指外転筋・長母指伸筋・短母指伸筋
- 尺側内転：母指内転筋・短母指屈筋

b) **掌側外転と掌側内転**：**掌側外転**は母指を掌側面に対して垂直に立てる運動で，可動域は約 90°，**掌側内転**はそれを戻すことで可動域は 0°．
- 掌側外転：長母指外転筋・短母指外転筋・短母指伸筋
- 掌側内転：長母指屈筋・母指内転筋・短母指屈筋

c) **対立**：母指の指腹を他の指の指腹に向い合せになるように動かす運動．母指の掌側外転と尺側内転さらに**母指対立筋**が働くことでできる．

d) **分回し運動**：**中手指節関節**で屈曲と伸展，外転と内転を複合した運動で回すように動く．

e) **屈曲と伸展**：**中手指節関節**と**指節間関節**の**屈曲**は，手掌にそって曲げる運動で，それぞれ可動域は約 60°，80°．**伸展**は反対に伸ばす運動で，可動域はともに小さく約 10°．
- 屈曲：長母指屈筋・短母指屈筋・母指内転筋
- 伸展：長母指伸筋・短母指伸筋

③フロマン徴候

尺骨神経の損傷により**母指内転筋**が麻痺すると，母指と手掌の橈側縁との間で紙をはさむことができない．

④神経の損傷と手指（図 9-23）頻出

a) **猿手**：**正中神経**が手根部で**損傷**した場合，**母指球筋**は**麻痺**と萎縮のため扁平になり，**母指対立筋・短母指屈筋・母指外転筋**が麻痺．そのため，**対立，屈曲と外転**ができず，母指が示指に沿うような伸展位となる手になる．

b) **鷲手**：**尺骨神経**が前腕の遠位部や手根部で**損傷**すると支配されている**小指球筋**の麻痺と萎縮によって小指球は扁平になり，尺側の**虫様筋・骨間筋**が麻痺．そのため，指の**外転**と**内転**はできず，薬指と小指の**中手指節関節**は過伸展となり，**指節間関節**は屈曲位の変形した手となる．

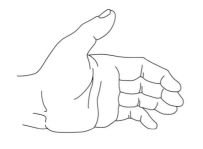
猿手（正中神経麻痺）

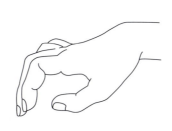
鷲手（尺骨神経麻痺）

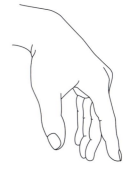
下垂手（橈骨神経麻痺）

図 9-23 神経の損傷と手指

c) **下垂手**：**橈骨神経**は腋窩で松葉杖の圧迫により，また骨折や腕枕により上腕骨後面や下部で**損傷**することで上腕および前腕の**伸筋**が麻痺し，肘関節と手関節の伸展が不能になり，特に手がだらりと下がる．しかし，一般的には橈骨神経麻痺は，正中神経・尺骨神経麻痺に比較すると障害は軽度．

4. 下肢

1）大腿（股関節）の動き

- 股関節は**球関節（臼状関節）**．
- 股関節の運動：**屈曲と伸展，外転と内転，外旋と内旋**．

①股関節の構造（図9-24） 頻出

股関節は寛骨の**寛骨臼**と**大腿骨頭**でできている**球関節（臼状関節）**であり，肩関節の次に可動範囲の大きな関節である．また，体重を支え歩行などに関与するために強固なつくりである．

股関節は，寛骨臼内に大腿骨頭の2/3が入り，寛骨臼周囲の関節唇（線維軟骨）が関節窩をさらに深くしているほかに，**大腿骨頭靭帯・腸骨大腿靭帯・恥骨大腿靭帯・坐骨大腿靭帯**の強靭な靭帯と多数の筋に囲まれているため，外傷性の脱臼は肩関節に比べて少ない．ただ，先天的に寛骨臼が浅く関節唇の発達が悪い場合は上方に脱臼を起こすことがある．

また，立位では大腿骨の解剖軸は垂直軸に対して約10°の傾斜があり，運動軸（大腿骨頭と膝関節との中心を結ぶ線）は約3°の傾きがある．さらに大腿骨には**頸体角**や**前捻角**があることでその形態は他の関節と異なる．

- **頸体角**：大腿頸部は骨幹部に対して約120°傾いて着く．頸体角が大きいと外反股，小さいと内反股となる．
- **前捻角**：大腿骨頭は上方から見ると前に約15°傾いている．過度の前捻で大腿は内旋し，後捻で外旋が起こる．

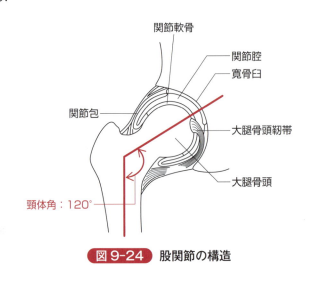

図9-24 股関節の構造

②股関節の運動（図9-25） 頻出

股関節の運動は，**屈曲**と**伸展**，**外転**と**内転**，**外旋**と**内旋**である．

a) **屈曲と伸展**：屈曲は大腿を前に上げる運動であり，立位での可動域は**膝関節**が屈曲しているか伸展しているかで大きく異なる．膝関節屈曲時はハムストリングスが弛緩しているため可動域

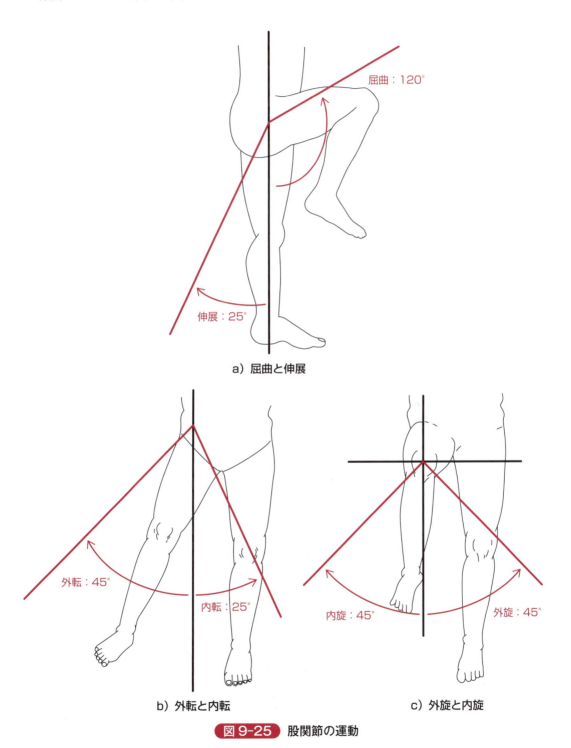

図9-25 股関節の運動

は約120°になり，さらに腰椎前弯の減少と骨盤後傾により大腿を腹部に接することもできる．それに対して，**膝関節伸展時はハムストリングス**が収縮しているため可動域は約**90°**まで．**伸展**は大腿を後ろに引く運動で，関節包と腸骨大腿靭帯により制限を強く受けるため屈曲より小さく，さらに膝関節の屈曲時は大腿直筋が緊張しているため可動域は約**10°**，膝関節の伸展時は大腿直筋が弛緩しているため約**25°**．

- 屈曲：腸腰筋・大腿直筋・大腿筋膜張筋・恥骨筋・縫工筋・長内転筋・短内転筋
- 伸展：大殿筋・ハムストリングス（大腿二頭筋・半膜様筋・半腱様筋）・大内転筋

b) **外転と内転**：**外転**は，骨盤を動かさないで**大腿中央線**（上前腸骨棘と膝蓋骨中心を結ぶ線）から外側に上げる運動で，可動域は約**45°**．**内転**は同様に骨盤を動かさないで反対側の下肢の上を越えていくか，背臥位で反対側の下肢を屈曲挙上してその下を通す運動で，可動域は約**25°**．

- 外転：中殿筋・小殿筋・大腿筋膜張筋・大殿筋・大腿直筋・縫工筋
- 内転：大内転筋・長内転筋・短内転筋・薄筋・恥骨筋・大殿筋

c) **外旋と内旋**：**外旋**は**下腿中央線**（膝蓋骨中心と足関節内・外果中央を結ぶ線）に対して股関節と膝関節を90°屈曲して下腿を内側に動かす運動で，可動域は約**45°**，**内旋**は下腿を外側に動かす運動で，やはり可動域は約**45°**．

- 外旋：梨状筋・外閉鎖筋・内閉鎖筋・双子筋・大腿方形筋・大殿筋・縫工筋
- 内旋：小殿筋・中殿筋・大腿筋膜張筋

2）膝（膝関節）の動き

- 膝関節は**複関節**（脛骨大腿関節・膝蓋大腿関節）で**蝶番関節**．
- **前十字靭帯（ACL）**と**後十字靭帯（PCL）**．
- **内側半月**は**内側側副靭帯**と強く付着．
- 膝関節の運動：**屈曲と伸展**，**外旋と内旋**，**終末強制回旋運動**．

①膝関節の構造（図9-26） 頻出

膝関節は，1つの関節包内に**脛骨大腿関節**と**膝蓋大腿関節**とがある構造の複雑な**複関節**である．

a) **脛骨大腿関節**：大腿骨遠位端の外・内側顆と脛骨近位端の外・内側顆の上関節面がそれぞれ連結する**蝶番関節**．大腿脛骨角が170～175°の**生理的外反**がある．この角度が170°より小さいと**外反膝（X脚）**，175°より大きいと**内反膝（O脚）**となる．

b) **膝蓋大腿関節**：大腿骨の**膝蓋面**と膝蓋骨後面の**外・内関節面**との**平面関節**．

c) **外側半月と内側半月**：大腿骨の外・内側顆は凸面であり，脛骨の外・内側顆の上関節面はほぼ平面であるため両者はうまく適合しない．そこで両者の間に**線維性軟骨**の**外側半月**と**内側半月**があることで関節の適合を高める．

- 外側半月：環状形で脛骨の**外側顆上関節面**上にあり，一部が関節包に付着．
- 内側半月：半月状で大きく**内側顆上関節面**上にあり，関節包を介して**内側側副靭帯**に強く付着しているため可動性は少ない．そのため膝関節屈曲時に大腿骨が脛骨上で過度に回旋すると，**内側半月**は**損傷**することが多い．

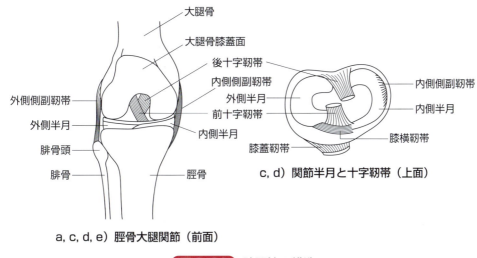

図 9-26 膝関節の構造

外側・内側半月の働きは関節の適合を高めるほかに関節面を大きくして体重の荷重を分散させ衝撃吸収装置として，滑膜の面積を増やすことで摩擦の軽減も行う．

d) **前十字靭帯（ACL）と後十字靭帯（PCL）**
- 前十字靭帯（anterior cruciate ligament）：脛骨の前顆間区から出て大腿骨外側顆の内側面後部に付着し主に脛骨が前方に転移するのを防ぐ．
- 後十字靭帯（posterior cruciate ligament）：脛骨の後顆間区から起こり大腿骨内側顆の内側面前部に着き，脛骨が後方に転移しないように働くなど膝関節を多方向に安定させる．

e) **外側側副靭帯と内側側副靭帯**：側副靭帯は脛骨大腿関節の左右方向の安定性を確保する働きがあり，関節の伸展位は両方とも緊張し，屈曲位でも**外側側副靭帯**は緊張するが，若干の回旋運動は可能となる．
- **外側側副靭帯**：大腿骨の**外側上顆**から起こり**腓骨頭**に付着する円柱状の靭帯なので体表から触知することができる．
- **内側側副靭帯**：大腿骨の**内側上顆**から始まり脛骨の**内側顆内側縁**に付着するが，脛骨大腿関節は生理的に外反していることから内側に力が強く働くため大きい．

f) **そのほかの靭帯**：膝横靭帯・斜膝窩靭帯・弓状膝窩靭帯・前半月大腿靭帯・後半月大腿靭帯．

②**膝関節の運動**（図 9-27） 頻出

膝関節の運動は，**屈曲**と**伸展**，**外旋**と**内旋**であり，外転と内転は十字靭帯や側副靭帯で阻止されている．

a) **屈曲と伸展**：**屈曲**は膝を曲げる運動で，可動域は**股関節屈曲位**の場合約 130°，**股関節伸展位**で約 120° と異なることから，通常は股関節を屈曲して測定．膝を伸ばす**伸展**の可動域は 0° であるが，**過伸展**（5〜10°）の場合もある．**膝蓋大腿関節**の作用は，膝関節伸展の効率を高めることである．

- 屈曲：ハムストリングス（半膜様筋・半腱様筋・大腿二頭筋）・薄筋・縫工筋・腓腹筋・足底

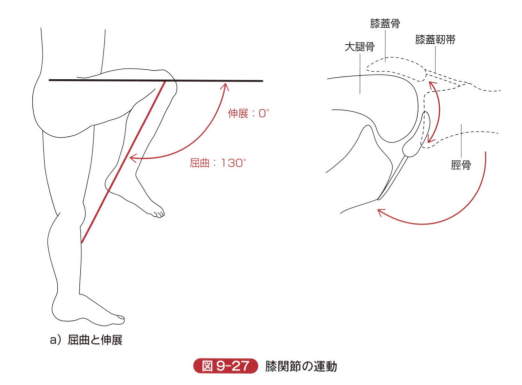

図9-27 膝関節の運動

　筋・膝窩筋
　・伸展：大腿四頭筋・大腿筋膜張筋
b) **外旋と内旋**：膝関節が**屈曲**していて靭帯に緊張がない時にできる運動．**外旋**は，下腿を外方向に回し可動域は約 **20°**，内旋は内方向に回し可動域は **10°**．
c) **終末強制回旋運動（不随意の外旋と内旋）**：膝関節を屈曲した状態から伸展していくと脛骨は大腿骨に対して約 **10°** 外旋することで関節面同士がちょうど収まり，ロックされる（膝をしめる）．それに対して，完全に伸展した時から屈曲し始める時は最初に内旋することで，このロックを外すことができる．
　・外旋：大腿二頭筋
　・内旋：半膜様筋・半腱様筋・縫工筋・薄筋・膝窩筋

③前十字靭帯の断裂 頻出

　前十字靭帯は，膝関節でもっとも頻繁に断裂する靭帯で，特にスポーツ外傷でジャンプからの着地時における脛骨に対する大腿骨の過度の**回旋**，**外反**，**過伸展**などがその原因であり，**内側側副靭帯**などの**合併障害**も引き起こす．受傷後の症状は歩行・走行時や階段を降りる時に膝が崩れることが多く，治療は，保存療法として**大腿四頭筋**とその拮抗筋である**ハムストリングス**を強化し，協調性をもたせるが，重症の場合は，腱を移植するなどの**再建術**を行う．

3）足首（足関節）の動き

- 足関節（距腿関節）は**蝶番関節（ラセン関節）**.
- 足関節の運動：**底屈と背屈，外反と内反，外転と内転**
- 底屈は足首を伸ばす運動であるが**屈曲**（足の趾の屈曲と同方向である）.

①足関節の構造　頻出

　足関節（距腿関節）は，脛骨の**下関節面・内果関節面**と腓骨の**外果関節面**とを関節窩とし距骨滑車を関節頭とする**蝶番関節（ラセン関節）**であり，三角靱帯・前距腓靱帯・後距腓靱帯・踵腓靱帯で補強されている．また，足根間関節（距骨下関節，距踵舟関節，踵立方関節，楔舟関節，楔立方関節）も足の運動に関係する．

②足関節の運動（図9-28）　頻出

　足の運動は，底屈（屈曲）と背屈（伸展），外反（外返し）と内反（内返し），外転と内転である．
a) **底屈（屈曲）と背屈（伸展）**：底屈は，足先を伸ばす動きであるが**屈曲**となる．踵を上げる動きであることから歩行時には大変大切な運動で，可動域は30〜50°．背屈は，足背を下腿に近づける動きであり，見た目は足首を曲げたように見えるが**伸展**で，可動域は20〜30°．
- 底屈：下腿三頭筋（腓腹筋・ヒラメ筋）・長腓骨筋・後脛骨筋・長趾（指）屈筋・長母趾（指）屈筋・足底筋
- 背屈：前脛骨筋・長趾（指）伸筋・第三腓骨筋・長母趾（指）伸筋

b) **外反（外返し）と内反（内返し）**：外反は，足底を外側に向ける動きで，可動域は約20°．内反は，膝関節を曲げた状態で一方の足の足底を他方の足に向ける運動で，可動域は約30°．
- 外反（外返し）：長腓骨筋・短腓骨筋・第三腓骨筋・長趾（指）伸筋
- 内反（内返し）：後脛骨筋・長趾（指）屈筋・前脛骨筋・長母趾（指）伸筋

c) **外転と内転**：外転は，第1，第2中足骨の間の中央線に対して小趾側に動かす可動域が約10°の動き．内転は，母趾側に動かす可動域が約20°の動き．

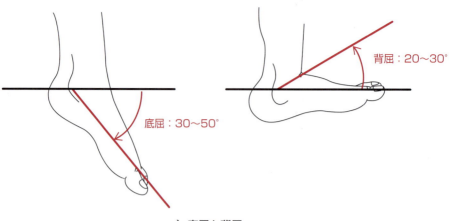

a）底屈と背屈

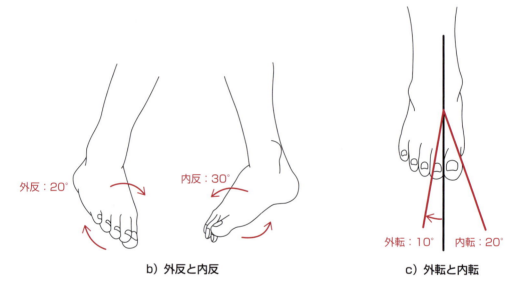

b）外反と内反 c）外転と内転

図 9-28 足関節の運動

索引

あ

アキレス腱	41, 82
アジソン病	144
アドヘレンス結合	6
アランチウス管	113
アルドステロン	144

い

インスリン	128
胃	122
胃十二指腸動脈	101
胃体	122
胃底	122
胃底腺	122
一次中枢	149
一軸性関節	44
咽頭	119
咽頭扁桃	119
陰茎	137
陰茎海綿体	137
陰部神経	176

う

ウィリス動脈輪	95, 157
右心室	88
右心房	87
右房室弁	88
烏口突起	29
烏口腕筋	76

え

S状結腸	125
S状結腸動脈	101
NK細胞	86
会陰	139
栄養孔	15
腋窩静脈	106
腋窩神経	170
腋窩動脈	98

延髄	156
延髄視床路	162
遠位指節間関節	211
遠位尿細管	134
嚥下	120, 193

お

オキシトシン	142
オトガイ孔	20
オトガイ舌骨筋	63
黄色骨髄	15
黄体	138
黄体化ホルモン	142
横隔膜	34, 67
横行結腸	125
横断面	2
横突間筋	58
横突起	23
横突棘筋	57
横突孔	24
横紋筋	47

か

カウパー腺	137
カルシトニン	143
下位網様体	154
下横隔動脈	100
下角	29
下顎窩	18
下顎骨	20
下顎脱臼	192
下関節突起	23
下丘	155
下行結腸	125
下行性伝導路	160
下後鋸筋	56
下肢骨	36
下肢帯	36
下伸筋支帯	83
下垂体	141
下垂体窩	19

下膵十二指腸動脈	101
下前腸骨棘	37
下双子筋	80
下腿三頭筋	82
下腸間膜静脈	111
下腸間膜動脈	101
下椎切痕	23
下殿神経	176
下殿動脈	103
下鼻甲介	19
下腹壁動脈	103
下膀胱動脈	103
可動性関節	43
仮肋	35
回外	52
回外筋稜	31
回旋筋	51, 58
回腸動脈	101
回内	51
回盲弁	123
灰白質	146
海馬	150
海綿質	14
開口	192
解剖頸	29
外陰	139
外果	41
外寛骨筋	80
外頸静脈	111
外頸動脈	94
外肛門括約筋	125
外耳	187
外耳孔	18
外耳道	187
外旋	51
外側環軸関節	194
外側楔状骨	42
外側膝状体	153
外側上顆	30
外側仙骨動脈	103
外側側副靱帯	207
外側大腿皮神経	174
外側頭直筋	64

外側半月	218, 219	関節包	44	胸骨角	35
外側翼突筋	60	関節面	43	胸骨甲状筋	63
外腸骨静脈	109	環軸椎亜脱臼	195	胸骨舌骨筋	63
外腸骨動脈	103	環椎	24	胸骨体	35
外転	51	環椎後頭関節	194	胸骨端	27
外転筋	51	含気骨	13	胸骨柄	35
外転神経	166	眼窩	20, 181	胸鎖関節	200
外頭蓋底	22	眼窩下孔	20	胸鎖乳突筋	62
外反	52	眼窩上孔	20	胸式呼吸	68, 199
外腹斜筋	70	眼球	181, 183	胸式呼吸運動	34
外閉鎖筋	81	眼球壁	183	胸神経	174
外膜	90, 121	眼瞼	182	胸腺	116
角膜	183	眼輪筋	59	胸大動脈	99
核	7, 146	顔面筋	58	胸椎	24, 34, 36
顎下腺	119	顔面神経	166	胸半棘筋	57
顎関節	191	顔面頭蓋	18, 19	胸膜	130
顎関節症	193	顔面動脈	94	胸膜腔	130
顎舌骨筋	62			胸肋関節	199
顎動脈	94			胸肋三角	68
顎二腹筋	62	**き**		頬筋	59
肩関節	203	ギャップ結合	6	頬骨	19
滑液包	44, 50	気管	129	頬骨弓	19
滑車神経	165	気管支	129	頬骨突起	18
滑車切痕	31	気管支動脈	99	橋	156
肝小葉	126	気胸	131	仰臥位	1
肝静脈	108	奇静脈	107	曲精細管	136
肝臓	125	奇静脈系	107	局所解剖学	1
肝門脈	110	起始	47	棘下筋	75
杆体	184	亀頭	137	棘間筋	58
冠状溝	87	拮抗筋	49	棘筋	57
冠状動脈	89	球形嚢	190	棘上筋	75
冠状縫合	20	球状帯	144	棘突起	24, 25
間細胞	136	嗅神経	164	近位指節間関節	211
間脳	152	距骨	41	近位尿細管	134
感覚神経節	163	距腿関節	221	筋滑車	49
寛骨	36	胸横筋	67	筋支帯	49
寛骨臼	36	胸郭	34, 198	筋性動脈	91
管状骨	13	胸郭下口	34	筋層	121
関節	43	胸郭上口	34	筋頭	48
関節円板	22	胸管	115	筋皮神経	170
関節窩	29	胸腔	34	筋腹	48
関節唇	44	胸骨	34, 35	筋膜	49
関節軟骨	15	胸骨下角	34		

く

クッシング症候群	144
クモ膜	147
クモ膜下腔	147
クロム親和性細胞腫	144
グラーフ卵胞	138
グリア	12
グリソン鞘	126
グルカゴン	128
空腸動脈	101
屈曲	50
屈筋群	76
屈筋支帯	32, 83

け

外科頸	29
系統解剖学	1
茎状突起	18, 31, 32
茎突舌骨筋	63
脛骨	40
脛骨神経	176
脛骨粗面	40
脛骨体	40
脛骨大腿関節	218
頸神経叢	169
頸切痕	35
頸体角	216
頸長筋	64
頸椎	24
頸動脈鞘	64
頸半棘筋	57
頸膨大	158
血液	11, 85
血管	90
血管網	91
血球	85
血小板	11, 86
結合組織	9
結合組織性骨	16
結節間溝	29
結腸	125
結膜	182
月状骨	32
肩甲下筋	76
肩甲棘	29
肩甲骨	27, 201
肩甲上腕関節	203
肩甲切痕	27
肩甲舌骨筋	63
肩鎖関節	200
肩峰	29
肩峰端	27
剣状突起	35
腱	47
腱画	49
腱弓	49
腱鞘	50
腱膜	49
瞼板	182
顕微解剖学	3
原始卵胞	138
原小脳	156

こ

ゴルジ装置	7
古小脳	156
股関節	216
呼吸器系	128
呼吸筋	66
呼吸細気管支	131
固有肝動脈	101
鼓室	188
鼓膜	188
五十肩	205
口蓋骨	19
口蓋扁桃	118
口腔	20, 118
口唇	118
口輪筋	59
広頸筋	62
甲状舌骨筋	63
甲状腺	142
甲状腺ホルモン	143
甲状腺刺激ホルモン	142
甲状軟骨	129
交感神経幹	177
交感神経系	176, 177
交感神経節	178
肛門	125
肛門挙筋	73
抗利尿ホルモン	134, 142
岬角	26
咬筋	59
後脛骨筋	82
後脛骨静脈	109
後脛骨動脈	104
後頸筋	63
後十字靱帯	219
後仙骨孔	26
後側頭泉門	21
後大腿皮神経	176
後頭下筋	58
後頭骨	19
後腹筋	71
後葉	142
鉤状関節	194
鉤状突起	31
鉤突窩	30
項靱帯	24, 194
喉頭	129
喉頭蓋	129
硬膜	147, 157
硬膜静脈洞	112
黒質	155
骨	13
骨芽細胞	15, 16
骨格筋	11, 47
骨幹	16
骨質	14
骨髄	15, 85, 116
骨折	17
骨組織	10
骨端	16
骨端線	16
骨端軟骨	16
骨半規管	190

骨盤	22, 38, 200	三頭筋	48	膝窩動脈	104
骨盤隔膜	73			膝蓋骨	40
骨盤底筋	73			膝蓋大腿関節	218
骨膜	15	**し**		膝関節	218
骨迷路	189	子宮	139	尺骨	31
		子宮動脈	103	尺骨切痕	31
さ		支持細胞	12	尺骨神経	171
		支持組織	9	尺骨神経溝	29
サイロキシン	143	四丘体	155	尺骨粗面	31
左胃大網動脈	101	四頭筋	48	尺骨体	31
左胃動脈	100	矢状縫合	20	尺骨静脈	107
左心室	88	矢状面	2	尺骨頭	32
左心房	88	糸球体	133	尺骨動脈	98
左房室弁	89	糸状乳頭	118	尺側皮静脈	111
鎖骨	27	刺激伝導系	89	斜角筋	63
鎖骨下筋	65	指骨	33	斜角筋隙	63
鎖骨下筋溝	27	指節間関節	214	斜頸	62
鎖骨下静脈	106	脂肪体	44	斜裂	130
鎖骨下動脈	96	視覚器	181	手関節	208
鎖骨切痕	35	視覚反射	185	手根間関節	209
坐骨	37	視交叉上核	153	手根管	32, 210
坐骨結節	38	視床	152	手根管症候群	210
坐骨体	37	視床下部	142	手根関節面	31
座位	1	視神経	165	手根溝	32
細気管支	131	視放線	151	手根骨	32
細動脈	91	趾（指）骨	42	手根中央関節	209
細胞	5	篩骨	19	手根中手関節	211, 214
細胞学	3	篩骨洞	19	種子骨	13, 50
細胞間結合装置	6	篩骨蜂巣	19	舟状骨	32, 42
細胞骨格	7	篩板	19	終脳	146, 149
細胞小器官	7	耳下腺	119	終末細気管支	131
細胞成分	10	耳介	187	集合管	134
細胞膜	5	耳管	188	皺眉筋	59
最長筋	57	耳管扁桃	119	十二指腸	123
臍静脈	113	耳小骨	188	縦隔枝	99
臍帯	112	耳状面	26	鋤骨	20
臍動脈	103, 113	自由下肢骨	39	小円筋	75
猿手	210, 215	自由上肢骨	29	小胸筋	65
三角筋	75	自律神経系	176	小結節	29
三角筋粗面	29	自律神経節	163	小口腔腺	119
三角骨	32	軸椎	24	小骨盤	38
三叉神経	165	膝窩	83	小指球筋	78
三尖弁	88	膝窩静脈	109	小趾球筋	84

項目	ページ
小泉門	21
小腸	123
小転子	39
小脳	156
小脳テント	157
小脳脚	156
小伏在静脈	112
小胞体	7
小葉間結合組織	126
小菱形骨	33
松果体	141
消化管	120
消化器系	117
笑筋	59
硝子体	184
硝子軟骨	10
漿膜	121
踵骨	41
踵骨腱	41, 82
上位網様体	154
上横隔動脈	99
上角	27
上顎骨	19
上関節突起	23
上眼窩裂	19
上丘	155
上甲状腺動脈	94
上行結腸	125
上行性伝導路	161
上行大動脈	94
上後鋸筋	56
上肢骨	27
上肢帯	27
上伸筋支帯	83
上前腸骨棘	37
上双子筋	80
上腸間膜静脈	111
上腸間膜動脈	101
上直腸動脈	101
上椎切痕	23
上殿神経	176
上殿動脈	103
上橈尺関節	206
上皮細胞	8
上皮小体	143
上皮組織	8
上腕筋	77
上腕骨	29
上腕骨滑車	30
上腕骨小頭	30
上腕骨体	29
上腕骨頭	29
上腕三頭筋	77
上腕静脈	107
上腕動脈	98
上腕二頭筋	76
静脈	90, 91
静脈管	113
食作用	6
食道	121
食道動脈	99
食道裂孔	68
心外膜	87, 89
心筋	11
心筋層	89
心室	87
心尖	86
心臓	86
心底	86
心内膜	89
心房	87
心膜	86
心膜枝	99
伸筋群	77
伸筋支帯	83
伸展	50
神経管	145
神経細胞	12
神経節	163
神経線維	163
真肋	35
深掌動脈弓	98
深腸骨回旋動脈	103
新小脳	156
新皮質	150
靭帯	44
腎小体	133
腎静脈	108
腎臓	132
腎動脈	101
茸状乳頭	118

す

項目	ページ
水晶体	184
水頭症	148
水平面	2
水平裂	130
膵液	127
膵管	127
膵枝	101
膵臓	127
膵島	128
錐体	18, 184
錐体外路系	161
錐体筋	69
錐体路	160
随意筋	47
髄液	147, 148
髄膜	147
磨臼運動	192

せ

項目	ページ
セルトリ細胞	136
セントラルドグマ	8
生殖器系	136
生殖腺静脈	108
正中環軸関節	194
正中神経	171
正中仙骨動脈	100
成熟卵胞	138
成長ホルモン	142
声帯	129
精管動脈	103
精索	137
精子	136
精巣	136
精巣挙筋	70

精巣静脈	108	前側頭泉門	21	唾液腺	119
精巣動脈	101	前大脳動脈	95	対光反射	155, 185
赤核	155	前頭筋	59	体軸	2
赤色骨髄	15	前頭骨	18	体循環	91
赤血球	11, 85	前頭直筋	64	体性感覚	161
脊髄	158	前頭面	2	体表解剖学	1
脊髄視床路	162	前捻角	216	胎児循環	112
脊髄神経	167	前腹筋	69	胎盤	112, 140
脊柱	22, 196	前葉	142	大円筋	75
脊柱管	23	前立腺	137	大胸筋	65
脊柱起立筋	56	前腕正中皮静脈	111	大結節	29
脊柱側弯症	198			大口腔腺	119
接着帯	6			大骨盤	38
舌	118	**そ**		大十二指腸乳頭	123
舌咽神経	166	ソマトスタチン	128	大静脈孔	68
舌下神経	167	組織学	3	大泉門	21
舌下腺	119	鼠径ヘルニア	72	大腿骨	39
舌骨	20	鼠径管	72	大腿骨頸	39
舌骨下筋	63	鼠径靭帯	72	大腿骨体	40
舌骨上筋	62	僧帽筋	52	大腿骨頭	39
舌動脈	94	僧帽弁	89	大腿四頭筋	81
舌乳頭	118	総肝動脈	101	大腿静脈	109
仙骨	22, 26	総頸動脈	94	大腿神経	174
仙骨角	26	総腸骨静脈	108	大腿動脈	103
仙骨神経叢	174	総腓骨神経	176	大腿二頭筋	81
仙骨尖	26	足関節	221	大腿方形筋	80
仙骨底	26	足弓	42	大転子	39
仙骨盤面	37	足根骨	41	大動脈	93
仙骨稜	26	足細胞	133	大動脈弓	94
仙骨裂孔	26	束状帯	144	大動脈弁	89
仙腸関節	200	側臥位	2	大動脈裂孔	68
浅掌動脈弓	98	側頭筋	59	大内転筋	81
浅側頭動脈	94	側頭骨	18	大脳	149
腺	9	側副靭帯	211	大脳鎌	157
線維性関節	43	側腹筋	70	大脳基底核	151
線維軟骨	10			大脳脚	154
前額面	2	**た**		大脳動脈輪	95, 157
前鋸筋	66	タイト結合	6	大脳皮質	149
前脛骨筋	82	多軸性関節	45	大脳辺縁系	150
前脛骨静脈	109	多腹筋	48	大伏在静脈	112
前脛骨動脈	104	多列上皮	8	大菱形骨	32
前十字靭帯	219, 220	多裂筋	57	第1肋骨	35
前仙骨孔	26			単関節	44

単球	86	肘角	206	**と**	
単層上皮	8	肘関節	206	トリヨードサイロニン	143
胆嚢	127	肘頭	31	豆状骨	32
淡蒼球	151	肘頭窩	30	頭蓋骨	18
短胃動脈	101	長骨	13	頭長筋	64
短骨	13	長趾（指）屈筋	82	頭頂骨	18
短趾（指）伸筋	83	長趾（指）伸筋	82	頭半棘筋	57
短内転筋	81	長内転筋	81	橈骨	30
短腓骨筋	82	長腓骨筋	82	橈骨窩	30
短母趾（指）伸筋	83	長母趾（指）屈筋	82	橈骨頸	30
男性ホルモン	144	長母趾（指）伸筋	82	橈骨手根関節	208
弾性動脈	90	腸骨	37	橈骨静脈	107
弾性軟骨	10	腸骨体	37	橈骨神経	173
		腸骨翼	37	橈骨神経溝	29
ち		腸絨毛	123	橈骨切痕	31
恥骨	38	腸腰筋	80	橈骨粗面	31
恥骨下角	38	腸腰動脈	102	橈骨体	30
恥骨下枝	38	腸肋筋	56	橈骨頭	30
恥骨筋	81	蝶形骨	19	橈骨動脈	98
恥骨結合	200	蝶形骨洞	19	橈骨輪状靭帯	207
恥骨上枝	38	聴覚器	187	橈側皮静脈	111
恥骨体	38	聴放線	151	洞房結節	90
緻密質	14	直腸	125	動眼神経	165
腟	139			動脈	90
腟動脈	103	**つ**		動脈管	114
中間楔状骨	42	椎間孔	23	動脈球	89
中間葉	142	椎弓	23	突発性側弯症	198
中結腸動脈	101	椎孔	23		
中耳	187	椎骨	23	**な**	
中手間関節	211	椎骨動脈	95, 96	内陰部動脈	103
中手筋	78	椎前筋	64	内果	40
中手骨	33	椎体	23	内寛骨筋	80
中手指節関節	211, 214			内胸動脈	96
中枢神経系	145	**て**		内頸静脈	105
中足筋	84	Tリンパ球	85	内頸動脈	94, 95
中足骨	42	デスモソーム	6	内肛門括約筋	125
中大脳動脈	95	底屈	52	内耳	188
中直腸動脈	103	停止	47	内耳神経	166
中脳	154	転子間線	39	内旋	51
中副腎動脈	101	転子間稜	39	内側縁	29
中膜	90	殿筋群	80	内側楔状骨	42
虫垂	125				

内側膝状体	153	**の**		ヒス束	90
内側上顆	29	脳	146, 148	ヒラメ筋	82
内側側副靭帯	207	脳の高次機能	150	皮筋	47
内側半月	218, 219	脳圧亢進症	148	皮質	146
内側翼突筋	60	脳室	147	皮質延髄路	161
内腸骨静脈	109	脳神経	164	皮質核路	152, 161
内腸骨動脈	102	脳神経核	154	皮質脊髄路	152, 160
内転	51	脳底動脈	96	皮静脈	111
内転筋	51	脳頭蓋	18	披裂軟骨	129
内頭蓋底	21			被殻	151
内反	52	**は**		腓骨	40
内腹斜筋	70			腓骨頸	41
内分泌系	141	ハバース管	14	腓骨体	41
内閉鎖筋	80	ハムストリングス	81	腓骨頭	40
内包	151	ハンチントン舞踏病	152	腓腹筋	82
内膜	90	バセドウ病	143	脾静脈	111
軟骨性関節	43	パーキンソン病	151	脾動脈	101
軟骨性骨	16	パイエル板	123	尾骨	22, 26
軟骨組織	10	パラトルモン	143	尾骨筋	73
軟膜	147	破骨細胞	15, 16	尾状核	151
		歯	119	鼻腔	20, 128
に		馬尾	158	鼻骨	19
		肺	130	左冠状動脈	89
ニューロン	12	肺循環	91	左結腸動脈	101
二軸性関節	45	肺静脈	93	左鎖骨下動脈	94
二頭筋	48	肺動脈弁	89	左総頸動脈	94
肉眼解剖学	1	肺胞	131	表情筋	58
乳汁分泌刺激ホルモン	142	背屈	52		
乳腺	140	背側結節	31	**ふ**	
乳頭突起	25	白質	146		
乳様突起	18	白線	71	ファーター乳頭	123
尿管	134	白血球	11, 85	ファゴサイトーシス	6
尿細管	134	薄筋	81	フォルクマン管	15
尿道	135	発生学	3	フロマン徴候	215
尿道海綿体	137	半月弁	89	プルキンエ線維	90
尿道括約筋	135	半腱様筋	81	プロラクチン	142
尿道球腺	137	半膜様筋	81	不規則骨	13
		板状筋	56	不整骨	13
ね				不動性関節	43
		ひ		浮遊肋骨	35
ネフロン	133			封入体	7
粘膜	120	Bリンパ球	85	副交感神経系	177, 179
粘膜下組織	120			副神経	167

副腎	144
副腎静脈	108
副腎皮質刺激ホルモン	142
副突起	25
副鼻腔	129
腹横筋	71
腹臥位	2
腹腔動脈	100
腹式呼吸	69
腹大動脈	99
腹直筋	69
腹直筋鞘	71
腹膜	121
複関節	44
噴門	122

へ

ヘミデスモソーム	6
ヘンレのワナ	134
ペルオキシソーム	7
平滑筋	11
閉口	192
閉鎖結合	6
閉鎖孔	37
閉鎖溝	38
閉鎖神経	174
閉鎖動脈	103
扁桃核	151
扁桃体	151
扁平骨	13

ほ

ボウマン嚢	134
ボタロ管	114
母指	213
母指球筋	78
母趾球筋	84
放線冠	151
縫工筋	81
房室結節	90
房室弁	88

房水	184
傍糸球体装置	134
膀胱	134
膀胱括約筋	135

ま

マクバーネー圧痛点	125
膜迷路	189, 190
末梢神経系	145, 163

み

ミトコンドリア	8
右胃動脈	101
右冠状動脈	89
右結腸動脈	101
右卵巣静脈	108

め

メザンギウム細胞	133
メラトニン	141
迷走神経	166

も

毛細血管	90, 91
盲腸	125
網状帯	144
網膜	183
網様体	154
門脈	110, 126

ゆ

有郭乳頭	118
有鈎骨	33
有鈎骨鈎	33
有頭骨	33
幽門	122
優位脳	150
指	211

よ

葉状乳頭	118
腰神経叢	174
腰椎	25
腰椎椎間板ヘルニア	25
腰動脈	100
腰方形筋	71
腰膨大	158
腰肋三角	68
翼状肩甲骨	203

ら

ライソゾーム	8
ライディヒ細胞	136
ラムダ縫合	20
ランゲルハンス島	128
卵円窩	88
卵円孔	88, 113
卵管	139
卵形嚢	190
卵子	139
卵祖細胞	138
卵巣	138
卵巣動脈	101
卵胞刺激ホルモン	142

り

リソソーム	8
リボソーム	7
リモデリング	16
リンパ管	114
リンパ球	85
リンパ系	114
リンパ本幹	115
梨状筋	80
梨状筋下孔	80
梨状筋上孔	80
立位	1
立方骨	42
隆椎	24

輪状ヒダ	123	
輪状軟骨	129	
鱗状縫合	20	

る

ルシュカ関節	194
涙骨	19

れ

レニン・アンギオテンシン・アルドステロン系	134
連合野	150

ろ

濾胞	143
肋横突関節	199
肋下動脈	99
肋間隙	34
肋軟骨	36
肋軟骨間関節	199
肋下筋	67
肋間筋	67
肋間動脈	99
肋骨	34, 35
肋骨弓	34
肋骨挙筋	67
肋骨頸	35
肋骨溝	35
肋骨切痕	35
肋骨体	35
肋骨頭	35
肋骨頭関節	199
肋骨突起	25
肋骨面	29

わ

ワルダイエルの扁桃輪	119
鷲手	215
腕尺関節	206
腕神経叢	169
腕神経叢損傷	205
腕橈関節	206
腕頭静脈	105
腕頭動脈	94

【著者略歴】

小室 正人（こむろ まさと）（理学博士）
  1972 年 東京大学理学部卒業
  1977 年 東京大学大学院理学系研究科修了
  1977 年 帝京大学医学部解剖学教室
  1991 年 米国・カリフォルニア大学サンディエゴ校医学部客員研究員
  1997 年 国際医療福祉大学准教授
  2014 年 新宿鍼灸柔整歯科衛生専門学校非常勤講師
  2014 年 国際医療福祉大学基礎医学研究センター客員研究員

菊田 彰夫（きくた あきお）（理学博士）
  1972 年 東京大学理学部卒業
  1977 年 東京大学大学院理学系研究科修了
  1978 年 岡山大学医学部解剖学第二講座
  1990 年 米国・カリフォルニア大学サンフランシスコ校解剖学客員准教授
  1999 年 産業医科大学教授
  2015 年 産業医科大学名誉教授
  2015 年 西南女学院大学非常勤講師

中村 陽市（なかむら よういち）（医学博士）
  1981 年 東邦大学理学部卒業
  1981 年 東京医科大学解剖学第一講座助手
  1991 年 東京医科大学解剖学第一講座講師
  2005 年 オーストラリア・アデレード大学医学部客員研究員
  2006 年 国際医療福祉大学准教授
  2011 年 国際医療福祉大学教授

野田 亨（のだ とおる）（医学博士）
  1978 年 関西医科大学医学部卒業
  1982 年 京都大学医学部助手
  1988 年 米国・イェール大学医学部客員研究員
  1990 年 米国・カリフォルニア大学サンディエゴ校医学部客員研究員
  1999 年 京都大学大学院医学研究科講師
  2004 年 藍野大学教授
  2011 年 中国南方医科大学客員教授（2014 年まで）
  2020 年 びわこリハビリテーション専門職大学教授

国家試験完全クリア
やさしい解剖学　　　　ISBN978-4-263-24068-7

2016年2月10日　第1版第1刷発行
2022年1月10日　第1版第3刷発行

著　者　　小　室　正　人
　　　　　菊　田　彰　夫
　　　　　中　村　陽　市
　　　　　野　田　　　亨

発行者　　白　石　泰　夫

発行所　　医歯薬出版株式会社
〒113-8612　東京都文京区本駒込1-7-10
TEL.（03）5395-7641（編集）・7616（販売）
FAX.（03）5395-7624（編集）・8563（販売）
https://www.ishiyaku.co.jp/
郵便振替番号　00190-5-13816

乱丁，落丁の際はお取り替えいたします　　印刷・あづま堂印刷／製本・皆川製本所
© Ishiyaku Publishers, Inc., 2016. Printed in Japan

本書の複製権・翻訳権・翻案権・上映権・譲渡権・貸与権・公衆送信権（送信可能化権を含む）・口述権は，医歯薬出版(株)が保有します．
本書を無断で複製する行為（コピー，スキャン，デジタルデータ化など）は，「私的使用のための複製」などの著作権法上の限られた例外を除き禁じられています．また私的使用に該当する場合であっても，請負業者等の第三者に依頼し上記の行為を行うことは違法となります．

JCOPY ＜出版者著作権管理機構　委託出版物＞
本書をコピーやスキャン等により複製される場合は，そのつど事前に出版者著作権管理機構（電話 03-5244-5088，FAX 03-5244-5089，e-mail : info@jcopy.or.jp）の許諾を得てください．